Heidelberger Taschenbücher Band 154

Basistext Medizin

Werner Buselmaier

Biologie für Mediziner

Begleittext zum
Gegenstandskatalog

Fünfte, völlig neubearbeitete Auflage

Mit 118 Abbildungen

Springer-Verlag
Berlin Heidelberg New York Tokyo

Professor Dr. rer. nat. habil. WERNER BUSELMAIER
Universität Heidelberg, Klinikum
Institut für Anthropologie und Humangenetik
Im Neuenheimer Feld 328, 6900 Heidelberg 1

1. Auflage 1974
2. Auflage 1975
3. Auflage 1976
1. portugiesische Auflage 1978
4. Auflage 1979: 1. Nachdruck 1982
2. Nachdruck 1984
3. Nachdruck 1984

ISBN 3-540-15109-5 Springer-Verlag Berlin Heidelberg New York Tokyo
ISBN 0-387-15109-5 Springer-Verlag New York Heidelberg Berlin Tokyo

ISBN 3-540-09617-5 4. Auflage Springer-Verlag Berlin Heidelberg New York Tokyo
ISBN 0-387-09617-5 4th edition Springer-Verlag New York Heidelberg Berlin Tokyo

CIP-Kurztitelaufnahme der Deutschen Bibliothek
Buselmaier, Werner:
Biologie für Mediziner: Begleittext zum Gegenstandskatalog/
Werner Buselmaier. – 5., völlig neubearb. Aufl.
Berlin, Heidelberg, New York, Tokyo: Springer, 1985
(Heidelberger Taschenbücher, Bd. 154: Basistext Medizin)
ISBN 3-540-15109-5 (Berlin, Heidelberg, New York, Tokyo)
ISBN 0-387-15109-5 (New York, Heidelberg, Berlin, Tokyo)

Gesamtherstellung: Brühlsche Universitätsdruckerei, Gießen
2131/3130-543210

Vorwort zur fünften Auflage

Der Begleittext zum Gegenstandskatalog für das Fach Biologie für Mediziner fand bereits 1974, also kurz nach Einführung des Gegenstandskatalogs für die ärztliche Vorprüfung, in der ersten Auflage guten Anklang bei den Studenten der Humanmedizin. Dabei war das Anliegen des Autors von Anfang an eine relativ enge Orientierung an dem im Gegenstandskatalog geforderten Wissen. 1985 liegt nun eine zweite Neufassung der Lehrinhalte durch das Institut für medizinische und pharmazeutische Prüfungsfragen vor. Diese trägt der erheblichen Erkenntniszunahme in den letzten Jahren in weiten Bereichen der Biologie Rechnung. Entsprechend wurde die fünfte Auflage des Buches völlig neu bearbeitet. Beibehalten wurde jedoch die Grundintention einer kurzgefaßten Lernhilfe. Das Taschenbuch sollte vom Gesamtvolumen nicht erweitert werden, da sonst die Gefahr bestanden hätte, aus einem Begleittext ein zu umfangreiches Lehrbuch zu gestalten. Dabei wurde, wie auch in den vorhergehenden Auflagen, aus didaktischen Gründen auf eine ausführliche Illustrierung Wert gelegt.
Ich möchte mir wünschen, daß die fünfte Auflage ähnlich gute Aufnahme findet wie die vorhergegangenen, welche eine weite Verbreitung fanden. Gleichzeitig erhoffen sich Autor und Verlag auch weiterhin Hinweise, Empfehlungen und kritische Beurteilungen des Textes von studentischer Seite und von seiten der Fachkollegen. Beide haben bisher wesentlich zur Gestaltung der Neuauflagen beigetragen. Ausdrücklich bedanken möchte ich mich für die vielen freundlichen, ja teilweise herzlichen Schreiben, die ich in den ganzen Jahren von den Benutzern erhalten habe.
Herzlich danken möchte ich auch meinen wissenschaftlichen Lehrern, und hier vor allen Herrn Prof. Dr. F. Vogel für viele Diskussionsbeiträge und für die kritische Durchsicht der verschiedenen Auflagen. Mein ganz besonderer Dank gilt auch dem Verleger, Herrn Dr. K. F. Springer, und seinen Mitarbeitern. Ohne eine enge Zusammenarbeit mit dem Verlag und ohne die Unterstützung des Verlegers wäre das vorliegende Konzept nicht zu verwirklichen gewesen.

Mein Dank gilt auch den Kollegen und Mitarbeitern des Instituts für Anthropologie und Humangenetik der Universität Heidelberg für ihre wissenschaftliche Unterstützung und für ihre technische Assistenz bei der Fertigung der Abbildungen. Hervorheben möchte ich hier die mühevolle und engagiert ausgeführte Tätigkeit bei der Herstellung der graphischen Arbeiten durch Frau I. Beck und bei den Schreibarbeiten zur Erstellung des Manuskripts durch Frau M. Theisinger. Frau M. Lebküchner danke ich für die Herstellung der fotografischen Abbildungen.

Heidelberg, im Frühjahr 1985 WERNER BUSELMAIER

Inhaltsverzeichnis

1. Allgemeine Zytologie

Was ist Leben? Wohl kaum eine Frage bewegte den Wissensdrang des Menschen zu allen Zeiten mehr als die Erklärung dieses Phänomens, die Ursache seines eigentlichen Seins. Trotz einer Fülle biologischer Erkenntnisse, die von Aristoteles ihren Ausgang nahmen und die gegenwärtig lawinenartig anschwellen, gelingt es uns jedoch auch heute nicht, „Leben" exakt zu definieren. Ja, man könnte sogar gerade das Phänomen „Leben" einfach dadurch definieren, daß es sich jeder umfassenden Definition entzieht und möglicherweise immer entziehen wird.

Wenn es schon nicht möglich ist, Leben wissenschaftlich exakt zu beschreiben, so vermögen wir doch das Leben an seinen Funktionen zu erkennen: am Stoffwechsel, am Wachstum, an der Bewegung, an der Vermehrung und an der Vererbung. All diese Funktionen des Lebens existieren jedoch nicht frei im Raum oder frei in der Materie, sondern sie sind an Organismen gebunden. Die außerordentliche Mannigfaltigkeit aller Organismen ist aber das Ergebnis einer differenzierten Anordnung von im Grundbauplan einheitlichen Bauelementen, die als die kleinsten funktionsfähigen Einheiten des Lebens angesehen werden können, nämlich von Zellen.

Das Erkennen der *Zelle* als kleinste strukturelle Einheit eines Organismus reifte in den Jahren zwischen 1830 und 1840 durch die Arbeiten von Johann Evangelista Purkinje (1787–1869), Robert Brown (1773–1858), Matthias Jakob Schleiden (1804–1881) und Theodor Schwann (1810–1882), die als die Begründer der Zelltheorie angesehen werden können. Jedoch erst Rudolf Virchow (1821–1902) verhalf mit seinem berühmten Satz „omnis cellula e cellula" im Jahre 1855 der Erkenntnis zum Durchbruch, daß die Zelle auch die kleinste Einheit der Vermehrung darstellt. Durch die Ergebnisse der modernen Molekularbiologie gelingt es uns heute mehr und mehr, bestimmten Lebensfunktionen definierte Zellstrukturen zuzuordnen. So kann man heute die Zelle als kleinste Einheit der Struktur, der Vermehrung und der Funktion ansehen. Die Zelle ist die universelle Grundform der biologischen Organisation – die elementare Einheit, an der sich alle Grundfunktionen des Lebensgeschehens nachweisen lassen – ein echter „Organismus" und nicht bloß ein Teil eines solchen.

1.1 Zellbegriff

In der belebten Natur kann man zwei grundsätzlich verschiedene Zelltypen nach ihren Organisationsformen voneinander unterscheiden, zwischen denen bisher keine Übergänge gefunden werden konnten, die *Protozyte* und die *Euzyte*. Protozyten finden wir bei Bakterien und Blaualgen, die als *Prokaryonten* zusammengefaßt werden. Die Zellen dieser Organismen sind wesentlich kleiner und einfacher gebaut als die Zellen aller übrigen Organismen, der *Eukaryonten*. Wir wollen uns in diesem Kapitel mit der Zellorganisation der Eukaryonten befassen. Die Protozyte und ihre morphologischen Besonderheiten werden wir später kennenlernen. Den Hauptunterschied zwischen den beiden Organisationsformen sollte man sich jedoch bereits einprägen: Während die Zelle der Eukaryonten einen *Zellkern* besitzt, fehlt dieser bei den Prokaryonten.

1.2 Prokaryontische Zellen

Auf die Besprechung Prokaryontischer Zellen sei hier verzichtet. Es wird auf Kapitel 3 verwiesen.

1.3 Eukaryontische Zellen

Die meisten Zellen sind mit bloßem Auge nicht sichtbar, sie sind mikroskopisch klein. Bei Tieren liegt die mittlere Zellmasse gewöhnlich in der Größenordnung von ca. 2 ng ($=2 \times 10^{-12}$ kg). Einige Zellen erreichen jedoch auch eine beachtliche Größe. Denken wir nur als Extrem tierischer Zellgröße an Vogeleier, wie z. B. die Straußeneier. Auch bezüglich der Zellform finden wir beachtliche Unterschiede. Die Zelle, die wir in den folgenden Abschnitten zytologisch studieren, ist folglich eine „Idealzelle“ (Abb. 1.1), die je nach ihrer Aufgabe vielfältig abgewandelt sein kann. Bevor wir sie betrachten, sollten wir uns jedoch zum besseren Verständnis der Idealzelle die mannigfache Variabilität realer Zellen vergegenwärtigen.

Betrachten wir als erstes die enormen Größenunterschiede von Zellen. Diese sind bedingt durch Artunterschiede und durch Gewebsunterschiede, die verschiedene Funktionsaufgaben von der Zelle erfordern. Jede Art besitzt eine charakteristische Zahl von Chromosomen. Sie sowie die Menge des Kernsaftes bestimmen letztlich die Größe des Zellkerns. Zwischen dem Volumen des Kerns und dem des Zytoplasmas besteht eine bestimmte Relation, die *Kern-Plasma-Relation;* sie ist nur begrenzt aus-

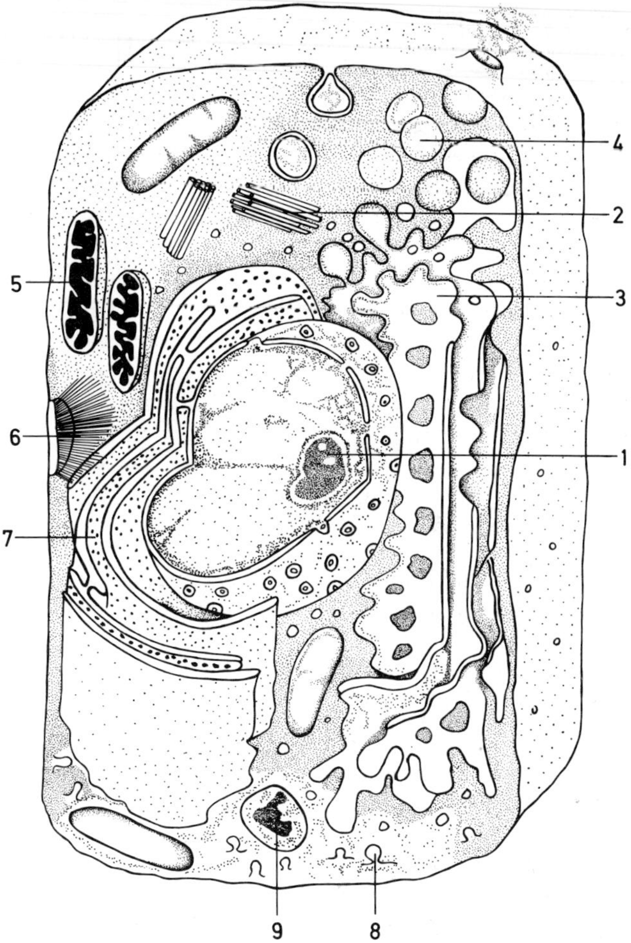

Abb. 1.1. Zellübersicht. *1* Angeschnittener Zellkern mit Nukleolus. *2* Zentriol. *3* Golgi-Apparat mit entstehenden Vesikeln. *4* Sekretgranula, teilweise angeschnitten und ihren Inhalt aus der Zelle ausstoßend. *5* Mitochondrium. *6* Desmosom. *7* Mit Ribosomen besetztes endoplasmatisches Retikulum. *8* Pinozytotische Vesikel. *9* Lysosom

dehnungsfähig. Dies wird sofort verständlich, wenn man sich klarmacht, daß ja der Kern viele Steuerungsaufgaben der Zelle übernimmt. Dies ist aber nur dann möglich, wenn zwischen beiden eine gewisse Relation besteht. Wird diese überschritten, so kann der Kern nicht mehr die gesamte Zelle kontrollieren. Da die Materialaufnahme durch die Oberfläche der Zelle geschieht, ist auch das Verhältnis von Zelloberfläche zu Zellvolu-

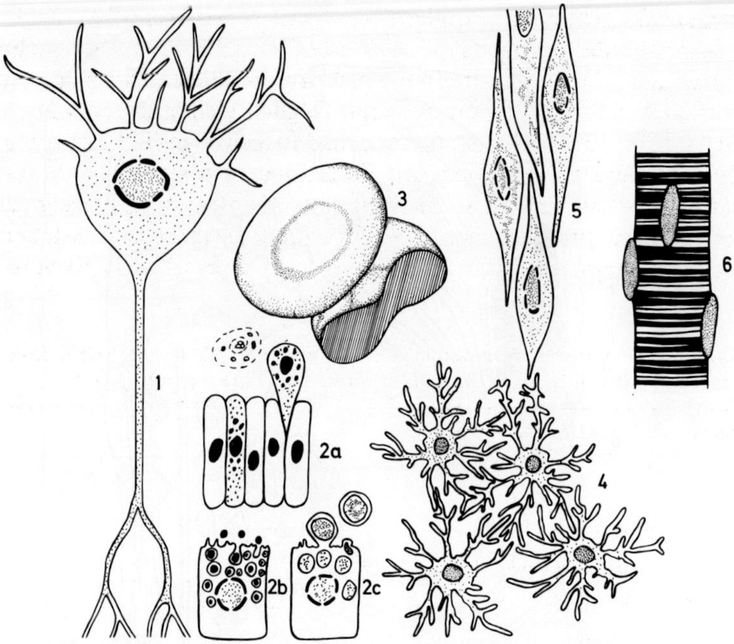

Abb. 1.2. Beispiele verschiedener Zellformen in Abhängigkeit von der Funktion (Zellgrößen sind nicht maßstabsgerecht gezeichnet). *1* Nervenzelle. *2* Verschiedene Drüsenzellen, *a* die gesamte Zelle wird mit ihrem Sekret aus dem Verband ausgestoßen, *b* Sekretbildung nach Art des Exozytose, *c* der mit Sekret gefüllte apikale Zellabschnitt wird abgeschnürt. *3* Kernlose Erythrozyten, einer zur Verdeutlichung der bikonkaven Form angeschnitten. *4* Knochenzellen. *5* Glatte Muskelzellen. *6* Quergestreifte Muskelfaser mit mehreren Zellkernen

men extrem wichtig. Soll also eine Zelle sehr stoffwechselaktiv sein, so kann sie nicht sehr groß sein, da bei kleinen Körpern das Verhältnis von Oberfläche zu Volumen günstiger ist als bei großen. Soll eine Zelle jedoch groß und stoffwechselaktiv sein, so ist dies nur unter zusätzlicher Vergrößerung der Oberfläche in irgendeiner Form möglich. Wir erkennen also, daß die genannten Relationen in Abhängigkeit von der Zellfunktion das Aussehen von typischen Zellformen bedingen.

So sind Eizellen je nach Typ der Embryonalentwicklung und damit von Art zu Art sehr verschieden groß. Menschliche Eizellen besitzen z. B. eine Größe von ca. 150 µm ($1{,}5 \times 10^{-4}$ m). Bei großen Eizellen findet sich eine funktionelle Vergrößerung des Zellkerns (z. B. Vogeleier), der in seiner Größe mit Kernen anderer Zellen der gleichen Tierart nicht mehr vergleichbar ist. Einen anderen durch Differenzierung spezialisierten Zelltyp finden wir in Muskelzellen. Sie sind nicht wie die Eizellen mehr oder weniger kugelförmig, sondern bei glatten Muskelzellen 0,05–0,2 mm lange spindelförmige Gebilde. Wesentlich größer, nämlich mehrere cm lang, sind die quergestreiften Muskelfasern. Sie entstehen durch Verschmelzung mehrerer Zellen und sind folglich vielkernig, was auch wegen der Größe notwendig ist. Gerade an Muskelzellen läßt sich auch die Differenzierung zu verschiedenen Funktionen gut studieren. Während glatte Muskelzellen mehr für langsame Kontraktionen geeignet sind, kontrahieren quergestreifte Muskeln schnell und eignen sich daher für Bewegungsvorgänge. Man findet sie folglich vor allem in Skelett-

Tabelle 1.1. Dimension atomarer, molekularer und zellulärer Strukturen. (Nach Czihak, G., Langer, H., Ziegler, H. Biologie. Berlin Heidelberg New York: Springer 1981)

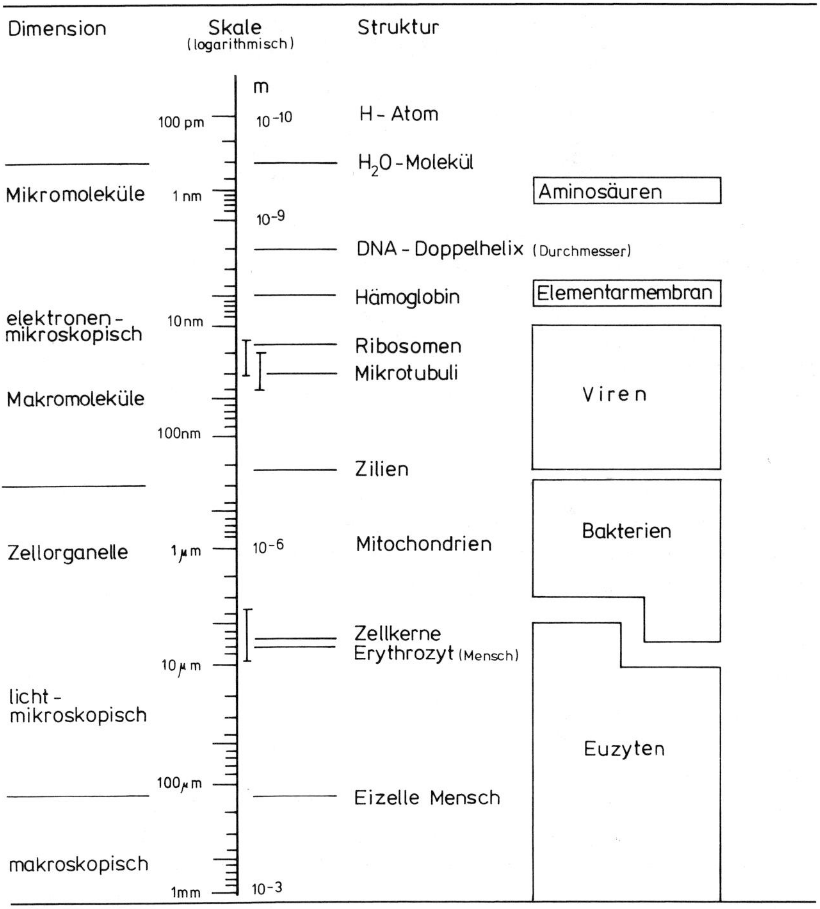

und Herzmuskeln. Stark von der normalen Zellform weichen die kernlosen Erythrozyten ab (Tabelle 1.1). Sie haben eine Größe von ca. 7,5 µm (1:20 der menschlichen Eizelle) und sind bikonkav geformt. Eine extreme Spezialisierung der Form in Abhängigkeit zur Funktion zeigen auch die Nervenzellen, z. B. motorische Vorderhornzellen (α- und γ-Motoneurone), die aus dem Vorderhorn der grauen Substanz des Rückenmarks austreten und deren Axone Gruppen von Arbeitsmuskelfasern bzw. Muskelspindeln innervieren, sowie die stark verästelten Knochenzellen. Im Bau speziell auf ihre Funktion abgestellt sind ebenso die Drüsenzellen (Abb. 1.2), um nur einige Beispiele zu nennen.
Kaum faßbar für unser Vorstellungsvermögen ist die Gesamtzahl der Zellen eines erwachsenen menschlichen Körpers. Wir besitzen etwa 6×10^{13} Zellen, davon sind $3{,}5 \times 10^{13}$ Gewebszellen. Nur 1 mm^3 Blut enthält rund 6000 Leukozyten und 5×10^6 Erythrozyten. Der Gesamterythrozytenbestand beträgt etwa $2{,}5 \times 10^{13}$ Zellen. Pro Sekunde werden etwa $2{,}5 \times 10^6$ Erythrozyten neu gebildet bzw. gehen zu Grunde.

1.4 Zelluläre Strukturelemente

1.4.1 Plasmamembran und Glykokalix

Plasmamembran: Die Entwicklung der *Plasmamembran* war ein entscheidender Schritt bei der Entstehung der frühesten Formen des Lebens. Ohne sie ist die Existenz von Zellen unmöglich. Sie erhält den wesentlichen Unterschied zwischen Zellinhalt und Umwelt. Plasmamembranen sind jedoch weit mehr als passive Barrieren, sie sind hochselektive Filter, die ungleiche Ionenkonzentrationen erhalten, den Eintritt von Zellnährstoffen erlauben und Zellabfallstoffe herausschleusen.
Alle biologischen Membranen einschließlich der Plasmamembran und der *Zytoplasmatischen Membransysteme* der Eukaryonten besitzen den gleichen Grundaufbau aus *Lipid-* und *Proteinmolekülen*. Die Lipidmoleküle sind in einem bimolekularen Film angeordnet (Abb. 1.3). Die Proteinmoleküle sind in diesen Film eingelagert und steuern die verschiedenen Funktionen der Membran, wie Stofftransport, Katalysierung membrangebundener Reaktionen als Enzyme, strukturelle Bindung zwischen Zellzytoskelett und extrazellulärer Matrix oder sind als Rezeptoren für den Erhalt und die Übertragung chemischer Signale verantwortlich. Dabei ist die Membran nicht fest durch unverrückbare Bausteine zusammengefügt, sondern die Lipide bilden einen flüssigen Film, in dem die Moleküle beweglich sind. Man bezeichnet daher das gegenwärtige Membranmodell als *Fluid-Mosaik-Modell*. Die drei Haupttypen von Lipiden

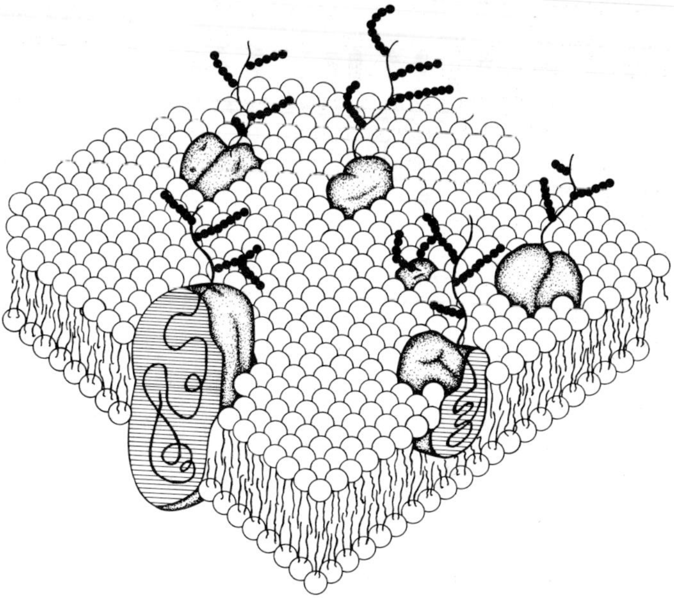

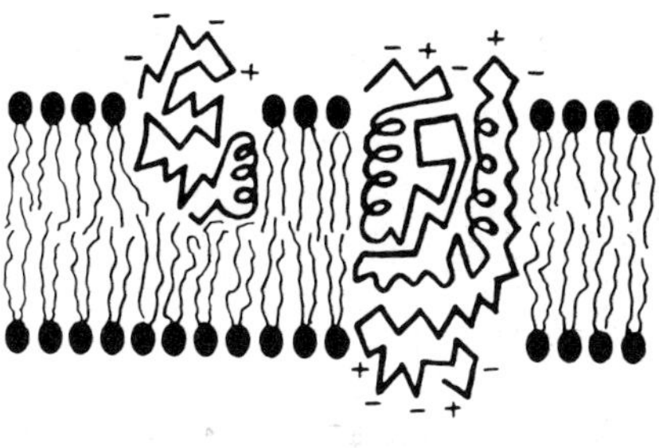

Abb. 1.3. Fluid-mosaic-Modell der Membranstruktur. Glykoproteine und Glykolipide ragen mit ihren Kettenmolekülen als Glykokalix über die Membran hinaus. (In Anlehnung an Singer, S.J., Nicolson, G.L.: Science 175, 720–731, 1972)

in der Zellmembran sind Phospholipide, als die mengenmäßig häufigsten, Cholesterol und Glykolipide. Alle haben ein hydrophiles (Kopf) und ein hydrophobes (Schwanz) Ende. Der biomolekulare Film wird durch Zuwendung der hydrophoben Schwänze in wässrigem Milieu gebildet, während die hydrophilen Köpfe beidseits nach außen ragen. Dabei ist in eukaryonten Zellen der Anteil des Cholesterols im Verhältnis zu den Phospholipiden relativ hoch. Er beträgt beispielsweise bei menschlichen Erythrozytenmembranen ca. 30%. Eukaryonte Zellen enthalten aber im Gegensatz zu prokaryonten auch verschiedene Phospholipide. Kommen wir wieder als Beispiel auf die Erythrozytenmembran zurück: Sie enthält 4 Hauptphospholipide: Phosphatidilcholin (= Lecithin), Sphingomyelin, Phosphatidilserin und Phosphatidiläthanolamin. Dabei ist die Lipidzusammensetzung der beiden Hälften des bi-

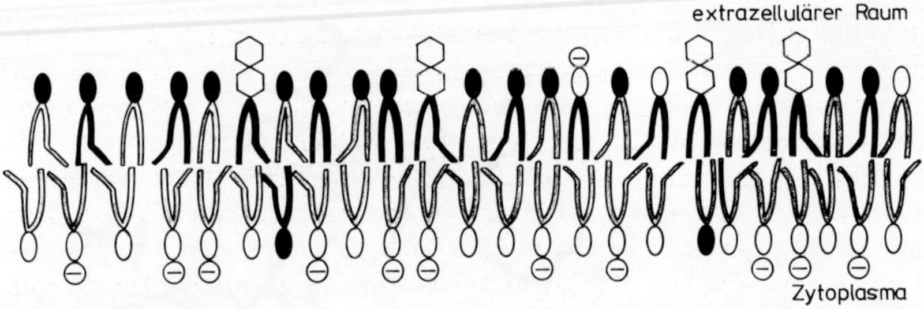

Abb. 1.4. Schematische Darstellung der Verteilung von Phospholipiden und Glykolipiden in der Erythrozytenmembran. = Lipidmoleküle mit Cholinende, = Phospholipide mit einer Aminogruppe, = Glykolipide

molekularen Lipidfilms bei allen bisher untersuchten Plasmamembranen sehr unterschiedlich. Es herrscht eine Membranasymmetrie. Bei Erythrozytenmembranen sind die meisten Lipidmoleküle mit einem Cholin-Ende auf der Zellaußenseite, während die meisten Phospholipide mit einer Aminogruppe zum Zytoplasma hin orientiert sind. Glykolipide finden wir zur Zellaußenseite hin orientiert. Diese Oligosaccharide enthaltenden Lipidmoleküle exponieren ihre Zuckergruppen auf der Zelloberfläche. Möglicherweise spielen diese eine Rolle für interzelluläre Kommunikationsprozesse, was jedoch noch wissenschaftliche Spekulationen darstellt (Abb. 1.4).

Während das Rückgrat biologischer Membranen der bimolekulare Lipidfilm darstellt, werden die spezifischen Funktionen wesentlich durch die Proteine bestimmt. Dabei ist der Proteingehalt verschiedener Membranen sehr unterschiedlich. In Plasmamembranen, und diese wollen wir hier spezifisch betrachten, beträgt er ca. 50% der Gesamtmasse, wobei man natürlich berücksichtigen muß, daß die Proteinmoleküle viel größer als die Lipidmoleküle sind, so daß auf ein Proteinmolekül ca. 50 Lipidmoleküle entfallen. Viele dieser Proteinmoleküle sind direkt in die bimolekulare Lipidschicht eingelassen. Sie haben hydrophobe Regionen, die mit den hydrophoben Schwänzen der Lipidmoleküle interagieren und hydrophile Regionen, die an einer oder öfter beiden Seiten der Membran wäßrigem Milieu ausgesetzt sind. Letztere werden als *Transmembranproteine* bezeichnet. Demgegenüber werden erstere als innere bzw. äußere *periphere Membranproteine* bezeichnet. Transmembranproteine lassen sich nur unter Zerstörung der Membran isolieren, periphere Membranproteine sind leichter herauszulösen. Man sollte jedoch diese Unterscheidung mehr methodischer Art nicht als molekulare Beschreibung interpretieren, da in den meisten Fällen über eine wirkliche Lage wenig bekannt ist.

Glykokalix: Nach außen ist die Zellmembran mit einer sehr komplizierten Schicht aus verschiedenen Polysacchariden überzogen. Diese sind an Proteinmoleküle oder Lipidmoleküle gebunden, also Glykoproteine bzw. Glykolipide. Man bezeichnet diese Schicht als *Glykokalix*. Die wichtigsten beim Aufbau der Glykokalix beteiligten Zuckermoleküle sind Glukose, Galaktose, Fukose und die Aminozucker Glukosamin und Galaktosamin. Eine wesentliche Rolle spielt weiter die Neuraminsäure, die ebenfalls ein Aminozucker ist. Da die einzelnen Zucker sich zu Oligo- oder Polysacchariden zusammenschließen können, ist eine große Zahl von Kombinationsmöglichkeiten gegeben. Daher sind Zelloberflächen durch außerordentlich verschiedene Polysaccharidmuster gekennzeichnet, ja die mögliche Variationsbreite ist größer als es überhaupt Zellen in einem Organismus gibt. In Bakterien und Pflanzen sind nahezu alle Glykolipide vom Glyzerol abgeleitet, während sie in tierischen Zellen vom Sphingosin, einem langen Amino-Alkohol, abgeleitet sind. Sie werden daher als Glykosphingolipide bezeichnet. Durch die Vielfalt der Kombinationsmöglichkeiten stellt die Glykokalix ein Erkennungsareal der Zelle dar. Sie dient der *Kontaktaufnahme* zwischen Zellen und der *Zellkommunikation*. Die Moleküle der Glykokalix wirken als *Antigene* und bestimmen damit die serologischen Eigenschaften einer Zelle. So sind beispielsweise die Blutgruppensubstanzen nichts anderes als Glykolipide mit bestimmten Zuckerenden. Bestimmte Moleküle der Glykokalix binden Bakterientoxine und Viren. Andere Moleküle dienen als *Rezeptoren*. In den Geweben besitzen beispielsweise manche Zellen *(Mastzellen)* Membranrezeptoren für Komplexe aus Immunoglobulin E (IgE)-Antikörpern und Antigen (etwa aus Blütenpollen). Diese Immunoglobulinklasse ist verantwortlich für bestimmte (atopische) Allergien, z. B. Heuschnupfen. Wird ein solcher Komplex an eine Mastzelle gebunden, so schüttet diese vasoaktive Substanzen, vor allem Histamin, aus, die eine Gefäßerweiterung und eine Kontraktion der glatten Muskulatur (in den Bronchiolen) bewirken. Auf diese Weise entstehen die bekannten Beschwerden von Allergikern und Asthmatikern. Dabei ist grundsätzlich das Zusammenwirken von IgE-Antikörpern, Antigen und Mastzellen vorteilhaft. Es ermöglicht nämlich die Bildung von Entzündungsherden und damit hohe lokale Infektionsabwehr.

Wieder andere Moleküle der Glykokalix dienen als *Hormonrezeptoren*. So wurden für Andrenalin und Noradrenalin solche Rezeptoren an der Zellmembran nachgewiesen. Es sei jedoch ausdrücklich betont, daß nur ein Teil der natürlich vorkommenden Hormone an Rezeptoren der Zellmembran gebunden wird. Sie gehören zur Gruppe der Proteo- und Peptidhormone, und nur diese sollen uns in diesem Zusammenhang interessieren. Die Hormonmoleküle *(first messenger)* erreichen mit der Kör-

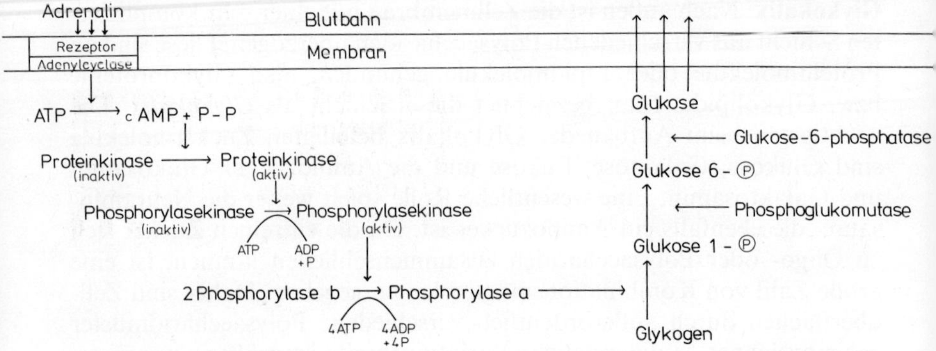

Abb. 1.5. Second-messenger mechanism am Beispiel des adrenalingesteuerten Glykogenabbaues in der Leberzelle

perflüssigkeit die Zellmembran, werden von den spezifischen Rezeptoren eingefangen, und ein besonderer Zyklus zur Beeinflussung des Zellstoffwechsels setzt ein. Man bezeichnet diesen als den *zyklischen Adenosinmonophosphat (cAMP)-Mechanismus* oder *second-messenger-mechanism*.

Der Zellstoffwechsel wird also über einen sekundären Botenstoff, in unserem Falle das cAMP, beeinflußt. Der erste Schritt hierzu ist die Aktivierung des Enzyms Adenylatzyklase an der Innenseite der Membran (Beachte hier die Bedeutung der Asymmetrie der Zellmembran!).

Dieses Enzym baut das durch Mitochondrien hergestellte Adenosintriphosphat (ATP) in cAMP um, welches nun wiederum ein bereits in der Zelle vorhandenes Enzym von einer inaktiven in eine aktive Form überführt. Dieses wiederum überführt andere Enzyme in eine aktive Form. Es laufen eine Vielzahl von Stoffwechselvorgängen in der Zelle an. So stimuliert u. a. Adrenalin den Abbau von Leberglykogen zu Glukose in der Leber. Die genauen Schritte sind der Abb. 1.5 zu entnehmen.

Wie eingangs des Kapitels erwähnt, sind Zellmembranen nicht passive Barrieren, sondern aktive Filter. Die Zelle benötigt zur Aufrechterhaltung ihrer Lebensfunktionen Stoffe von außen, d. h. durch die Membranen müssen Stoffe hindurchtransportiert werden. Umgekehrt muß die Zelle aber auch in der Lage sein, Stoffe nach außen abzugeben. Dies alles geschieht nicht etwa zufällig wie durch ein Sieb, sondern die Zellmembran zeigt ein selektives Verhalten. Wegen des hydrophoben Inneren des bimolekularen Lipidfilms stellt die Membran eine hoch impermeable Barriere für die meisten polaren Moleküle dar. Daher werden die meisten wasserlöslichen Inhaltsstoffe der Zelle zurückgehalten. Gerade deshalb mußte die Zellevolution aber Mechanismen entwickeln, polare Mo-

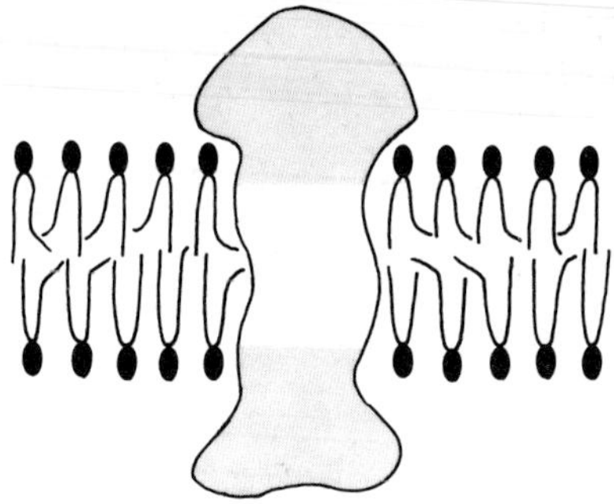

Abb. 1.6. Transmembranprotein

leküle durch die Membran zu transportieren. Auch müssen intrazelluläre Ionenkonzentrationen reguliert werden, welches den Transport spezifischer Ionen in beiden Richtungen notwendig macht. Der Transport von kleinen Molekülen wird durch spezifische *Transmembranproteine* ermöglicht (Abb. 1.6). Aber auch Makromoleküle, wie Proteine, und sogar große Partikel können transportiert werden. Grundsätzlich kann man beim Transmembrantransport unterscheiden zwischen den Vorgängen einer *Diffusion* und *Osmose* einerseits und *aktivem Transport* andererseits.

Betrachten wir zunächst die Diffusion. Sowohl Ionen als auch Moleküle besitzen eine thermische Eigenbewegung. Durch sie stoßen Moleküle ständig aneinander, was zu einer Bewegung von hohen Molekülkonzentrationen zu niedrigeren hinführt, wobei die Teilchenbewegung zufällig ist bzw. bei Ionen durch die elektrische Ladung beeinflußt wird. Somit ist die Diffusionsgeschwindigkeit nur durch Temperatur und Druck beeinflußbar. Diese Transportform trifft vor allem für kleine Moleküle, z. B. Wassermoleküle, zu. Dabei stimmt die Transportrichtung mit der des Konzentrationsgefälles überein. Bei der Osmose verläuft die Transportrichtung umgekehrt als das Konzentrationsgefälle, d. h. Teilchen wandern gegen das Konzentrationsgefälle vom Ort niedrigerer zum Ort höherer Konzentrationen. Uns allen sind die entsprechenden Schulversuche hierzu geläufig, und es wird klar, daß die Zellmembran semipermeable Eigenschaften besitzt.

Ionen, Zucker, Aminosäuren, Nukleotide und viele Metabolite werden in Form eines aktiven Transports durch Membrantransportproteine durch die Zellmembran geschleust. Dies kann gegen ein Konzentrationsgefälle, einen osmotischen Druck oder einen elektrischen Gradienten erfolgen. Es gibt sehr verschiedene solcher Transportproteine, wobei jedes eine bestimmte Substanzklasse und oft sogar nur eine bestimmte Molekülart transportiert.

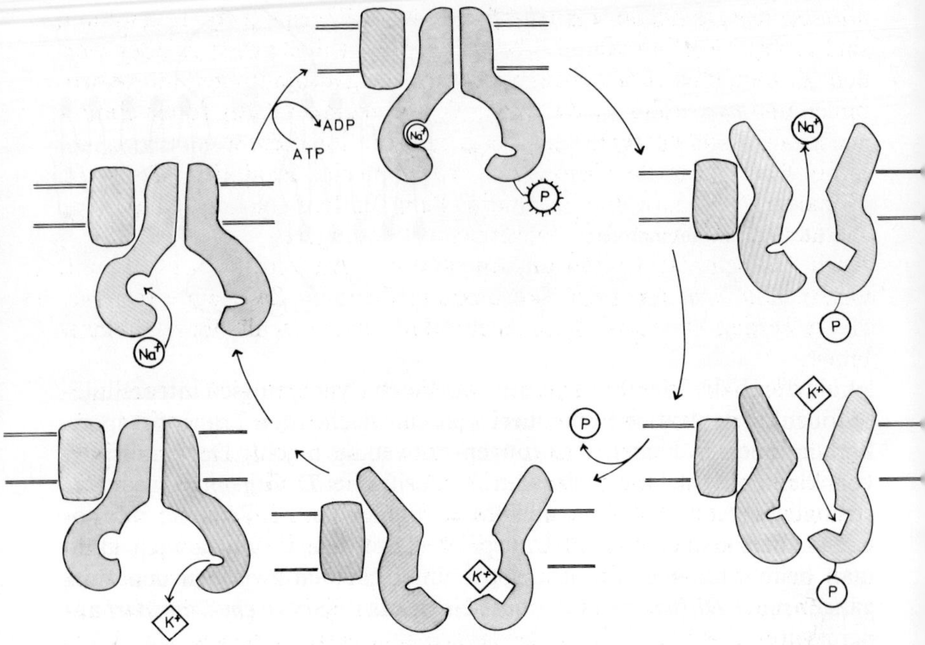

Abb. 1.7. Schematischer Funktionsablauf des Na^+- und K^+-Transports durch die Zellmembran

Betrachten wir als erstes den Transport von Ionen. Ein wichtiges Beispiel hierfür ist die sogen. *Na^+-K^+-Pumpe*. Es handelt sich um einen Mechanismus, der Energie in Form von ATP Hydrolyse benötigt und wahrscheinlich in allen Zellen ausgebildet ist. Die Na^+-K^+-Pumpe befördert aktiv gegen den Konzentrationsgradienten Na^+ aus K^+ in die Zelle, so daß die K^+-Konzentration höher innerhalb der Zelle als außerhalb ist und die Na^+-Konzentration höher außerhalb als innerhalb. Dabei wird durch den gekoppelten Na^+- und K^+-Transport Energie gespart. Es ließ sich zeigen, daß ein Enzym, das ATP zu ADP und Phosphat hydrolisiert, den Transportmechanismus in der Membran bewerkstelligt. Es handelt sich um die Na^+-K^+-ATPase (Abb. 1.7).
Eukaryonte Zellen besitzen eine sehr geringe Konzentration von Ca^{2+} im Zytosol (s. Kap. 1.4.3) im Gegensatz zu der viel höheren extrazellulären Konzentration. Auch hier konnte gezeigt werden, daß die Pumpe, die Ca^{2+} aktiv aus der Zelle transportiert, eine ATPase ist. Die oben beschriebenen Vorgänge sind nachgewiesene Transportmechanismen in der tierischen Zellmembran. Darüber hinaus gibt es eine Reihe von Modellvorstellungen, wie ein Stofftransport durch *Ionenporen* und *Tunnel-*

proteine bewerkstelligt werden könnte. Modellbeispiele für Ionenporen sind gewisse Antibiotika, die von Mikroorganismen ausgeschieden werden. Es handelt sich um makrozyklische Ringverbindungen mit hydrophilen und hydrophoben Anteilen, die wie in einem Käfig Ionen einfangen können und bei Änderung der Konfiguration diese wieder entlassen (Abb. 1.8). Beispiele hierfür sind Valinomycin, Enniatin, Monaktin, Nonaktin, Dinaktin und Trinaktin. Beim Einbau solcher Moleküle in Zellmembranen wird der Ionentransport gesteigert.
Auch Tunnelproteine sind uns nur von den Antibiotika her bekannt. Gramicidin A ist eine solche Verbindung, die in die Zellmembran eingelagert werden kann und dann einen öffen- und verschließbaren Tunnel bildet.
Neben den bisher beschriebenen Transportvorgängen gibt es noch weitere Ein- bzw. Ausschlußmechanismen, die dazu dienen, vor allem größere feste Partikel und Lösungströpfchen zu transportieren. Die Membran kann nämlich durch Ein- und Ausbau weiterer Glieder rasch wachsen und wieder zerfallen. So können durch Einschluß in bläschenförmige Abschnürungen von Membranvesikeln Stoffe in die Zelle transportiert oder aus ihr entfernt werden. Beim Transport in die Zelle spricht man von *Endozytose*. Werden geformte Bestandteile (Sekretgranula, Hormone, Exkrete) von der Zelle in das umgebende Medium abgegeben, so benutzt man den Begriff *Exozytose*. Bei der Endozytose unterscheidet man zwischen der Aufnahme geformter, fester Partikel, die man als *Phagozytose* bezeichnet, und dem Einbringen von echt oder kolloidal gelösten Substanzen, das man als *Pinozytose* bezeichnet. Bei der Endozytose können Substanzen lokal und selektiv angereichert werden. Dies geschieht durch eine Verlagerung auf der Zellmembran, und die Substanzen können so in höherer Konzentration aufgenommen werden. So ist es durch die Anwendung der Bindung von Lecithin an ihre Membranrezeptoren

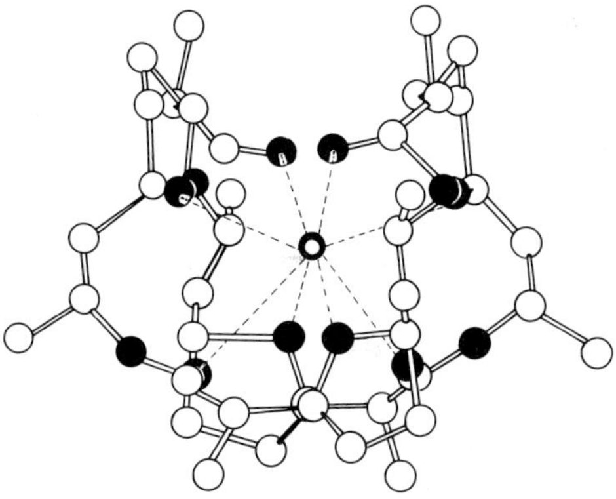

Abb. 1.8. Räumliche Darstellung von Nonaktin in Form eines Käfigs

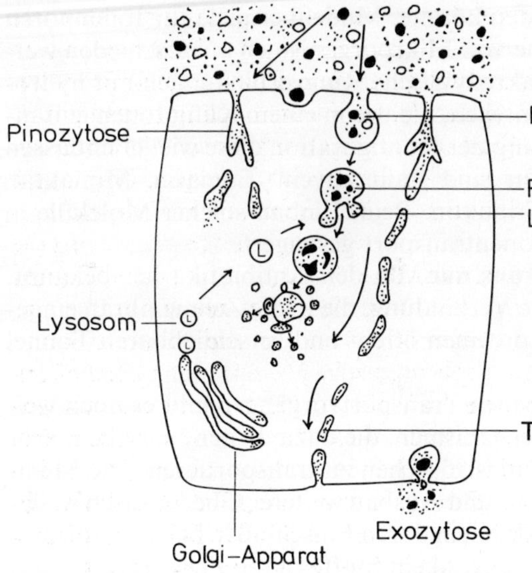

Abb. 1.9. Transportmechanismen

gelungen, den Nachweis zu führen, daß es im Bereich der einzustülpenden Membran zu einer Anreicherung der Rezeptormoleküle kommt. Die Erklärung für einen solchen Vorgang ergibt sich zwanglos durch die Verlagerungsmöglichkeit großer Proteinmoleküle im flüssigen Lipidfilm. Diese membranumschlossenen pinozytierten Substanzen sehen im Elektronenmikroskop wie ummantelte Vesikel aus. Man bezeichnet sie daher auch als *coated vesicles*. Coated vesicles sind also eine Ansammlung von Rezeptor-Substanzkomplexen. Sekunden nach der Aufnahme verlieren diese Vesikel ihre Ummantelung und fließen mit anderen intrazellulären Vesikeln zusammen. Häufig müssen auch Verbindungen, vor allem Flüssigkeiten, durch Zellen durchgeschleust werden. Dies trifft vor allem für Zellen zu, die Flüssigkeitsschichten von anderen Geweben trennen. Es handelt sich hier gewissermaßen um eine Kombination von Endozytose und Exozytose, für die man den Begriff *Transzytose* eingeführt hat (Abb. 1.9).

1.4.2 Zytoplasmatische Membransysteme

Der bemerkenswerteste Unterschied zwischen Prokaryonten- und Eukaryonten-Zellen ist neben der Existenz eines Zellkerns das Vorhandensein von *zytoplasmatischen Membransystemen* bei Eukaryonten. Vergegenwärtigen wir uns, daß eine höhere Zelle in der linearen Dimension etwa zehnmal größer ist als eine Bakterienzelle. Dies bedeutet, daß im Verhältnis zum Volumen Eukaryonten viel weniger Plasmamembranmasse besitzen als Prokaryonten. Folglich reicht die Fläche der Plasmamembran nicht aus, um so viele membrangebundene Enzymmoleküle aufzunehmen, wie dies zur Erhaltung der vitalen Funktionen notwendig ist. Der Ausweg liegt also im Aufbau eines zytoplasmatischen Membransystems. Grundsätzlich könnte man sich denken, daß die Membranmasse auch durch vielfältige Invaginationen der Plasmamembran erhalten werden könnte. Nun teilen aber die zytoplasmatischen Membransysteme die Zelle in verschiedene Stoffwechselräume auf mit sehr spezialisierten Funktionen. Jeder dieser Funktionsräume benötigt spezifische, in das zytoplasmatische Membransystem eingelagerte *Enzyme, Rezeptoren* und *Carrier-Proteine*. Dabei sind zytoplasmatische Membranen physikalisch und chemisch unterschiedlich von der Plasmamembran und unterschiedlich untereinander, wobei die bimolekulare Lipidschicht wieder das Grundgerüst bildet. Man unterscheidet eine zytoplasmatische und eine luminale Seite *(P- und E-face)*. Die hier behandelten Hauptzellkompartimente, die jeder höheren Zelle gemeinsam sind, sind das *Zytosol,* das *endoplasmatische Retikulum,* der *Golgi-Apparat,* die *Mitochondrien,* die *Lysosomen* und die *Peroxisomen.*

1.4.3 Zytoplasma und Zytosol

Das die Zelle ausfüllende *Zytoplasma* besteht aus *Zytosol* und den darin verteilten *zytoplasmatischen Organellen.* Das Zytosol beträgt mengenmäßig etwa 55% des gesamten Zellvolumens. Ungefähr 20% des Gewichts des Zytosols sind Proteine, so daß es mehr eine hoch organisierte gelatineartige Masse darstellt als eine einfache Lösung. Auch wissen wir, daß beispielsweise das Zytosol, das um den Golgi-Apparat anzutreffen ist, nicht identisch ist mit dem Zytosol, das den Zellkern umrundet. Da allerdings dieser Typ von Organisation sehr schwierig nach dem Aufbrechen der Zelle zu erhalten ist, wissen wir noch wenig über die Art solcher Unterschiede. Das Zytosol enthält Tausende von Enzymen, die Reaktionen katalysieren wie die Glykolyse, die Biosynthese von Zuckern, Fettsäuren, Nukleotiden und Aminosäuren. Auch die Proteinbiosynthese an freien Ribosomen findet im Zytosol statt. Mikroskopisch sichtbar in vielen Zellen in Form von Tröpfchen ist Fett (Triglyzeride), die Lagerform von Fettsäuren und Glykogen.

1.4.4 Zytoskelett

Eukaryonte Zellen haben verschiedene Formen und ein hohes Ausmaß an innerer Organisation. Sie sind auch in der Lage, Formveränderungen

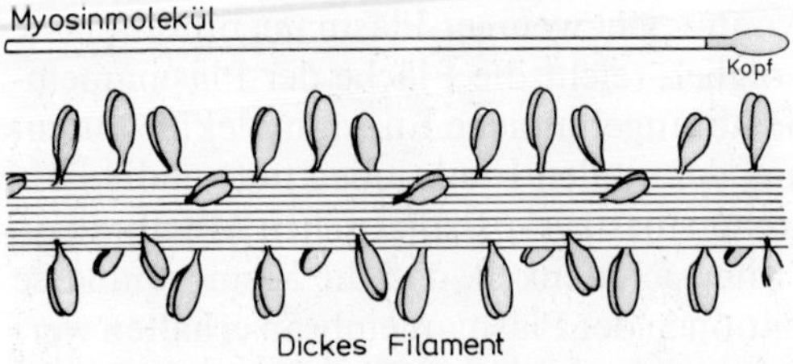

Abb. 1.10. Myosinmolekül und Myosinfilament

durchzuführen und ihre Organellen umzupositionieren. Ja in vielen Fällen können sie Bewegungsvorgänge durchführen. All dies hängt ab bzw. wird gesteuert von einem komplexen Netzwerk von Proteinfilamenten im Zytoplasma, dem *Zytoskelett.*

Die beiden wichtigsten Typen von Proteinstrukturen des Zytoskeletts sind *Aktinfilamente (Mikrofilamente)* und *Mikrotubuli.* Beide sind aus globulären Proteinuntereinheiten aufgebaut, die sehr schnell reversibel polymerisieren können. Eine dritte Klasse von Proteinfilamenten, die *intermediären Filamente,* wird ebenfalls in den meisten tierischen Zellen beobachtet. Sie bestehen aus fibrillären Proteinuntereinheiten und sind viel beständiger als die meisten Aktinfilamente und Mikrotubuli. Zusätzlich zu den drei Haupttypen von Proteinfilamenten enthält das Zytoskelett viele verschiedene zusätzliche Proteine, die entweder Filamente untereinander oder mit anderen Zellkomponenten, wie der Plasmamembran, verbinden oder die Rate und das Ausmaß der Filamentpolymerisation beeinflussen. Spezifische zusätzliche Proteine interagieren mit Proteinfilamenten, um Bewegungen zu produzieren. Die beiden am besten verstandenen Prozesse sind die Muskelkontraktion, die auf Aktinfilamenten beruht und der Zilienschlag, der auf Mikrotubuli beruht.

Bei der *Muskelkontraktion* handelt es sich im Prinzip um ein Ineinandergleiten von Aktin- und Myosinfilamenten. Das Aktinmolekül ist ein globuläres Molekül mit einem Molekulargewicht von 46 000. Aktinfilamente sind Aggregate von verdrillten Ketten hintereinanderliegender Moleküle dieses G-Aktins. Das Myosin dagegen ist ein riesiges Protein mit einem Molekulargewicht von 500 000 (Abb. 1.10). Es ist ein gestrecktes Molekül aus zwei Polypeptidketten, an dessen Ende ein verdickter Kopf sitzt. Der Kopfteil ist der aktive Teil des Myosinmoleküls. Er ist durch den gestreckten Teil im dicken Myosinmolekül verankert. Die gestreckten Myosinteile liegen parallel nebeneinander und die Kopfteile stehen seitlich aus dem dicken Filament heraus. Sie lagern sich an die Aktinfilamente an, wobei noch wesentlich ist zu erwähnen, daß Myosinfilamente aus zwei Sätzen von Myosinmolekülen bestehen, einem rechten und einem linken mit entgegengesetzter Polarität. So kann jede Hälfte des

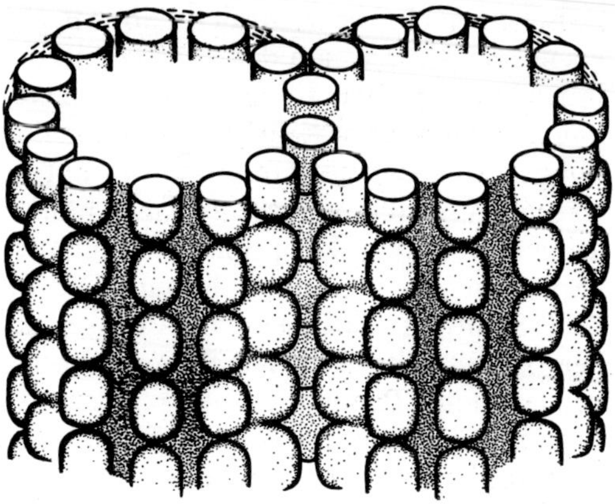

Abb. 1.11. Modellvorstellung zum Aufbau von zwei Mikrotubuli

Myosinfilaments mit einem anderen Satz Aktinfilamente in Verbindung treten. Auf eine weitergehende Beschreibung der Muskelkontraktion sei hier verzichtet, da dies ausführlich an anderer Stelle der Ausbildung geschieht. Wesentlich für das Verständnis hier ist der grundsätzliche Aufbau der Mikrofilamente.

Mikrotubuli der verschiedensten Funktion sind in ihrer Struktur sehr ähnlich. Man beobachtet immer große Tubulin-Proteinmoleküle, die sich strangförmig in 13er Zahl anordnen (Abb. 1.11). Diese Zusammensetzung ermöglicht auch den raschen Auf- und Abbau. Die Hauptfunktion von Mikrotubuli ist wegen der höheren Stabilität als der von Filamenten eine Stützfunktion. Sie werden regelmäßig in Zellen gefunden, die bestimmte Formen haben (z. B. Erythrozyten), die nicht auf festen Strukturen außerhalb der Zellmembran beruhen. Mikrotubuli treten aber auch bei Bewegungsvorgängen zusammen mit Mikrofilamenten auf.

Ein Bewegungsvorgang, der auf Mikrotubuli beruht, ist die *Zilien-* und *Geißelbewegung*. Zilien sind kurze Zellfortsätze, die immer in großer Zahl auftreten. Geißeln sind dagegen lange Zellfortsätze, die einzeln oder in Zweierzahl, selten in großer Zahl, auftreten. Die Ultrastruktur von beiden ist gleich. Bei Vielzellern sind Spermien in der Regel begeißelt; Zilien dienen bei Einzellern der Fortbewegung, bei Vielzellern der Bewegung des Außenmediums über einer Zellschicht. Beide sind charakterisiert durch einen Achsenfaden, der folgende Ultrastruktur hat. In der Mitte des Achsenfadens finden sich zwei Mikrotubuli in oft engem Kontakt und gewöhnlich von einer gemeinsamen Scheide umgeben. Im Kreis um diese zentralen Mikrotubuli verlaufen entlang der Länge des Achsenfadens neun Doppelmikrotubuli. Die Ebene, die den Achsenfaden

zwischen den beiden zentralen Tubuli in zwei Hälften teilt, ist die Schlagebene. Betrachtet man den Querschnitt eines Ziliums von der Zelle her in Richtung auf das Ende, so tragen die randständigen Doppeltubuli je zwei Protein-„Arme“, die jeweils an einer der beiden Röhren, dem A-Tubulus, sitzen und im Uhrzeigersinn auf den folgenden Doppeltubulus zeigen. Außer diesen *Dynein*-Armen bestehen vom A-Tubulus sprossenartige Verbindungskeile zum B-Tubulus der folgenden Doppelröhre und „Speichen“ zu den Zentraltubuli. Die Bewegungsenergie wird durch ATP-Spaltung gewonnen. Die ATPase-Aktivität ist im Protein (Dynein) der „Arme“ lokalisiert. Die Bewegung beruht auf einem Aneinandervorbeigleiten der Tubuli.
Darüber hinaus finden Mikrotubuli bei vielerlei weiteren Zellfunktionen Verwendung. Man kennt sie als *Spindeltubuli* in Zellteilungsprozessen und bei Zentriolen, auf die wir noch näher eingehen werden; als *Neurotubuli* bei den Zellausläufern von Nervenzellen. Sie spielen bei Bewegungen von Rezeptoren in der Zellmembran eine Rolle; ja es ist keine tierische Zelle bekannt, die zu irgendeinem Zeitpunkt des Zellzyklus keine Tubuli enthält.

1.4.5 Endoplasmatisches Retikulum

In allen tierischen Zellen, mit Ausnahme der endgültig ausgereiften roten Blutkörperchen, finden wir ein Labyrinth von Gängen, Spalten und Röhren, das aus Elementarmembranen aufgebaut ist. Man bezeichnet die Gesamtheit dieser Membransysteme als *endoplasmatisches Retikulum* (Abb. 1.12). Das endoplasmatische Retikulum besitzt eine Reihe verschiedener Aufgaben. So grenzen die Membransysteme eigene Stoffwechselräume im Zytoplasma ab, indem sie das Zellinnere unterteilen (Kompartimentierung). Weiterhin dient das endoplasmatische Retikulum dem intrazellulären Stofftransport als Kanalsystem. Bedeutungsvoll sind auch seine Aufgaben als Membrandepot zum Aufbau neuer Membranen. Außerdem schafft es durch eine Oberflächenvergrößerung günstige Bedingungen für enzymatische Reaktionen. Das endoplasmatische Retikulum darf man sich jedoch nicht als festes, unveränderbares Gefüge vorstellen, sondern es ist in ständigem Umbau begriffen. So können durch Zusammenlagerung von Untereinheiten neue Stoffwechselräume geschaffen, andere aufgelöst werden, je nach den momentanen Bedürfnissen und Gegebenheiten der Zelle.
Nach elektronenmikroskopischen Untersuchungen kann man zwei Formen des endoplasmatischen Retikulums unterscheiden, das *rauhe* endoplasmatische Retikulum und das *glatte* endoplasmatische Retikulum. Die beiden Formen können ineinander übergehen und daher als Teile ei-

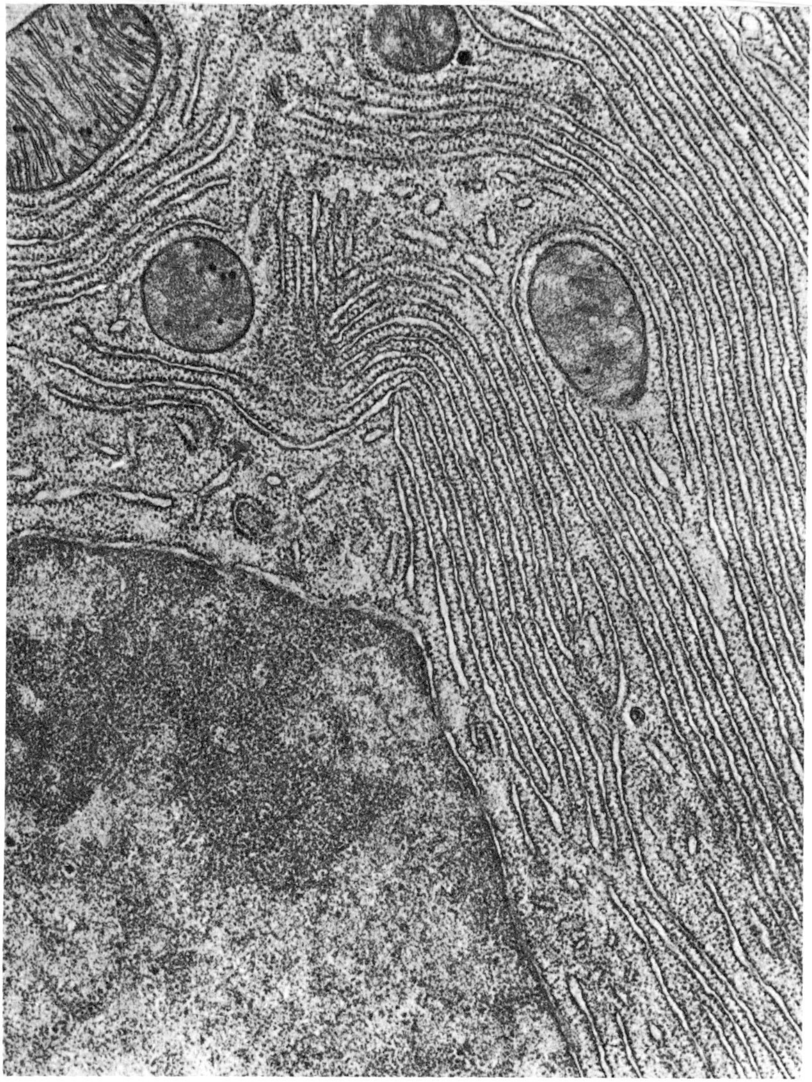

Abb. 1.12. Elektronenmikroskopische Aufnahme des rauhen endoplasmatischen Retikulums. Vergrößerung × 30000. (Nach Nelson, G. E., u. Mitarb.: Fundamental Concepts of Biology. New York: John Wiley & Sons, Inc. 1970)

nes Systems, und nicht als zwei verschiedene Systeme, angesehen werden. Wie hoch der Prozentsatz der beiden Formen zueinander ist, hängt stark von der Stoffwechsellage der entsprechenden Zellen ab. So überwiegt in Zellen verschiedener Funktionen mengenmäßig mal die eine, mal die andere Form.

Das rauhe endoplasmatische Retikulum ist an der zytoplasmatischen Seite der Doppelmembran mit *Ribosomen* besetzt. Es handelt sich hier um Strukturen, die bei der Synthese der Proteine notwendig sind. Man findet daher in Zellen, die in großen Mengen Proteine synthetisieren und sezernieren, also in Zellen, die exportables Eiweiß (z. B. Kollagen, Peptidhormon) bilden, oder in den Enzyme produzierenden Zellen des Darmtrakts, ein besonders gut entwickeltes rauhes endoplasmatisches Retikulum. Besonders dichte Lagen von endoplasmatischem Retikulum bewirken eine *Basophilie,* d. h. eine mit basischen Farbstoffen anfärbbare Zone in der Zelle. Eine solche Basophilie des Hyaloplasmas wird *Ergastoplasma* genannt. Man findet sie in Drüsenzellen oder als Nissl-Schollen in Nervenzellen.

So dient das glatte endoplasmatische Retikulum der gerichteten Leitung von Lösungen, der Speicherung verschiedener Stoffe wie Lipide, Eiweißkristalle und Glykogen, der Synthese von Membran-Phospholipiden und ihres Einbaus, der Synthese von Steroidhormonen und der Detoxifikation von Arzneimitteln und von schädlichen Substanzen, die durch den Metabolismus produziert werden. Das glatte endoplasmatische Retikulum der Muskelzellen, welches *sarkoplasmatisches Retikulum* genannt wird, speichert Ca^{2+}-Ionen und die Membranen enthalten eine Pumpe für Ca^{2+}-Ionen, die die Ca^{2+}-Konzentration im Innern der Zisternen auf das 1 400fache der Außenkonzentration hochpumpen kann. Bei Erregung des sarkoplasmatischen Retikulums steigt die Ca^{2+}-Permeabilität sprunghaft und die Ca^{2+}-Ionen werden ins Zytoplasma der Muskelzelle freigegeben.

Im glatten endoplasmatischen Retikulum der Zwischenzellen der Hoden wird als wichtigstes Steroidhormon das männliche Sexualhormon Testosteron gebildet. In den Follikelzellen der Eierstöcke entstehen die Östrogene. In den Zellen des Corpus luteum wird das Progesteron gebildet, und die Zellen der Nebennierenrinde sind Lieferanten für die Hormone der Corticoide und des Aldosterons. Weiterhin finden wir im glatten endoplasmatischen Retikulum das Enzym Glukose-6-Phosphatase. Es wandelt Glukose-6-Phosphat zu Glukose um. Diese Reaktion, die in Darm, Leber und Nieren vorkommt, wird als Glukoneogenese bezeichnet und ist prinzipiell eine Umkehrung der Glykolyse. Die Glukoneogenese stellt bei Kohlenhydratmangel die Versorgung des Organismus mit Glukose sicher.

1.4.6 Golgi-Apparat

Ein Bestandteil aller Zellen ist der *Golgi-Apparat* (Abb. 1.13). Er kann in einer Zelle in Ein- oder Mehrzahl vorhanden sein und besteht aus Stapeln von 5–30 scheibenförmig übereinandergelagerten, von glatten Membranen begrenzten Zisternen. Die funktionelle Einheit des Golgi-Apparates ist das *Diktyosom,* ein Stapel mehrerer flacher Membranen, die aufeinandergeschichtet liegen. Das in sich geschlossene einzelne Membranpaar aus dem Diktyosom heißt *Golgi-Zisterne.* Die Golgi-Membranen werden ständig vom endoplasmatischen Retikulum nachgeliefert, wobei die Diktyosomen einen polaren Aufbau zeigen. Sie besitzen nämlich eine Bildungsseite, von der aus sie aus endoplasmatischem Retikulum neu aufgebaut werden. Diese unreife Seite wird auch *cis-Seite* genannt. Die gegenüberliegende *trans-Seite* ist die Abgabeseite oder die reife Seite. Von ihr schnüren sich Vesikel ab, die an die Umgebung abgegeben werden. Diese enthalten je nach Funktion der Zelle verschiedene Stoffe, wie exokrine Sekrete, Hormone, Bestandteile von Körperflüssigkeiten usw. Entsprechend verschieden stark ausgebildet ist der Golgi-Apparat auch je nach Funktion der Zelle, und es gilt heute als sicher, daß alle von Zellen exportierten Stoffe die Stoffwechselräume der Diktyosomen passieren, in denen teilweise Modifikationen, teilweise Neusynthesen von Verbindungen ablaufen. Besonders eindrucksvoll ist der Golgi-Apparat in Drüsenzellen ausgebildet, wo er die Funktion der Abgabe von Sekretvesikeln besitzt. Eine weitere Aufgabe des Golgi-Apparats ist die Beteiligung an der Entstehung von Lysosomen, wobei die Füllung der entsprechenden Vesikel mit Wirkstoffen ebenso wie bei der Sekretbildung vom endoplasmatischen Retikulum aus erfolgt. Auch die Ergänzung der Glykokalix wird durch Golgi-Vesikel bewerkstelligt, die mit Glykoproteinen und Glykolipiden angefüllt sind. Die Ausschüttung erfolgt über Exozytose, wobei die Glykokalix sich auf der Oberfläche der Zellmembran ausbreitet. Neben der Abgabe von Wirkstoffen besitzt aber der Golgi-Apparat noch eine ganz andere Bedeutung. Durch die Abschnürung von Vesikeln und deren Exozytose werden nämlich die Membranen der Vesikel als neue Zellmembranbestandteile in die alte Zellmembran eingegliedert. Dadurch entsteht ein gewisser Überschuß an Membranfläche, der aber für die Vorgänge der Endozytose wieder benötigt wird und aus dem über den Einbau in das endoplasmatische Retikulum, das seinerseits wieder den Golgi-Apparat mit Membranen versorgt, letztlich neue Vesikel gebildet werden. Innerhalb der Zelle findet also ein ständiger *Membranfluß* statt.

Die Bedeutung des Golgi-Apparats liegt zusammenfassend hauptsächlich im Sekrettransport, in der Lysosomenproduktion, in der Ergänzung der Glykokalix und in der Aufrechterhaltung des Membranflusses.

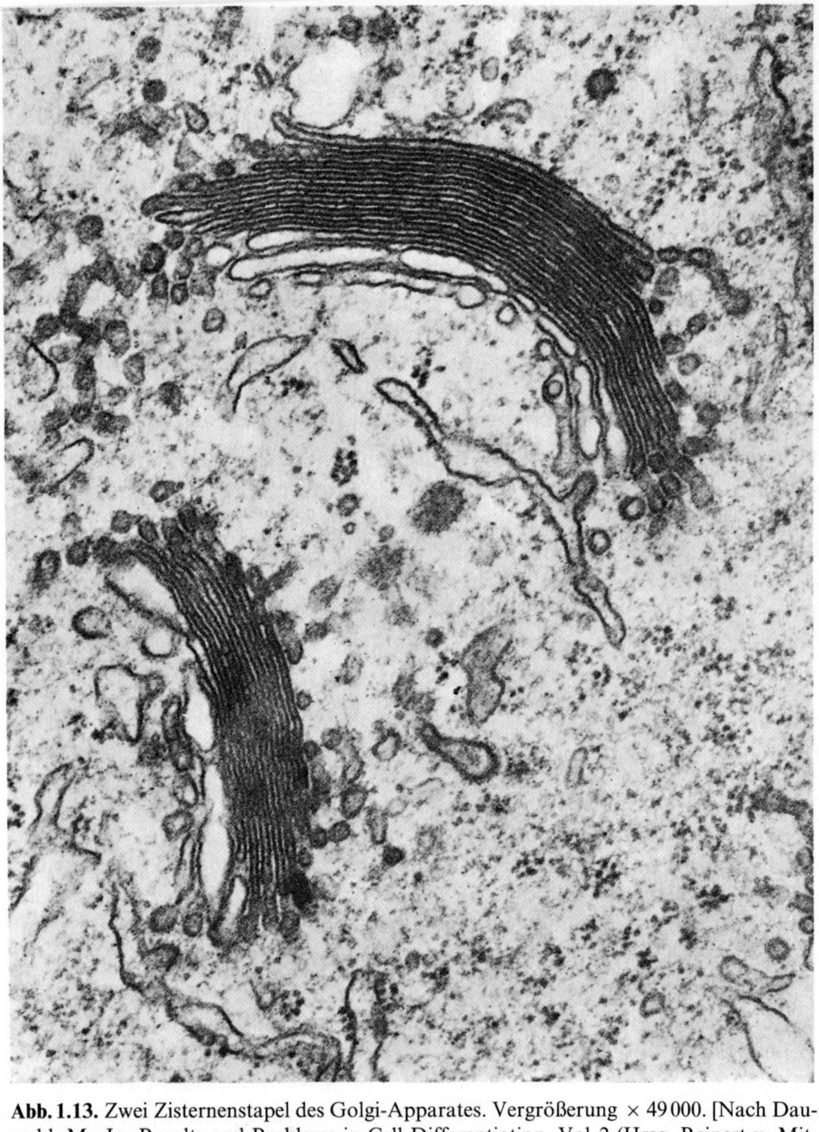

Abb. 1.13. Zwei Zisternenstapel des Golgi-Apparates. Vergrößerung × 49000. [Nach Dauwald, M.: In: Results and Problems in Cell Differentiation, Vol. 2 (Hrsg. Reinert u. Mitarb.). Berlin Heidelberg New York: Springer 1971]

1.4.7 Lysosomen

Lysosomen sind Zellorganellen, die von einer Einheitsmembran umhüllt sind, die zahlreiche Enzyme frei oder membrangebunden, vor allem aber saure Hydrolasen und Phosphatasen, einschließt. Die Aufgabe der Lysosomen besteht in intrazellulären Verdauungsvorgängen, wobei das zu verdauende Material sowohl intrazellulärer als auch extrazellulärer Herkunft sein kann. Die Membran der Lysosomen verhindert, daß die in ihnen enthaltenen Enzyme zellzerstörend wirken können.

Lysosomen entstehen aus Diktyosomen des Golgi-Apparats. Dabei bezeichnet man Lysosomen, die noch nicht mit phagozytiertem Material zur Verdauung zusammengeflossen sind, als *primäre Lysosomen*. Nach dem Zusammenfließen mit dem zu verdauenden Material bezeichnet man sie als *sekundäre Lysosomen (Phagosomen)*. Weiterhin kann man zwischen *Autophagolysosomen* und *Heterophagolysosomen* unterscheiden. Letztere bauen zellfremdes, phagozytiertes Material ab (z. B. die Granula der neutrophilen Granulozyten), erstere von der Zelle selbst gebildetes Material, wie z. B. Mitochondrien, Ribosomen, Membranteile und überschüssige Hormonvesikel. Da Lysosomen keine Lipasen (fettspaltende Enzyme) besitzen, können die Lipide von Membranresten nicht abgebaut werden. Solche Restkörper kommen besonders häufig in Leber-, Herzmuskel- und Nervenzellen vor, sie besitzen eine braune Farbe, und ihre Zahl nimmt mit zunehmendem Alter zu. Man bezeichnet sie als *Lipofuscin* oder Alterspigment.

Es sind eine Reihe genetisch bedingter Defekte lysosomaler Enzyme bekannt. Eine Gruppe von Erkrankungen sind die *Mukopolysaccharidosen*. Verschiedene lysosomale Enzyme, die Mukopolysaccharide abbauen, können hier defekt sein. Als Folge werden Mukopolysaccharide im Urin ausgeschieden und in Lysosomen gespeichert. Träger dieser Erkrankung leiden an einem allmählich zunehmenden mehr oder weniger grotesken Aussehen mit dicken Lippen, Gelenkkontrakturen, Minderwuchs, Hornhauttrübung, Leber- und Milzvergrößerung, Schwerhörigkeit und geistiger Retardierung. Der Vererbungsmodus ist für die meisten Formen autosomal rezessiv (s. Kap. 2.4.4), für eine Form X-chromosomal rezessiv (s. Kap. 2.4.5). Eine andere genetisch bedingte Erkrankung, die durch einen lysosomalen Enzymdefekt bedingt ist, ist die *Glykogenose II*. Es handelt sich hier um einen Defekt der lysosomalen 1,4-Glukosidase. Träger sterben gewöhnlich vor Ende des ersten Lebensjahres. Es finden sich Glykogenspeicherungen in der hypertrophierenden Herzmuskulatur, in Leber, Niere, Schilddrüse, Milz und Skelettmuskulatur.

Seltene autosomal rezessiv vererbte Stoffwechselanomalien sind die *Sphingolipidosen*. Es werden hier vermehrt Sphingolipide im Gehirn, in der Milz, der Leber, der Niere und im Knochenmark abgelagert. Die Ursache ist ein genetisch bedingter Mangel an spezifischen Hydrolasen, die das betreffende Lipid abbauen.

1.4.8 Peroxisomen

Peroxisomen (Microbodies) (Abb. 1.14) sind membranumschlossene Zellorganellen. Der Inhalt ist homogen oder fein granuliert. Oft findet

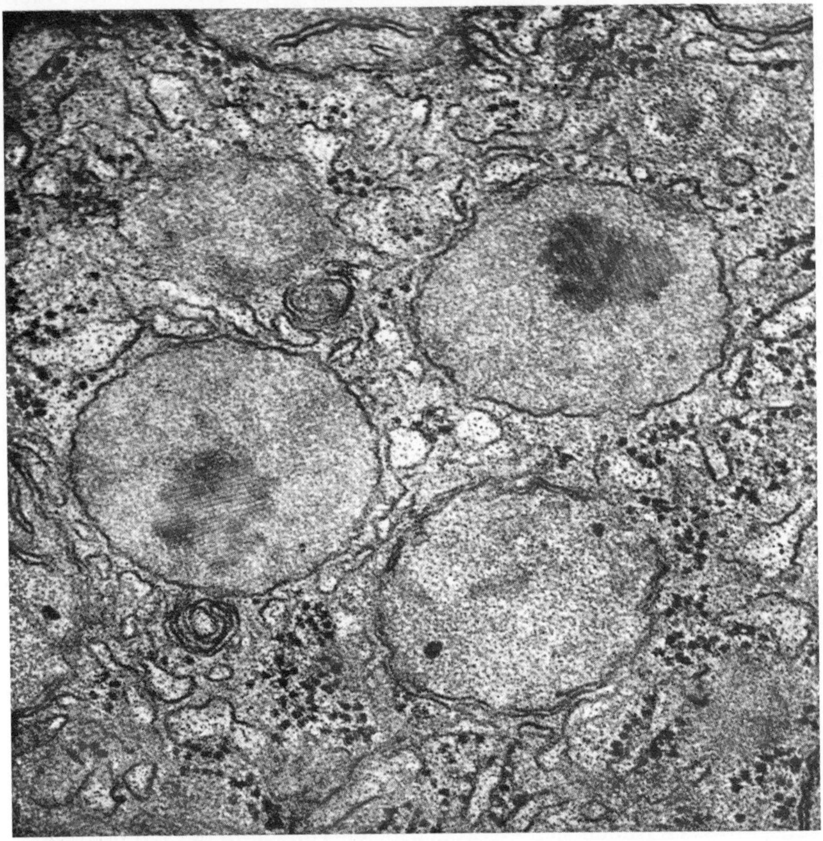

Abb. 1.14. Elektronenmikroskopische Aufnahme verschiedener Microbodies. Zwei von ihnen enthalten ein kristallines Zentrum. [Nach De Duve, C., und Baudhuin, P.: In: Results and Problems in Cell Differentiation, Vol. 2 (Hrsg. Reinert u. Mitarb.) Berlin Heidelberg New York: Springer 1971]

man ein kristallines Zentrum. Microbodies enthalten oxidative Enzyme, die Wasserstoffperoxid bilden (Urikinase, Aminosäureoxidase) und spalten (Katalase) sowie Superoxid-Dismutase. Peroxisomen entstehen direkt aus Anteilen des endoplasmatischen Retikulums, wie an Membran-Proteinen zu erkennen ist, die typisch für Peroxisomen sind und die im endoplasmatischen Retikulum synthetisiert werden. Klaster solcher Proteine formen in der Membran des endoplasmatischen Retikulums ein Primärorganell. Dieses Primärorganell bildet dann eine Ausstülpung aus dem glatten endoplasmatischen Retikulum, die sich schließlich als geschlossenes Vesikel abschnürt. Die Entstehung der Peroxisomen ist also anders als die der Lysosomen.
Ihre Funktion ist noch nicht in allen Einzelheiten verstanden. Bekannt ist jedoch, daß sie in den Lipidstoffwechsel einbezogen sind.

1.4.9 Mitochondrien

Mitochondrien (Abb. 1.15) sind die „Kraftwerke“ der Zelle. Sie werden in jeder Zelle gefunden. Die Zahl der Mitochondrien pro Zelle und ihre Lage hängt vom Zelltyp und der Zellfunktion ab. So finden wir z. B. Muskelzellen, in denen einige wenige Mitochondrien als verzweigtes System die Zellen durchziehen. In stoffwechselaktiven Leberzellen finden wir dagegen bis zu 5000 Mitochondrien. Mitochondrien werden von zwei Elementarmembranen umgeben, einer äußeren Membran, die die Mitochondrien gegen die Umgebung abschließt und einer inneren. Die äußere Membran, die der des endoplasmatischen Retikulums gleicht, ist permeabel für Proteine aus dem Zytosol, welche innerhalb der Mitochondrien benötigt werden. Es können auch große Moleküle bis zu einem Molekulargewicht von ca. 10000 hindurchtransportiert werden.

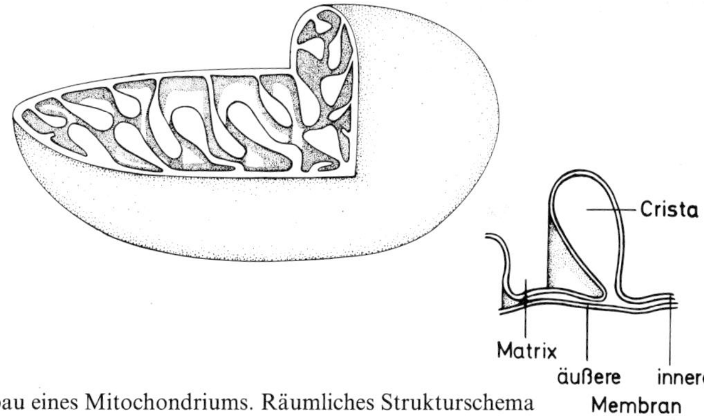

Abb. 1.15 a. Aufbau eines Mitochondriums. Räumliches Strukturschema

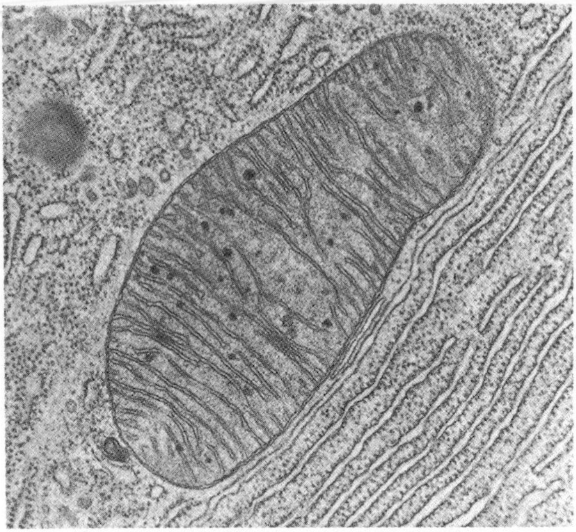

Abb. 1.15 b. Elektronenmikroskopische Aufnahme. Vergrößerung × 53 000. (Nach Nelson, G. E., u. Mitarb.: Fundamental Concepts of Biology. New York: John Wiley & Sons, Inc. 1970)

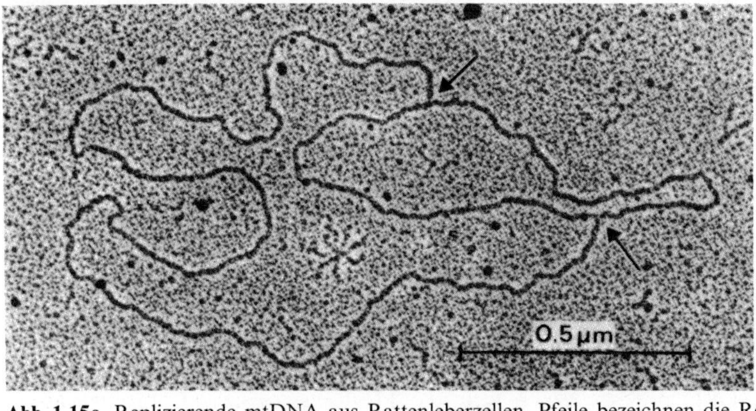

Abb. 1.15 c. Replizierende mtDNA aus Rattenleberzellen. Pfeile bezeichnen die Replikationsgabeln. (Nach Wolstenhome, D., Koike, K.: Chochran-Fouts, P., Cold Spring Harbor Symp. Quant. Biol. 38, 267–280, 1973)

Die innere Membran ist in Form von Röhren *(Tubuli-Typ)*, Falten *(Cristae-Typ)* oder in anderer Weise in den Innenraum gefaltet, den man als *Matrix* bezeichnet. Dabei ist der Cristae-Typ der häufigste; weniger häufig findet man den Tubuli-Typ (z. B. in Zellen der Nebennierenrinde). Mit der Faltung wird eine reversible Vergrößerung der inneren

Oberfläche erreicht. Es entstehen so zwei verschiedene Kompartimente, der *Intercristae-Raum* zwischen den beiden Elementarmembranen und der von der inneren Elementarmembran umschlossene *Matrixraum.* Alle wesentlichen Funktionen werden von innerer Membran und Matrix übernommen. Die innere Membran ist daher hoch spezialisiert, Permeabilität von Stoffen wie bei der äußeren Membran ist nicht mehr möglich. Der Stofftransport geschieht durch Transportproteine. Weiterhin finden wir spezifische mitochondriale Enzyme in die innere Membran eingelagert. Der Matrixraum ist gekennzeichnet durch einen außerordentlich vielfältigen Enzymgehalt und 2–6 zirkuläre DNA-Moleküle. Man bezeichnet diese DNA als *mitochondriale DNA (mDNA).* Die DNA, die bei tierischen Zellen ungefähr 16000 Nukleotidpaare lang ist, enthält die Erbinformation für bestimmte Membranproteine des Mitochondriums, deren Synthese im Mitochondrium selbst abläuft. Weiterhin kodiert die mtDNA für 2 Arten von r-RNA, die zusammen mit ribosomalen Proteinen (die wiederum mit einer einzigen Ausnahme von Genen des Zellkerns kodiert werden) die spezifischen mitochondrialen Ribosomen *(mtRibosomen)* bilden. Schließlich kodiert die mtDNA noch etwa 20 t-RNA-Arten, was für die Synthese der mitochondrialen Proteine ausreicht. Die Mitochondrien sind in der Lage, sich unabhängig vom Zellzyklus selbst zu vermehren.

Wie bereits erwähnt, sind die Mitochondrien die „Kraftwerke" der Zelle; sie enthalten nämlich den Synthesemechanismus für ATP. Die zentrale Stoffwechselstellung der Mitochondrien kommt dadurch zustande, daß die verschiedenen Nahrungsstoffe im Zytoplasma abgebaut werden, und es entsteht eine relativ kleine Zahl von Stoffwechselzwischenprodukten, die in die Mitochondrien transportiert und dort oxidiert werden *(Endoxidation).* Die Enzyme, die an der Endoxidation teilnehmen, sind als ein Multienzymkomplex in der sogenannten *Atmungskette* zusammengeschlossen. Morphologisch sind diese Multienzymkomplexe als die sogenannten Elektronen-transportierenden Partikel *(Elementarkörperchen)* auf der Innenseite der inneren Membran sichtbar. Die Oxidation von H_2 zu H_2O ist an den Aufbau von ATP gekoppelt. In der Atmungskette sind an drei Stellen ATP-bildende Enzymkomplexe angehängt, welche mit der an dieser Stelle durch den Elektronentransport freiwerdenden Energie aus ADP und Pyrophosphat ATP aufbauen. Wegen der funktionellen Verknüpfung der biologischen Oxidation mit dem ATP-Aufbau wird dieser Vorgang auch als *oxidative Phosphorylierung* bezeichnet. Aber auch in der Matrix finden wir, wie bereits erwähnt, wichtige Enzyme. Es sind die des *Zitratzyklus* und des Fettsäureabbaus *(β-Oxidation).* Der Zitratzyklus stellt die Ausgangsprodukte für die biologische Oxidation zur Verfügung, nämlich das bei der Initialzündung des Zyklus entstehende Azetyl-CoA, das Oxalazetat und das α-Ketoglutarat. Der Fettsäureabbau liefert Wasserstoffatome für die Atmungskette und Azetyl-CoA für den Zitratzyklus. Eine weitere Aufgabe des Zitratzyklus ist sein Beitrag zur Aufrechterhaltung anderer Stoffwechselwege wie der *Glukoneogenese*.

1.4.10 Ribosomen

Wir haben die *Ribosomen* (Abb. 1.16) bereits als an das endoplasmatische Retikulum angelagerte Organellen kennengelernt. Sie sind aber nicht nur dort zu finden, sondern liegen auch frei im Zytosol. Es wurde bereits gesagt, daß Ribosomen eine wesentliche Rolle bei der Proteinbiosynthese spielen, worauf aber an anderer Stelle noch ausführlich eingegangen wird. Ribosomen zeigen keinen Membranaufbau, sie sind Ribonukleoproteine [Assoziate aus Ribonukleinsäure (r-RNA) und Proteinen]. Ribosomen von Prokaryonten und Mitochondrien besitzen eine Sedimentationskonstante von 70S. Sie bestehen aus zwei verschieden großen Untereinheiten mit Sedimentationskonstanten von 50S und 30S. Die S-Werte sind nicht additiv, da die Gestalt der Untereinheiten mit in den S-Wert eingeht. Im Gegensatz zum prokaryonten System besitzen die im Zytosol der Eukaryonten vorliegenden Ribosomen eine Sedimentationskonstante von 80S. Sie bestehen aus Untereinheiten von 60S und 40S. Die kleine Untereinheit besteht aus 1 rRNA-Molekül und etwa 33 verschiedenen Proteinen, während die große Untereinheit aus drei verschiedenen rRNA-Molekülen besteht, gebunden an mehr als 40 Proteine. Wegen des Unterschiedes in der Struktur der Ribosomen zwischen Pro- und Eukaryonten konnten Stoffe gefunden werden, die die *Translationssysteme* (s. Kap. 2.1.6) prokaryontischer Zellen selektiv hemmen. Diese Tatsache

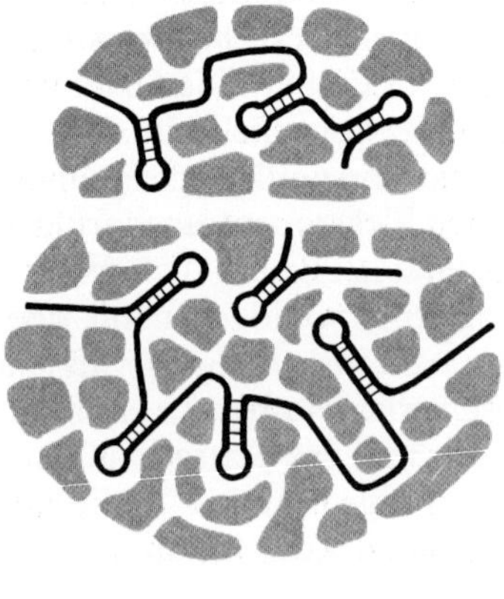

Abb. 1.16. Modellvorstellung zum Aufbau eines Ribosoms. Details der Anordnung sind außer einigen Ansätzen nicht bekannt, d.h. die Lagebeziehungen und Molekülgestalten sind phantasiert. (Nach Bresch, C., Hausmann, R.: Klassische und molekulare Genetik. Berlin Heidelberg New York: Springer 1972)

besitzt entscheidende Bedeutung für die Medizin, da sie Grundlage der antibakteriellen Therapie mit Antibiotika darstellt. Beispiele für solche Antibiotika sind Aminoglykoside, Makrolide oder Chloramphenikol. Ribosomen, die am endoplasmatischen Retikulum sitzen, wirken nur bei der Herstellung exportabler Proteine mit; Ribosomen dagegen, die frei im Zytoplasma vorkommen, bei der Biosynthese von zelleigenen Proteinen. Ribosomen, die frei im Zytoplasma liegen und momentan keine Aufgabe bei der Proteinsynthese erfüllen, liegen immer als getrennte Untereinheiten vor.

1.4.11 Zellkern

Vom Zytoplasma abgetrennt durch eine Kernhülle ist das *Karyo-(Nukleo-)Plasma*. Die Kernhülle ist aus zwei Elementarmembranen aufgebaut und von zahlreichen Poren durchsetzt, an deren Rand innere und äußere Elementarmembranen ineinander übergehen. Die Porengröße ist durch innere Strukturen steuerbar. Die äußere Elementarmembran ist von Ribosomen besetzt und besitzt Verbindung zum endoplasmatischen Retikulum. Der Raum zwischen den beiden Elementarmembranen, der als *perinukleärer Spalt* bezeichnet wird, kommuniziert mit dem Spaltensystem des endoplasmatischen Retikulums. Über die Poren der Kernhülle findet der Stoffaustausch zwischen Zytoplasma und Karyoplasma statt. Das Karyoplasma oder der Kernsaft (Karyolymphe) besitzt seinen eigenen Stoffhaushalt, der speziell auf die Aufgaben der Chromosomen abgestimmt ist. Die Ionenzusammensetzung stimmt nicht mit der des Zytoplasmas überein. Natrium- und Chloridionen sind stark angereichert und ihre Konzentration erreicht fast das Zehntausendfache der Konzentration des Zytoplasmas. Der Zellkern hat also einen eigenen Ionenhaushalt, wobei ein rascher Ionentransport erfolgt, wahrscheinlich durch die Kanäle des endoplasmatischen Retikulums. Dabei kann bis zur Hälfte des zellulären Natriums im Kern gespeichert sein. Der Kernraum dient also als Speicher dieser Ionen für die Zelle. Umgekehrt stammen alle Proteine des Karyoplasmas vom Zytoplasma. Die äußere Kerngestalt ist abhängig vom momentanen Aktivitätszustand der Chromosomen und von ihrer tierartspezifischen Zahl. Die einfachste Gestalt ist die Kugelform. Sehr häufig findet man aber auch nierenförmige Kerne, wobei die Einbuchtung durch die Lage der Zentriolen bestimmt ist. Die Kernform kann sich auch der Zellform anpassen. In langgestreckten Zellen, wie Bindegewebszellen und Muskelzellen, beobachtet man auch langgestreckte Kerne. Kerne kommen in allen Zellen vor, wobei im Normalfall ein Zellkern pro Zelle vorhanden ist. Eine Ausnahme bilden die Erythrozyten, die nur als embryonale Zellen einen Kern besitzen, während die ausgebildeten Zellen kernlos sind (Abb. 1.2). Es gibt jedoch auch Zellen mit mehr als einem Kern. So findet man bei etwa 4% der Leberzellen zwei Kerne. Auch Nervenzellen können 2 Kerne besitzen. Osteoclasten, die als Knochenzerstörungszellen Knochenumbauvorgängen dienen, besitzen bis zu 100 Kerne. Vielkernig sind auch die Fremdstoffriesenzellen.

Im Zellkern befinden sich die *Chromosomen,* Fäden, die aus Desoxyribonukleinsäure (DNA) und Histonen sowie aus Nichthiston-Proteinen bestehen und deren Anzahl und Länge artspezifisch ist. In stoffwechselaktiven Zellen sind diese Fäden weitgehend gestreckt, während sie in Zellen, die sich in Teilung befinden, stärker kondensiert und spiralisiert sein können. Der wesentlichste Teil der Chromosomen ist aber die Desoxyribonukleinsäure. Sie ist der Träger der genetischen Information.

Betrachtet man einen fixierten und mit basischen Farbstoffen gefärbten Zellkern unter dem Lichtmikroskop, so findet man ein „Kerngerüst", das *Chromatin,* das aus DNA-Protein besteht. Es ist ein Artefakt und entspricht nicht dem natürlichen Zustand der Chromosomen. Dennoch lassen sich am Chromatin einige interessante Beobachtungen machen. Das Chromatin kann nämlich im Arbeitskern locker verteilt sein *(Euchromatin)* oder dichte Massen bilden *(Heterochromatin).* Das Kerngerüst, das wir im Mikroskop sehen, wird von letzterem gebildet. Das Heterochromatin kann als inaktives Genmaterial betrachtet werden, das in spiralisierter Form vorliegt. Das Euchromatin ist weitgehend entspiralisiert und wird als aktives Genmaterial angesehen. Das Heterochromatin nimmt beim Übergang vom Arbeitskern in den Teilungskern stark zu. Generell ist die Menge des Heterochromatins ein Ausdruck für die Stoffwechselaktivität der Zelle.

Mit basischen oder mit sauren Farbstoffen kann ein weiterer Bestandteil des Zellkerns optisch dargestellt werden, der *Nukleolus* (Kernkörperchen). Er tritt vorwiegend einzeln auf. Es können jedoch in einem Zellkern auch mehrere Nukleolen vorhanden sein. Während der Zellteilung verschwinden die Nukleolen, aber sie werden nach der Zellteilung von bestimmten Chromosomenbezirken bestimmter Chromosomen wieder aufgebaut. Diese Chromosomenabschnitte enthalten in vielfach wiederholter Folge Gene für eine bestimmte Nukleinsäure, die r-RNA, deren Bedeutung weiter unten klar wird. Nukleolen bestehen aus entstehenden Ribosomen und aus r-RNA.

Diese *nucleolus-organizer-Regionen* (*NOR*-Regionen) befinden sich beim Menschen beispielsweise auf den Chromosomen 13, 14, 15 und auf Chromosom 21 und 22.

1.4.12 Zentriolen

Zentriolen (Abb. 1.17) finden sich in jeder Zelle, wobei die Anzahl verschieden sein kann. Es sind Hohlzylinder mit offenen Enden, deren Wand aus 9 Tripletts von Mikrotubuli zusammengesetzt ist. Sie bestehen aus globulären Proteinen. Zentriolen können aus feinfibrillärem Protein, das vom endoplasmatischen Retikulum geliefert wird, dem sog. Tubulin, in einem relativ komplizierten, noch nicht in allen Einzelheiten aufgeklärten Prozeß Tochterzentriolen bilden. In tierischen Zellen kommen daher gewöhnlich Zentriolen paarweise vor.

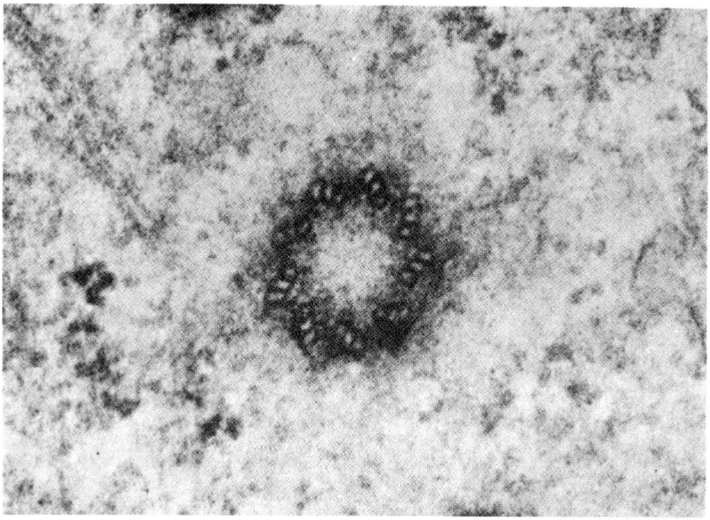

Abb. 1.17. Elektronenmikroskopische Aufnahme eines Zentriols. Vergrößerung × 90000. [Nach Dirksen, E. R.: In: Results and Problems in Cell Differentiation, Vol. 2 (Hrsg. Reinert u. Mitarb.). Berlin Heidelberg New York: Springer 1971]

Über die Funktion der Zentriolen ist noch relativ wenig bekannt. Wir wissen jedoch, daß sie eine große Rolle bei der Zellteilung spielen, wobei sie offenbar die Polarität der Zelle für die Mitosespindel festlegen und damit die Richtung der Zellteilung bestimmen oder zumindest daran beteiligt sind. Sie sind offenbar auch bei der Entstehung der *Basalkörper (Kinetosomen)* von Geißeln und Zilien in irgendeiner Form beteiligt bzw. ermöglichen deren Entstehung. Genaues ist jedoch auch hier nicht bekannt.

1.4.13 Zellkontakte

Für Zellkontakte ist die bereits beschriebene Glykokalix verantwortlich. Sie dient der Kontaktaufnahme zwischen Zellen und einer spezifischen Zellkommunikation. Der bei lebenden Zellen ständige Umbau von Membranen erlaubt nämlich die Ausschleusung von Membranmolekülen, und zwar von Glykoproteinen. Diese üben Signalwirkung auf Nachbarzellen aus. Frei bewegliche Zellen werden hierdurch mobilisiert, erkennen gleichartige Zellen an ihren Oberflächeneigenschaften, und es kommt zur *Kontaktinhibition,* also zum Stillstand der Zellbewegung und u. U. zur Hemmung der Zellteilung. Dadurch wird es z. B. für embryonale Zellen möglich, Gewebe aufzubauen. Dies geschieht durch Ausbildung von bestimmten Haftzonen zwischen den Zellen. Die erste Verbindung zwischen den Zellen wird durch bestimmte Molekülaggregate bewerkstelligt, die in den Membranen vorhanden sind, wobei es zu einer Verknüpfung von Molekülen der Glykokalix kommt (der genaue Mechanismus dieser Verknüpfung ist experimentell hinreichend belegt, seine Beschreibung würde jedoch den Rahmen dieses einführenden Textes sprengen). Diese Verknüpfung wird dann durch weitere lokale Zellmembrandifferenzierungen verfestigt, die dann die endgültige Verbindung herstellen. Dabei kann man verschiedene Formen von Zellverbindungen voneinander unterscheiden, nämlich solche, bei denen die einander angenäherten Zellmembranen direkt miteinander verschmolzen werden und solche, bei denen keine Verschmelzung vorhanden ist. Betrachten wir die verschiedenen Zellkontakte am Beispiel der Zellhaftung zwischen Epithelzellen (Abb. 1.18). Die Plasmamembranen dieser Zellen bilden zur Vermeidung von Stoffdurchtritt regelmäßige Schlußleisten, die den apikalen Zellumfang ohne Unterbrechung umgürten. Man erkennt zunächst unterhalb der der Oberflächenvergrößerung dienenden Elemente (s. hierzu Kap. 1.4.14) miteinander verschmolzene Strecken der Zellmembranen, welche als *Zonula occludens* oder *„tight junction“* bezeichnet werden. Darunter folgt ein Bereich des Zellkontakts ohne Membranverschmelzung, die *Zonula adhaerens.* Die auseinandergerückten Membranen werden hier durch Interzellularsubstanz verkittet. Weiterhin finden wir, auf enge Bereiche beschränkt, kompliziert aufgebaute Kontaktzonen, wie die *Desmosomen (Maculae adhaerentes),* die man gleichsam als Nieten bezeichnen kann, während die Zonulae eher mit Nähten vergleichbar sind. Auch die Desmosomenhälften zeigen keine Membranverschmelzung, sondern sind durch Kittsubstanz verbunden. Darüber hinaus beobachtet man noch lokale Verengungen des Interzellularraumes zwischen den Zellen, die sogenannten *„gap junctions“*.

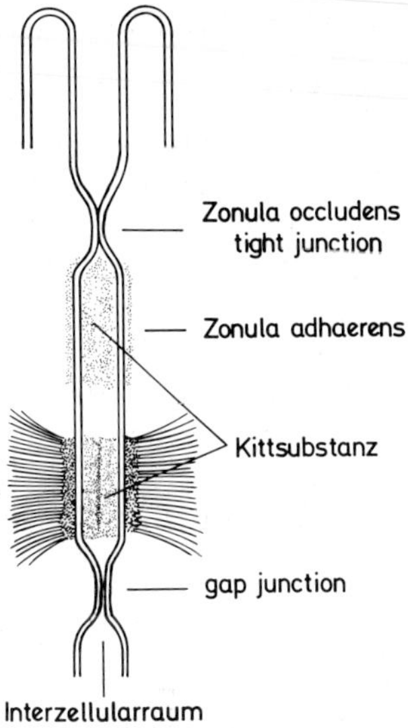

Abb. 1.18. Zellkontakte

Kontaktzonen dienen einerseits dem Austausch von größeren Molekülen zwischen benachbarten Zellen, andererseits sind sie wegen ihres geringen elektrischen Widerstandes für interzellulären Ionentransport geeignet und ermöglichen so eine elektrische Koppelung *(Ionenkoppelung)* zwischen benachbarten Zellen durch Ionenaustausch. Sie sichern also eine stoffliche und elektrische Integration nebeneinanderliegender Zellen. Darüber hinaus dienen sie der Stabilisierung von Zellverbänden.

1.4.14 Mikrovilli

Zellen zeigen häufig eine Differenzierung der Oberfläche, die in Zusammenhang mit ihrer spezifischen Funktion steht. So besitzen resorbierende Zellen *Bürstensäume* (z. B. Niere) oder *Stäbchensäume* (z. B. Dünndarm), die die Oberfläche vergrößern und damit die Resorptionsfähigkeit um ein Vielfaches erhöhen. Man bezeichnet diese Zytoplasma-Fortsätze als *Mikrovilli.* Mikrovilli sind also Vorstülpungen der Zellmembran mit eingelagerten Enzymen. An der Basis der Mikrovilli findet häufig Endozytose statt. Mikrovilli können spezielle Aufgaben übernehmen. So finden wir sie beispielsweise bei Zellen von Geschmacksknospen oder bei den Photorezeptorzellen von Augen, wo die Oberflächenvergrößerung zu einer erhöhten Einlagerung von Sehfarbstoff in die Zellmembran und damit zu einer Sensibilitätssteigerung benutzt wird (Abb. 1.19).

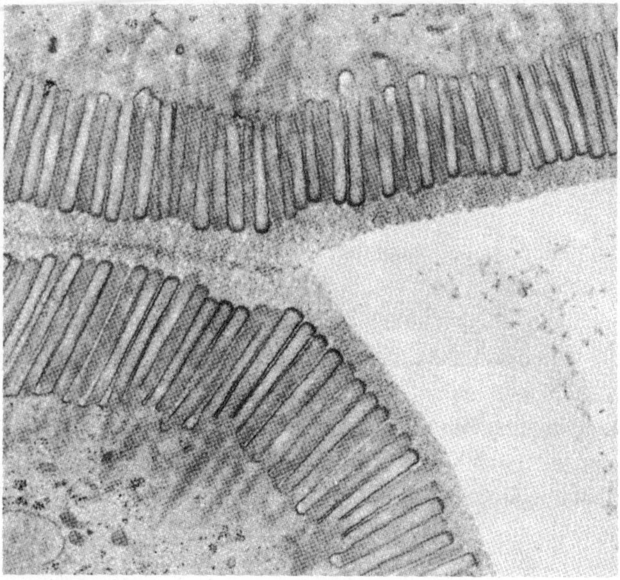

Abb. 1.19. Mikrovilli des intestinalen Epithels der Katze. (Nach Macleod A.G.: Cytology. The Upjohn Company, Kalamazoo, Michigan, 1973)

1.4.15 Zilien

Auf den Aufbau der *Zilien* wurde im Kapitel 1.4.4 Zytoskelett bereits ausführlich eingegangen. Auch wurde dort ihre vielfältige Funktion bereits angesprochen und die Gleichheit der Ultrastruktur von Zilien und Geißeln. Es soll daher an dieser Stelle genügen, noch einige Funktionsmerkmale dieser Strukturen aufzuzeigen (Abb. 1.20). So können sie Zellen aktiv bewegen, wie wir dies bei Spermien kennen. Sie dienen der Bewegung des Außenmediums über eine Zellschicht. Als Beispiel sei hier das Flimmerepithel der Bronchien erwähnt. Modifizierte Zilien spielen in Sinnesorganen eine Rolle. So ist bei Wirbeltieren der statische Apparat im Labyrinth lokalisiert. Hier finden sich Felder von Sinneszellen, von denen Zilienfortsätze ausgehen, die den Gleichgewichtssinn mit Hilfe von auf ihnen liegenden Statolithen steuern. Auch die Außenglieder der Stäbchen und Zapfen in der Wirbeltier-Retina sind modifizierte Zilien. In den Riechepithelien sind die Sinneszellen lange, schmale Elemente, von deren erweiterten, kernhaltigen Abschnitten ein apikaler und basaler, die Erregung ableitender Fortsatz ausgeht. Der apikale, am Ende gewöhnlich angeschwollene Fortsatz besitzt mehrere modifizierte Zilien,

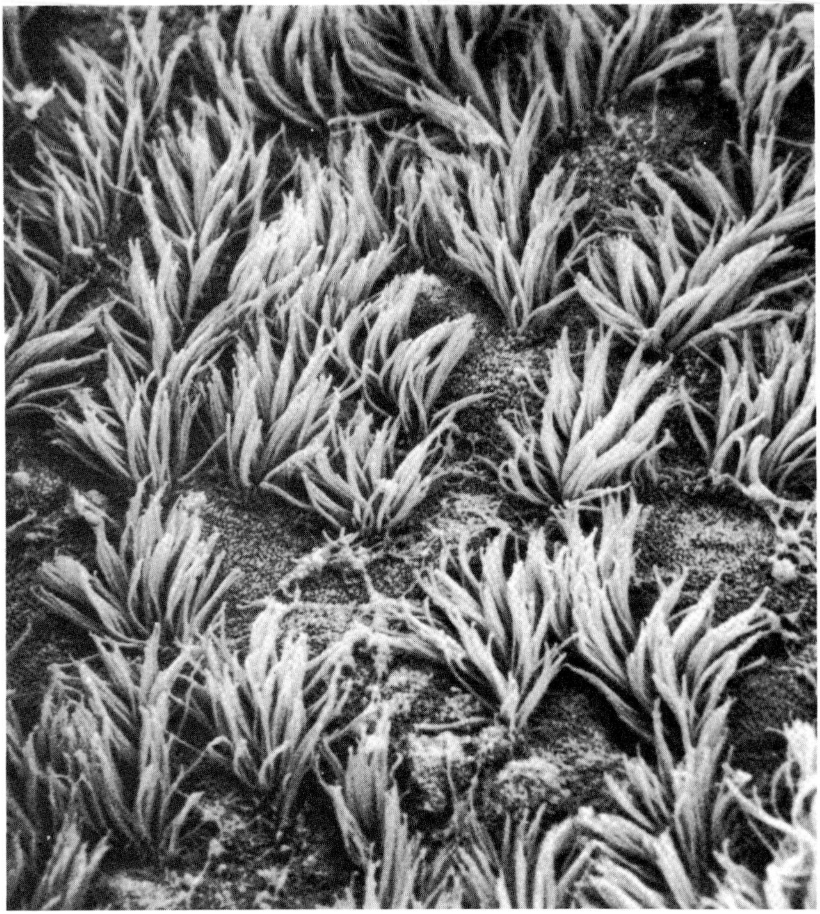

Abb. 1.20. Rasterelektronenmikroskop-Aufnahme von Zilien des trachealen Epithels beim Hamster. (Nach Macleod A.G.: Cytology. The Upjohn Company, Kalamazoo, Michigan. 1973)

die für die Aufnahme von Geruchsreizen in der Riechschleimhaut verantwortlich sind.
Auch ein genetisches Syndrom ist bekannt, das mit der Zilien- bzw. Geißelbewegung zu tun hat. Es gibt nämlich das Syndrom bewegungsloser Spermien. Ein Defekt, der natürlich zu Zeugungsunfähigkeit führt.

2. Genetik

Im vorhergehenden Abschnitt haben wir einen Einblick in den Zellaufbau erhalten. Wir haben dabei erkannt, daß die Zelle eine Art biologische Fabrik darstellt, und wir haben bei unserer Werksbesichtigung durch das Elektronenmikroskop auch einiges über den Fabrikationsablauf in den einzelnen Werkhallen, sprich Organellen, erfahren. Wir wollen nun versuchen, eine Dimension tiefer zu gehen und uns die Maschinen dieser Fabrik, ihre Steuerung und ihre Produkte näher betrachten. Die molekularbiologische Forschung unserer Zeit erschloß gerade auf diesem Gebiet spannende Zusammenhänge, die unser Verständnis für die Biologie der Zelle beträchtlich vertieften.

2.1 Organisation und Funktion von Genen

2.1.1 Möglichkeiten von Genen

Es wurde schon erwähnt, daß Chromosomen aus Desoxyribonukleinsäure (DNA), Histonen (basischen Proteinen) und nicht-basischen Proteinen bestehen. Auch wurde die DNA bereits als Träger der genetischen Information postuliert. Wir haben nun noch diese Behauptung mit experimentellen Daten zu belegen.
Seit fast 100 Jahren war bekannt, daß die Erbinformation in den Chromosomen lokalisiert ist. Jedoch hielt man viele Jahrzehnte hindurch Proteine für die Träger der Erbinformation. Experimente von Avery und seinen Mitarbeitern lieferten aber 1944 den zweifelsfreien Beweis für die DNA als Träger der genetischen Information und leiteten damit die Epoche der molekularen Genetik ein.
Die Arbeiten von Avery gründeten sich auf ein Experiment, das von Griffith bereits 1928 durchgeführt worden war und das, wie sich später zeigte, schon den eigentlichen Beweis für die Behauptung, das genetische Material bestehe aus Desoxyribonukleinsäure, erbracht hatte. Die Befunde konnten jedoch erst 1944 richtig gedeutet werden. Griffith arbeitete mit zwei Stämmen von Pneumokokken (das sind Bakterien, die zu den Erregern der Lungenentzündung zählen), einem krankheitserregenden (virulenten) S-Stamm, der sich durch Umhüllung mit einer Polysaccharidkapsel auszeichnet, und einem R-Stamm, der durch Mutation die Fä-

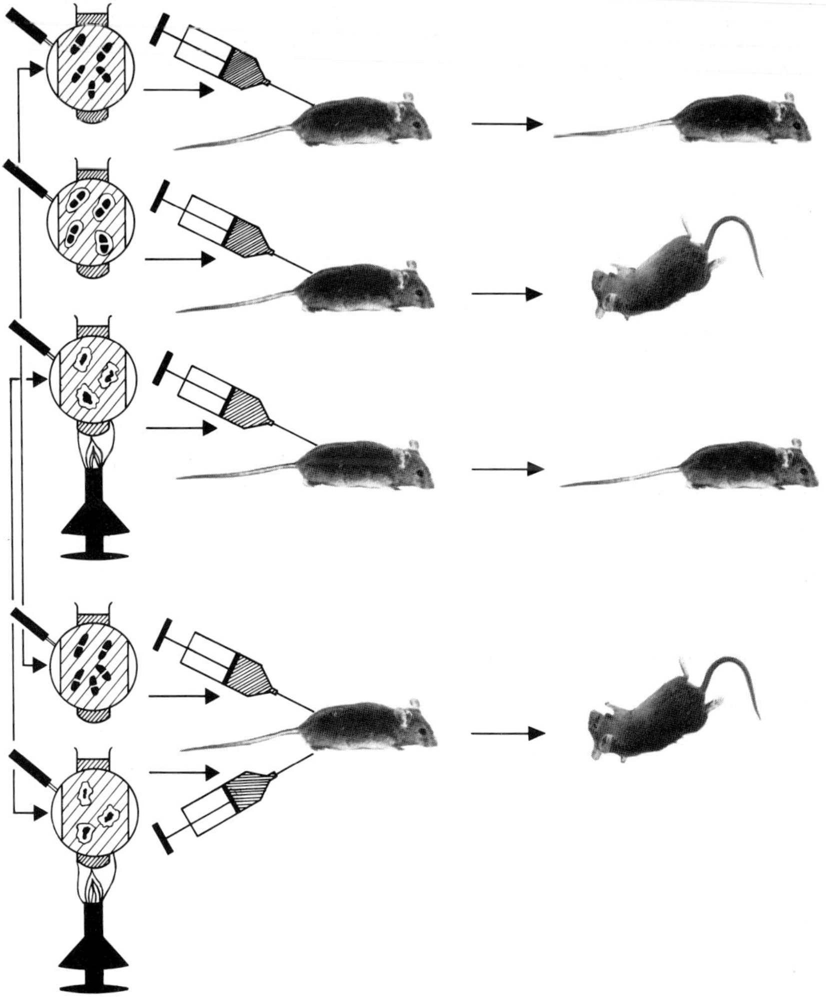

Abb. 2.1. Versuche von Griffith, die zur Entdeckung der bakteriellen Transformation führten und den Kernbeweis für die DNA als Träger der genetischen Information lieferten

higkeit zur schützenden Kapselbildung verloren hat und infolgedessen nicht virulent ist (Abb. 2.1). Er injizierte Mäusen den nicht virulenten R-Stamm zusammen mit hitzegetöteten und damit ebenfalls nicht mehr virulenten S-Zellen. Zu seiner Überraschung starben die Versuchsmäuse an Infektionen, die durch virulente S-Zellen verursacht wurden. Offenbar waren die toten Zellen in der Lage gewesen, die Eigenschaft, Kapseln

zu bilden, auf die lebenden, nicht virulenten R-Zellen zu *transformieren* und sie damit zu virulenten S-Zellen umzuformen.
Avery und seine Mitarbeiter stellten nun, aufbauend auf den Befunden von Griffith, gereinigte Bakterienextrakte her und erkannten durch chemische Analysen, daß die transformierende Substanz DNA ist. Weiter stellten sie fest, daß Agentien, wie z. B. DNase (ein DNA abbauendes Enzym), die Transformationsfähigkeit der DNA zerstörten. Proteinschädigende Agentien blieben dagegen ohne Einfluß. Die DNA übertrug also in den Experimenten von Griffith die Fähigkeit, Kapseln zu bilden, von dem virulenten Donatorstamm auf den nicht virulenten Acceptorstamm. Damit war der Beweis für die DNA als Träger der genetischen Information geliefert.
Außer Desoxyribonukleinsäure kann auch Ribonukleinsäure (RNA) als Träger der genetischen Information dienen. So enthalten viele pflanzen- und tierpathogene Viren keine DNA, sondern ausschließlich RNA.
Nukleinsäuren sind Moleküle mit Molekulargewichten in der Größenordnung von Millionen. Durch Nukleinsäure spaltende Enzyme *(Nukleasen)* lassen sich diese Makromoleküle in Untereinheiten spalten, deren Molekulargewicht etwa 350 beträgt. Man bezeichnet diese monomeren Untereinheiten der Nukleinsäuren als *Nukleotide*. Ein Nukleinsäuremolekül besteht aus Sequenzen von Tausenden von Nukleotiden. Ein einzelnes Nukleotid besteht wiederum aus:

1. **einer spezifischen stickstoffhaltigen Base,**
2. **einer Pentose,**
3. **einer Orthophosphatgruppe.**

Die Verbindung Base–Pentose wird als *Nukleosid* bezeichnet (Abb. 2.2). Nukleoside entstehen durch formale Wasserabspaltung an der Hydroxylgruppe am C-Atom 1′ einer Pentose und an einer NH-Gruppe einer Base durch eine *N-glykosidische C-N-Bindung* (Abb. 2.6).
RNA und DNA unterscheiden sich in ihren Pentosen. RNA-Nukleotide enthalten eine *Ribose,* DNA-Nukleotide eine *2′-Desoxyribose* (Abb. 2.3). Bei DNA und RNA finden sich je 4 stickstoffhaltige Basen, und zwar je 2 *Purin-* und 2 *Pyrimidin*-Abkömmlinge (Abb. 2.4 und 2.5).

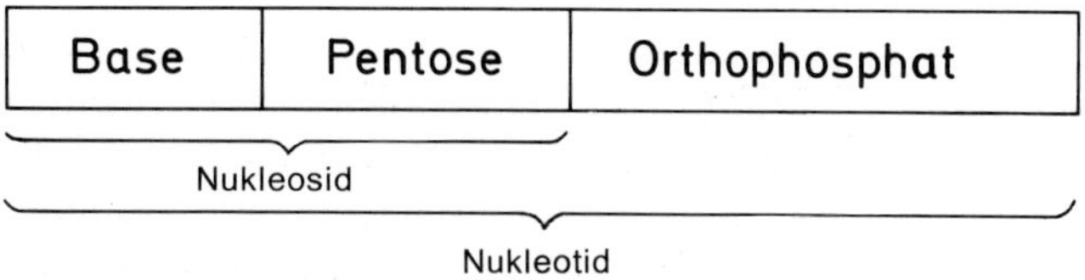

Abb. 2.2. Schema zum Aufbau und zur Nomenklatur eines Nukleotids

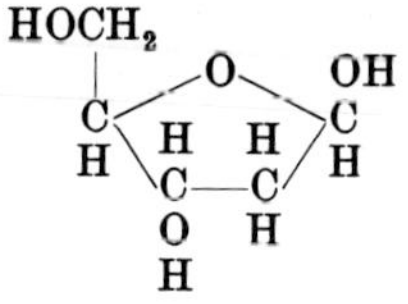

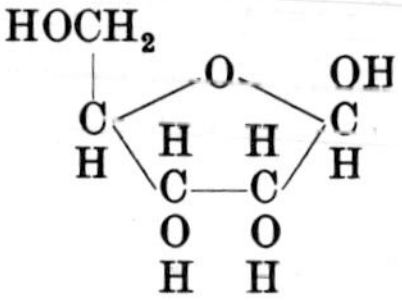

Abb. 2.3. 2'-Desoxyribose der DNA und Ribose der RNA

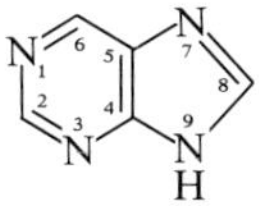

Purin

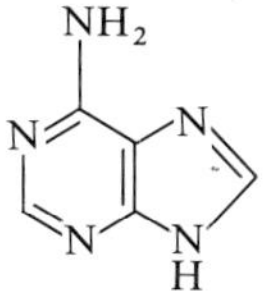

Adenin

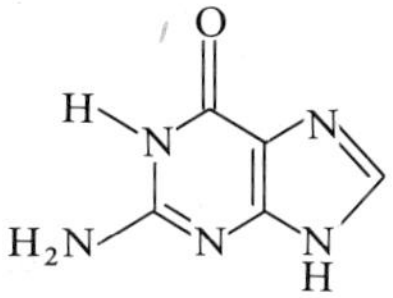

Guanin

Abb. 2.4. Purinbasen

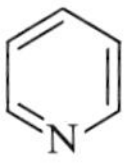

Pyridin

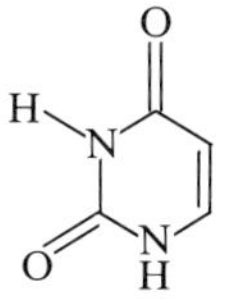

Uracil

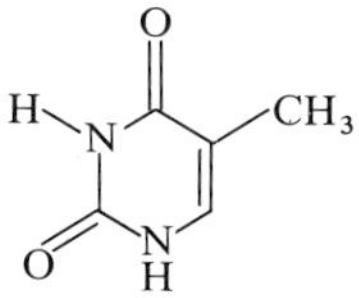

Thymin

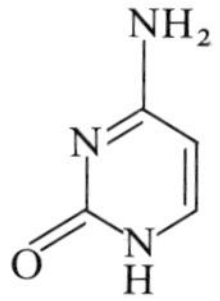

Cytosin

Abb. 2.5. Pyrimidinbasen

Wie Abb. 2.5 zeigt, gibt es (von seltenen Basen abgesehen, auf die hier nicht eingegangen werden soll) in Nukleinsäuren 3 verschiedene Pyrimidinbasen. Die Base *Thymin* kommt nur in DNA vor, die Base *Uracil* nur in RNA.

Purine	**Pyrimidine**
DNA: Guanin, Adenin	Cytosin, Thymin
RNA: Guanin, Adenin	Cytosin, Uracil

Chemische und physiko-chemische Daten zeigen, daß Nukleinsäuren aus langen unverzweigten Fadenmolekülen bestehen. Hierbei sind die

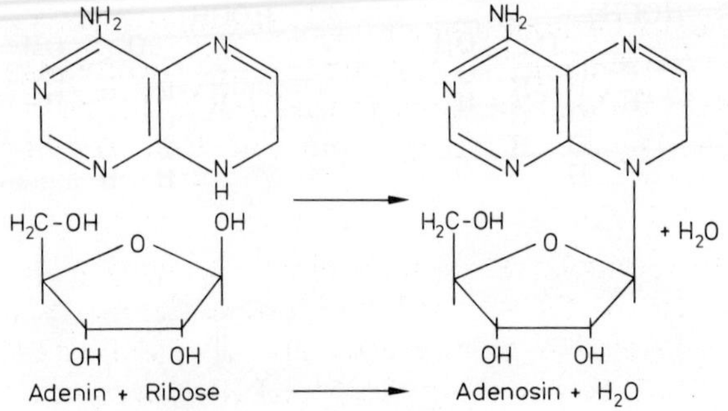

Abb. 2.6. Zusammensetzung von Adenosin aus Adenin und Ribose

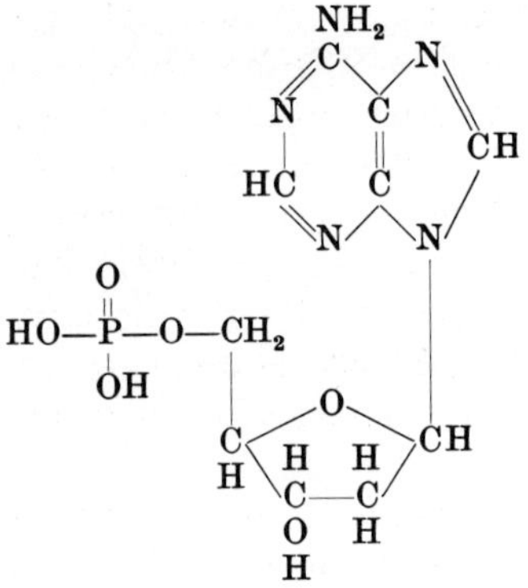

Abb. 2.7. DNA-Nukleotid (hier Adenin als Base)

einzelnen Mononukleotide durch Phosphodiesterbindungen zwischen C-3′ und C-5′ der Pentosen miteinander verknüpft. Die Moleküle besitzen also wegen der 3′–5′-Bindungen zwischen Zucker und Phosphat einen Richtungssinn.

Nukleinsäuren bestehen also aus vielen Bausteinen, den Nukleotiden (Abb. 2.7 und 2.8). Ein Nukleotid setzt sich aus einer stickstoffhaltigen

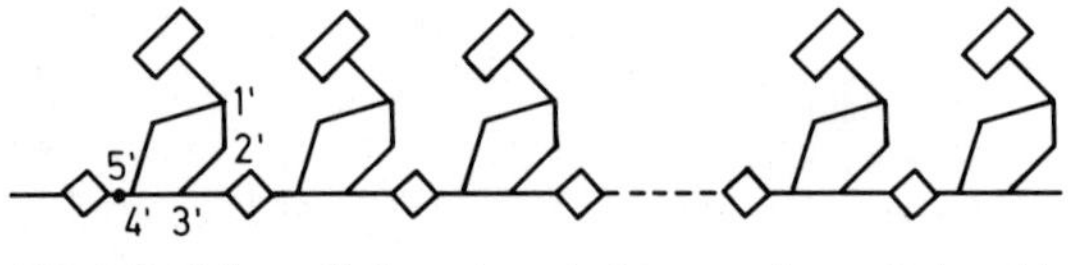

Abb. 2.8. Schematischer Ausschnitt aus einem Polynukleotidstrang. (Nach Bresch, C., Hausmann, R.: Klassische und molekulare Genetik, 3. Aufl. Berlin Heidelberg New York: Springer 1972)

Base, einer Pentose und einer Orthophosphatgruppe zusammen. DNA enthält die Basen Adenin (A), Guanin (G), Cytosin (C) und Thymin (T) und als Pentose eine Desoxyribose. Bestimmte Typen RNA enthalten in der Regel statt der Base Thymin Uracil (U) und eine Ribose statt Desoxyribose.

DNA-Struktur. Kristallographische Untersuchungen (Beugung von Röntgenstrahlen) zeigen, daß die DNA eine Schraubenstruktur besitzt. Weiter läßt sich aus den Daten für Durchmesser und Ganghöhe der Schraube einerseits und für Masse und Länge des Moleküls andererseits belegen, daß es sich um eine Doppelschraube *(Doppelhelix)* handeln muß. Chargaff entdeckte (1950 bis 1953) eine allgemeine Gesetzmäßigkeit für DNA verschiedenster Herkunft: Das molekulare Verhältnis von Adenin zu Thymin und von Guanin zu Cytosin beträgt stets 1 : 1. Auf diesen hier nur kurz angedeuteten Befunden basiert im wesentlichen das 1953 von Watson und Crick aufgestellte und später in Einzelheiten von Wilkins verbesserte DNA-Strukturmodell. Danach besteht das DNA-Molekül aus zwei Polynukleotid-Strängen, die eine gegenläufige Polarität besitzen und zu einer Doppelschraube umeinander gewunden sind. Dabei bilden jeweils zwei sich gegenüberliegende, zueinander komplementäre und senkrecht zur Halbachse stehende Basen mit ihren Nebenvalenzen Wasserstoffbrücken. Es paart Adenin stets mit Thymin und Guanin stets mit Cytosin.
Der Drehsinn der Spirale ist aufsteigend entgegengesetzt zum Uhrzeigersinn. Die Windungen weisen dabei eine breite und eine schmale Rinne auf. Der Abstand zwischen den aufgestockten Basen beträgt 3,4 Å. Nach jeweils 10 Basenpaaren, also 34 Å, ist eine volle Umdrehung erreicht. Die gegenläufige Polarität bedeutet, daß in einem Polynukleotidstrang die Sequenz C-3′-Phosphat-C-5′ ansteigend, in dem anderen abfallend verläuft. Die Stabilität der Helix beruht auf Stapelkräften, die zwischen den hydrophoben Seiten eng beieinanderliegender Basen auftreten, nicht, wie man annehmen könnte, auf den Wasserstoffbrücken komplementärer Basen (Abb. 2.9 und 2.10).

Replikation der DNA. Der Vermehrungsmechanismus von DNA wird als *Replikation* bezeichnet. Die große biologische Bedeutung dieses Vorganges liegt darin, daß durch diesen Prozeß die Information des elterlichen Erbgutes (des *Genoms*) auf die Nachfolgegeneration übertragen wird. Das Watson- und Crick-Modell der DNA besitzt gerade bezüglich der Replikation einen großen Vorteil. Durch die Komplementarität der Basen ist nämlich die Information im DNA-Molekül doppelt vorhanden, einmal in jedem Polynukleotidstrang. Grundsätzlich reicht also die

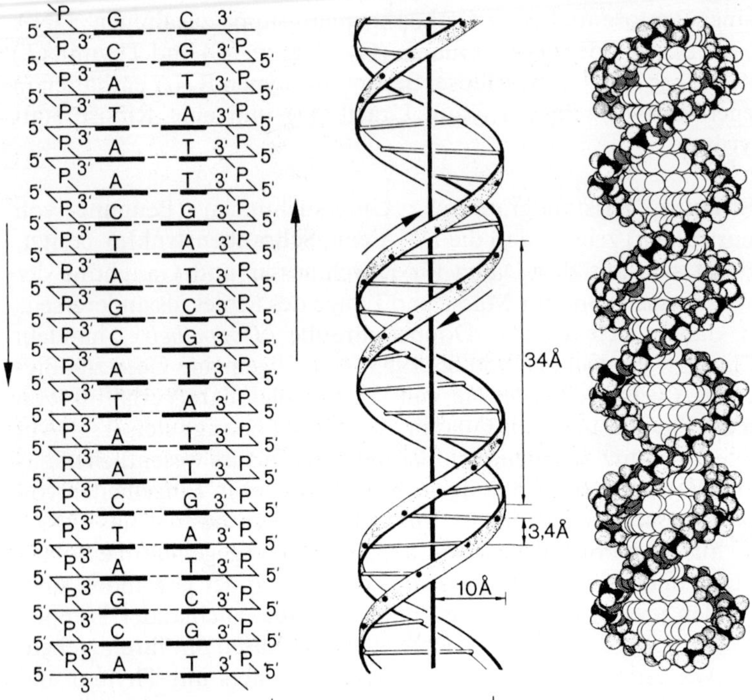

Die beiden Stränge der DNA verlaufen " antiparallel ": ein " freies " nicht mit einem Nachbarnukleotid verknüpftes 5'-Ende befindet sich am linken Strang unten und am rechten Strang oben.

Dimensionen der Doppelhelix: eine vollständige Windung verläuft über 34 Å und enthält 10 Basenpaare

Ein raumausfüllendes Modell der DNA-Doppelhelix (nach FEUGHELMAN u. Mitarb.: Nature 175:(1955) 834

○ H ◎ O ● C in der Phosphatesterkette ○ C bzw. N in den Basen ● P

Abb. 2.9. Struktur der DNA. (Nach Knippers, R.: Molekulare Genetik. Stuttgart: Thieme 1971)

Information eines Stranges durchaus aus, um die Basensequenz des anderen zweifelsfrei anzugeben. Wie viele Befunde zeigen, öffnet sich das DNA-Molekül nach der Art eines Reißverschlusses, was durch die relativ leicht zu trennenden Wasserstoffbrücken ermöglicht wird. Nun kann jede einzelne Base der beiden getrennten Stränge sich aus dem Vorrat der verschiedenen Nukleotide der Zelle das Nukleotid mit der zu ihr passenden komplementären Base suchen, wodurch neue Stränge mit Nukleotiden der richtigen Sequenz entstehen. Der parentale Strang dient gleichsam als Matrize für den neu zu synthetisierenden (Abb. 2.11).

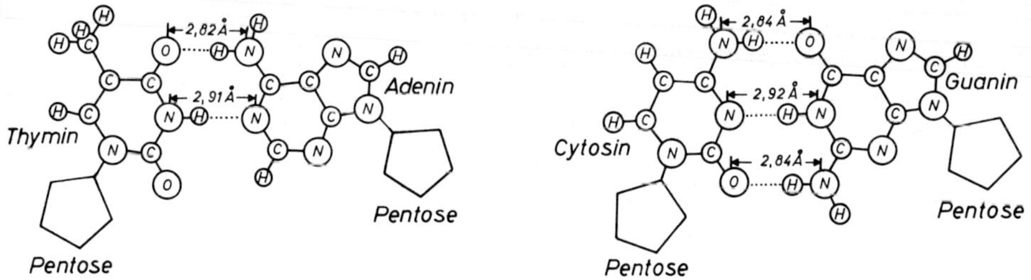

Abb. 2.10. Die Paarung komplementärer Basen durch zwei bzw. drei Wasserstoffbrücken

Dabei paart sich je ein Strang der parentalen DNA mit einem neu synthetisierten Strang. Eine solche Replikation wird *semikonservativ* genannt. Dabei ist die Polarität der beiden Elternstränge durch die Position der 5′- und der 3′-Enden gekennzeichnet. Die Replikation pflanzt sich in der Replikationsgabel fort, wobei die Synthese des linken Tochterstranges kontinuierlich ablaufen kann. Anders ist dies bei der Synthese des rechten Tochterstranges. Sie läuft von oben nach unten und es wer-

Abb. 2.11. Replikationsmodell der DNA

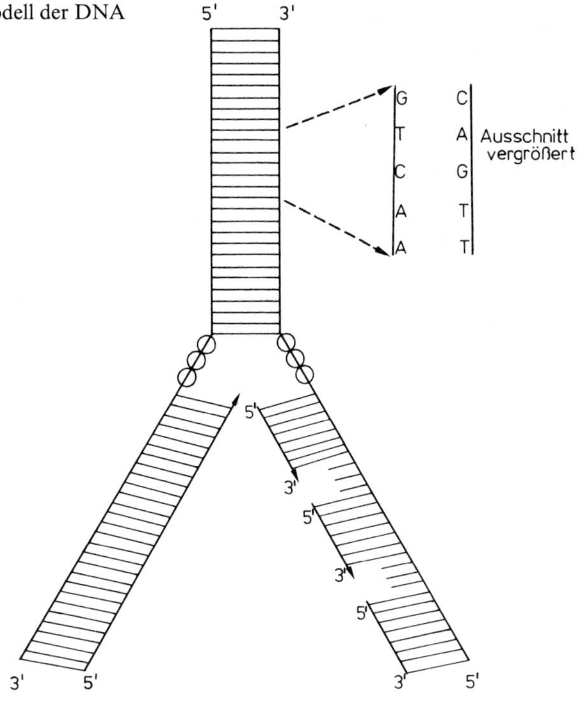

den nur kurze DNA-Stücke synthetisiert. Es ist also notwendig, daß alle paar hundert Nukleotide ein neues DNA-Stück angefangen wird. Dieses wird dann mit dem vorher synthetisierten verknüpft, wofür es spezielle Enzyme gibt, die *DNA-Polymerasen,* die das 3'-Ende eines DNA-Stükkes mit dem 5'-Ende eines zweiten DNA-Stückes verknüpfen. Interessanterweise kann aber keine der drei gefundenen DNA-Polymerasen eine DNA-Kette neu anfangen. Sie können nur ein Desoxynukleotid an das 3'-Ende einer schon bestehenden Kette, die man als *Primer* bezeichnet, anhängen. Dies bedeutet, daß die DNA-Polymerasen nur Kettenwachstum, nicht jedoch Kettenanfang durchführen können. Es ist eine interessante Entdeckung, daß diese Primer-Stücke, von denen aus die DNA-Synthese ablaufen kann, nicht aus DNA, sondern aus RNA bestehen. Folglich ist das Enzym, das diese Primer macht, auch keine DNA-Polymerase, sondern eine *RNA-Polymerase.* Der Anfang einer Nukleinsäurekette wird also immer von einer RNA-Polymerase gemacht, nur diese Polymeraseklasse kann eine Nukleinsäurekette anfangen. DNA-Polymerasen wiederum haben noch eine andere spezifische Funktion bei der Replikation, die RNA-Polymerasen nicht haben. Diese Enzyme können nämlich ein falsch eingebautes Nukleotid wieder herausschneiden und durch ein richtiges ersetzen; sie besitzen eine *3'-Exonuklease-Aktivität.* Durch diesen Reparaturmechanismus kann die Mutationsrate entscheidend gesenkt werden. Mit dieser Erkenntnis gewinnt auch die Tatsache, daß der Primer als RNA-Fragment gemacht wird, eine andere Bedeutung. Wenn er nämlich seine Funktion erfüllt hat, kann er wieder durch eine RNA-spezifische Nuklease abgebaut, und die so entstandene offene Phosphodiesterbindung mit der DNA-Polymerase durch DNA-Kettenwachstum geschlossen werden. Hierdurch wird die Fehlerrate über das gesamte Genom möglichst gering gehalten.

Kommen wir nach Erörterung der DNA-Replikation noch einmal auf ein bisher nicht erörtertes mechanisches Problem zurück.

Nach Röntgendiagrammen ist die DNA nämlich eine sogenannte *plektonemische* Doppelhelix. Eine plektonemische Helix entsteht, wenn man zwei Drähte gleichzeitig um einen Stab windet. Zieht man den Stab heraus, so hängen die Drähte in jeder Windung ineinander und müssen für eine Trennung auseinandergedrillt werden (Abb. 2.12).

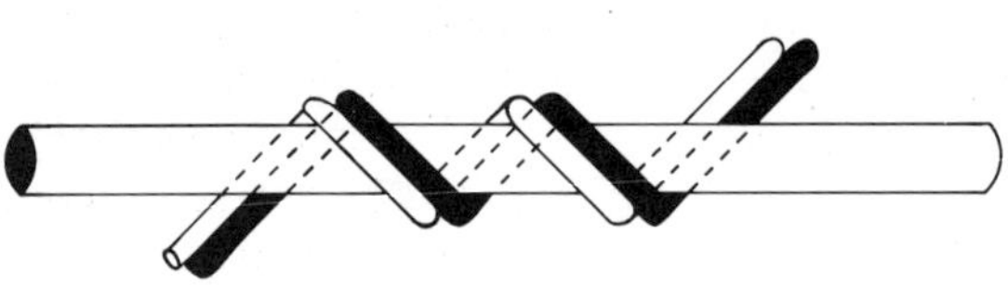

Abb. 2.12. Modell der plektonemischen Doppelhelix

Die andere Möglichkeit wäre eine *paranemische* Doppelhelix. Sie entsteht durch Aneinanderlegen von zwei getrennt gewickelten Stäben. Diese Form ist jedoch in der DNA-Doppelhelix nicht verwirklicht. Eine semikonservative Replikation, die eine Öffnung der Spirale voraussetzt, ist bei der biologischen plektonemischen Doppelhelix nur möglich, wenn entweder eine Rotation um die Zentralachse erfolgt, wobei ein Ende der Helix festgehalten werden müßte, oder es müßten DNA-Einzelstrangbrüche auftreten, die durch Reparaturenzyme wieder geschlossen werden, sobald der andere Strang die Kettenöffnung passiert hat. Die letztere Möglichkeit würde jedoch eine sehr hohe Zahl an Brüchen benötigen, was bisher nicht nachgewiesen werden konnte. Daher wird heute die erste Möglichkeit, nämlich die Rotation favorisiert, wobei gelegentliche Einzelstrangbrüche wie drehbare, die Rotation nicht weiterleitende Gelenke wirken.
Zusammenfassend läßt sich also feststellen, daß die DNA nach dem Watson- und Crick-Modell 1. Informationsspeicherung erlaubt, 2. besitzt sie die Möglichkeit der identischen Replikation und der Reparatur und 3. als Grenzfall zu 2 können gewisse Fehler *(Mutationen)* auftreten, wie weiter unten noch im einzelnen zu erörtern sein wird.

2.1.2 Gen und Genort

Wir haben nun das Konstruktionsprinzip der DNA-Doppelhelix und der Replikation diskutiert und wir wissen, daß auf der DNA die Erbinformation niedergeschrieben ist. Bevor wir uns mit dem sog. *genetischen Code,* also mit dem Kodierungsprinzip, das die Natur bei der Erbinformation anwendet, beschäftigen, wollen wir darauf eingehen, wie die DNA in *Chromosomen* verpackt ist.
Über den allgemeinen Feinbau der Chromosomen besteht noch keine einheitliche Auffassung, da mikroskopische Aufnahmen bisher relativ wenig über die Feinstruktur erkennen lassen (Abb. 2.13). Die Abbildung 2.14 darf daher lediglich als mögliches Modell gelten, wenn es auch heute das am meisten diskutierte ist.
Alle elektronenmikroskopischen Aufnahmen zeigen übereinstimmend eine fibrilläre Struktur. Die Dickenangaben für solche Fibrillen schwanken jedoch erheblich, was vermutlich auf einen unterschiedlichen Verdrillungszustand zurückzuführen ist. Häufig beobachtet man jedoch sog. *Elementarfibrillen* von etwa 100 Å Dicke, die offenbar eine DNA-Doppelhelix enthalten. Diese ist in sich noch zusätzlich verdrillt und mit eingelagerten basischen Proteinen *(Histonen)* umkleidet, die auch für die Form und Dicke der Elementarfibrille verantwortlich sind. Nach den

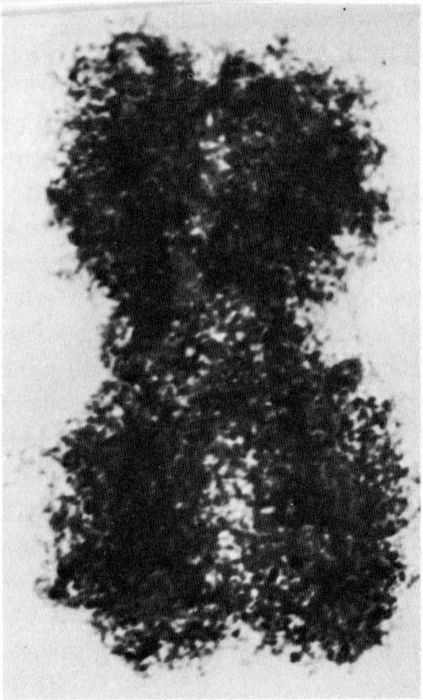

Abb. 2.13. Metaphase-Chromosom des Chinesischen Hamsters. (Nach Stubblfield, E.: International Review of Cytology 35. New York and London: Academic Press 1973)

heutigen Vorstellungen legen sich bestimmte *Arginin*-reiche Histon-Moleküle in die größere Rinne der Watson-Crick-Doppelhelix. *Lysin*-reiche Histon-Fraktionen sollen sich dann zusätzlich um diesen DNA-Histon-Komplex anlagern. Die Histon-Belegung führt zu einer sehr starken Verdrillung des DNA-Fadens, so daß dieser als Elementarfibrille bis zu

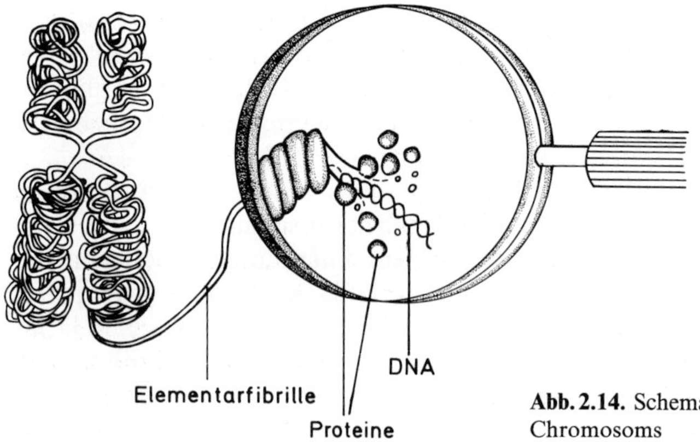

Abb. 2.14. Schema eines Metaphase-Chromosoms

mehr als 10fach in der Länge reduziert sein kann. Die Funktion dieser die DNA umgebenden Histon-Moleküle ist unklar. Neben den Histonen befinden sich in den Chromosomen auch noch eine große Anzahl *nichtbasischer Proteine*. Sie besitzen Enzymaktivitäten für Replikation, Ablesung und Reparatur. Weiterhin wird für sie auch eine regulatorische Funktion diskutiert. So wäre es möglich – und einige experimentelle Daten sprechen dafür –, daß sie die Histonanlagerung an die DNA steuern und damit entscheiden, welche Gene aktiviert und welche blockiert werden. Weiter wird eine Struktur-Funktion dieser nichtbasischen Proteine diskutiert. Dies würde bedeuten, daß sie sich an spezifische Stellen der Elementarfibrille lagern und so deren Packung ordnen, was für die Erhaltung der Chromosomenstruktur entscheidend wäre.
Zusammenfassend läßt sich also festhalten, daß die DNA-Doppelhelix in mehrfach verdrillter Form in Chromosomen vorliegt. Die genetische Information eines Organismus ist also auf verschiedene Verpackungseinheiten verteilt. Jede Verpackungseinheit enthält eine große Zahl von funktionellen Informationseinheiten, welche als *Gene* bezeichnet werden. Die Gene liegen in einer linearen Anordnung im Chromosom vor. Jedes Chromosom ist die Koppelungsgruppe für die in ihm befindlichen Gene. Gene, die auf großen Chromosomen weit voneinander entfernt liegen, werden so vererbt, als ob sie nicht gekoppelt wären, da sie normalerweise immer durch *crossing over*-Prozesse getrennt werden. Man spricht dann von *Syntenie*.

2.1.3 Genetischer Code

Was das Papyrus für Archimedes, Schnüre für den Inka oder Papier und Filzstift für den modernen Menschen, das ist also die DNA für den lebenden Organismus. Was wir bisher kennengelernt haben, ist das Papier, auf dem die biologische Sprache geschrieben ist. Auch die Schriftzeichen haben wir bereits vorgestellt. Nun ist es an der Zeit, auch lesen zu lernen. Erinnern wir uns hierbei an unsere eigene Schrift. Die deutsche Schrift verwendet zur Darstellung ihrer Begriffe 26 verschiedene Buchstaben. Die Natur benutzt zum Aufbau ihrer Proteine 20 verschiedene Aminosäuren. Die Zahl der Buchstaben, die zur Darstellung eines Begriffes gebraucht werden, kann sehr verschieden sein. So brauchen wir für den Begriff „Arzt" nur 4 Buchstaben, für den Begriff „Donaudampfschiffahrtsgesellschaftskapitän" 41 Buchstaben. Ganz ähnlich verhält es sich beim Aufbau der Proteine. Auch hier wechselt die Zahl der in einer Proteinkette verwendeten Aminosäuren beträchtlich. Die Verwendung von 26 verschiedenen Buchstaben bereitet bei der Codierung der Begriffe jedoch oft technische Schwierigkeiten. Der Mensch hat daher, wenn er eine In-

formation nachrichtentechnisch übermitteln will, noch andere Codesysteme entwickelt, so z. B. das Morsealphabet. Hier werden nur drei verschiedene Zeichen verwendet, nämlich der Punkt, der Strich und der Zwischenraum. Der Vorteil von nur wenigen Zeichen im Morsealphabet muß jedoch mit einem Nachteil erkauft werden. Man benötigt zur Übermittlung einer Nachricht zwar nur drei verschiedene Zeichen, dafür braucht man zur Darstellung eines Begriffes jedoch eine wesentlich größere Zeichenfolge. Doch wenden wir uns nun dem „Morsealphabet des Lebens", dem genetischen Code, zu. Auch für die Zelle ist es ungünstig, für die 20 Aminosäuren, aus denen alle Proteine aufgebaut sind, 20 Schriftzeichen zu verwenden. Auch sie chiffriert die einzelnen Aminosäuren in einem Code ähnlich dem Morsealphabet und nimmt damit eine größere Zeichenfolge in Kauf. Doch benutzt die DNA nicht drei Zeichen, sondern vier, nämlich die vier verschiedenen Basen (Adenin, Guanin, Cytosin, Thymin). Nun ist es evident, daß nicht ein Nukleotid eine Aminosäure determinieren kann, auch zwei Nukleotide reichen nicht aus, da sich aus ihnen, wie man leicht errechnen kann, nur 16 verschiedene Zweiergruppen bilden lassen, also nur 16 Aminosäuren codiert werden könnten. Die benötigte Mindestzahl sind also drei Nukleotide, und genau dieser *Triplet-Raster-Code* ist auch tatsächlich der von der Natur gewählte Weg. Eine Aminosäure wird durch drei Nukleotide codiert. Man nennt dieses Triplet ein *Codon*. Die Aufeinanderfolge der vier verschiedenen Nukleotide in der DNA ist also nicht zufällig, sondern jedes Nukleotid ist in einer unperiodischen Anordnung wie ein Buchstabe in einer Schrift festgelegt.
Der Triplet-Raster-Code ermöglicht die Konstruktion von $4 \times 4 \times 4 = 64$ verschiedenen Nukleotidtriplets. Es stehen also 20 Aminosäuren 64 verschiedenen Nukleotidtriplets gegenüber. Dies ermöglicht eine „Degeneration" des Codes, die tatsächlich auch existiert. So wird z. B. die Aminosäure Alanin durch die Codonen GCG, GCA, GCC und GCU codiert (Abb. 2.15). Es fällt jedoch sofort auf, daß sich die verschiedenen Codonen für Alanin nur wenig, nämlich im letzten Nukleotid unterscheiden. Es sieht also so aus, als ob eine Aminosäure durch die beiden ersten Plätze allein im Triplet bestimmt ist. Eine solche „Degeneration" kann man als logisch bezeichnen. Unlogisch wäre eine „Degeneration" dagegen, wenn eine Aminosäure durch völlig verschiedene Codonen gekennzeichnet wäre. Auch dieser Weg ist in der Natur beschrieben. So wird z. B. Serin durch die Nucleotidtriplets UCU, UCC, UCA, UCG, AGC und AGU codiert. Die ersten vier Triplets passen als Gruppe in das logische System, genauso die Triplets 5 und 6. Betrachtet man jedoch alle 6 Codonen im Block, so kann die Codierung von Serin insgesamt nicht als völlig logisch betrachtet werden. Ähnliches gilt für Arginin und Leucin.

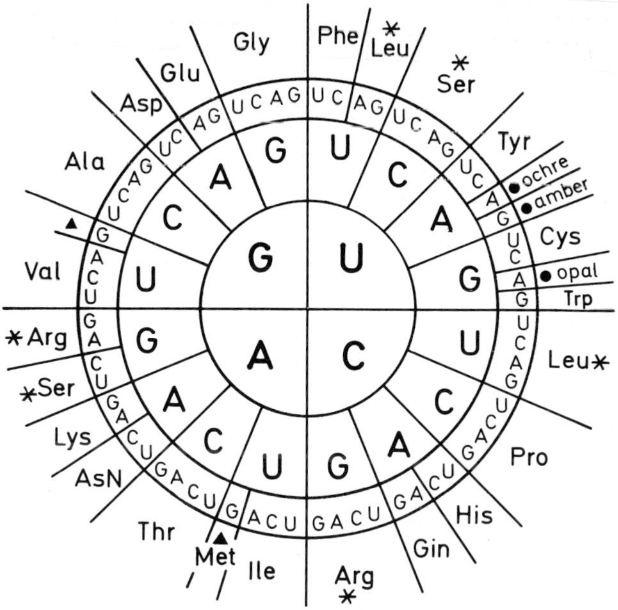

Abb. 2.15. Code-Sonne. (Nach Bresch, C., Hausmann, R.: Klassische und molekulare Genetik, 3. Aufl. Berlin Heidelberg New York: Springer 1972)

Wir sehen, daß sowohl eine logische als auch in einigen Fällen eine unlogische „Degeneration“ existiert. Die „Degeneration“ des genetischen Codes läßt sich also nur teilweise in ein logisches System bringen, wenn auch die überwiegende Anzahl der Aminosäurecodonen durch logische Degeneration gekennzeichnet ist.

An dieser Stelle sei ausdrücklich darauf hingewiesen, daß aus Platzgründen hier auf eine Erörterung der spannenden und glanzvollen Experimente, die zur Aufklärung des Codes führten, verzichtet werden mußte. Der an einer detaillierten Beschreibung Interessierte sei hier auf die Lehrbücher der Molekulargenetik verwiesen.

Wir wissen nun, daß eine Aminosäure durch ein Nukleotidtriplet codiert wird. Eine größere Anzahl von Aminosäuren bildet eine *Polypeptidkette*. Einen linearen DNA-Abschnitt, der für die Bildung einer spezifischen Polypeptidkette verantwortlich ist, bezeichnet man als ein *Gen*. Die Länge eines DNA-Moleküls hängt von der Zahl der Gene ab, die auf ihm lokalisiert sind, und da die Länge eines Chromosoms wieder von der Länge des DNA-Moleküls abhängt, wird also letztlich die Länge eines Chromosoms durch die Zahl der auf ihm lokalisierten Gene bestimmt.

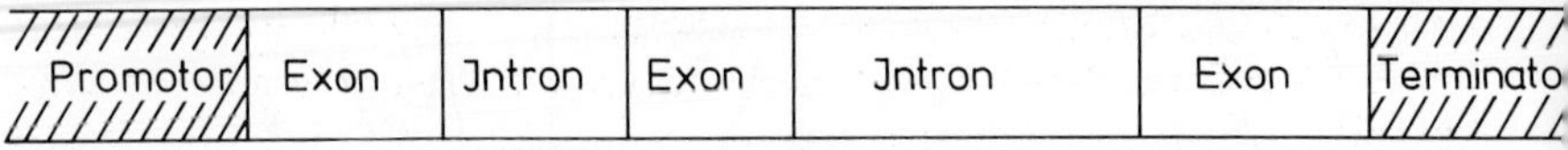

Abb. 2.16. Organisation eines Genorts

Wie ist nun jedoch ein einzelner Genort aufgebaut? Diese Frage steht in engem Zusammenhang mit der später zu erörternden Transkription, also der Übersetzung der DNA-Information in RNA. Natürlich kann ein Gen nur dann korrekt abgelesen werden, wenn eine Erkennungsregion vorhanden ist, die den Beginn eines Gens signalisiert. Man bezeichnet diese Erkennungsstelle als *Promotor*. Die Nukleotidsequenz von etwa 60 verschiedenen Promotoren ist bekannt. Wenn man sie vergleicht, taucht an gewissen Stellen eine bestimmte Regelmäßigkeit auf. Weiterhin muß eine Erkennungsregion vorhanden sein, die das Ende eines Gens signalisiert. Man bezeichnet diese als *Terminatorregion*. Als überraschendste Entdeckung der Molekulargenetik der letzten Jahre muß jedoch angesehen werden, daß die Kolinearität zwischen Gen und Genprodukt, wie man sie ursprünglich bei Bakterien gefunden hat, keine Gültigkeit mehr besitzt. Innerhalb eines Gens wechseln nämlich kodierende Sequenzen mit nichtkodierenden ab. Letztere werden als *Introns*, erstere als *Exons* bezeichnet. Die auf der DNA in einem Gen liegende Information muß also bei der Übersetzung zuerst zurechtgeschnitten und sozusagen entsprechend zusammengeklebt werden, um eine sinnvolle Polypeptidkette zu erhalten (Abb. 2.16).

2.1.4 Existenz von repetitiver DNA

In den Genomen von Prokaryonten findet man nur Einzelkopiesequenzen von Genen (jedes Gen ist nur einmal vorhanden), wenn man von der mäßigen Wiederholung einiger Gene, z. B. derjenigen für ribosomale RNA, einmal absieht. Ganz anders sind dagegen Eukaryonten-DNA-Moleküle aufgebaut. Hier findet man Sequenzen, die in verschiedenen Häufigkeitsklassen im Genom vorkommen, nämlich *Einzelkopiesequenzen, mittelrepetitive Sequenzen* (100- bis über 1 000fach pro Genom) und *hochrepetitive Sequenzen* (100 000 bis 1 Million mal pro Genom). Dabei wechselt das Verhältnis von Einzelkopiesequenzen, mittel- und hochrepetitiven Sequenzen von Spezies zu Spezies. Bei vielen Eukaryonten hat man gefunden, daß Einzelkopiesequenzen mit mittelrepetitiven Sequenzen abwechseln. Typischerweise folgt einem Stück mit 1 800 Nukleotidpaaren mit Einzelkopiesequenzen ein repetitives Element von etwa 300 Nukleotidpaaren. Die Funktion dieser repetitiven Sequenzen ist noch

unbekannt. Es gibt aber Gene, z. B. solche für spezielle Proteine und RNA-Sorten, die 100- bis 1000fach im Genom von Organismen vorkommen, die den mittelrepetitiven Sequenzen zuzurechnen sind. Während die mittelrepetitiven Sequenzen im Genom verteilt vorkommen, sind die hochrepetitiven an bestimmten Stellen im Chromosom konzentriert, nämlich in der Zentromerregion. Man könnte spekulieren, daß die hochrepetitiven Sequenzen dort eine Rolle bei der Anordnung des Genmaterials während der Mitose spielen. Beim Menschen kommen solche hochrepetitiven Sequenzen vorwiegend auf den Chromosomen 1, 9, 16 und auf dem Y-Chromosom vor, kleinere Fraktionen werden aber auch auf anderen Chromosomen gefunden. Da es hochrepetitive Sequenzen beim Menschen und den menschlichen Primaten gibt, die sich beispielsweise beim Gibbon noch nicht finden, wurde auch spekuliert, daß sie etwas mit evolutionärer Höherentwicklung zu tun haben könnten, sozusagen als zusätzliches DNA-Material, als Papier für Informationsniederschriften der Zukunft. Da die Nukleotidsequenz vieler hochrepetitiver Sequenzen bekannt ist, werden diese DNA-Stücke zur Evolutionsforschung herangezogen.
Nach der Beschreibung von Introns und von repetitiven Sequenzen stellt sich die Frage nach der Gesamtzahl der Gene im Genom des Menschen. Viele mittelrepetitive Sequenzen enthalten keine Information zur Synthese von Proteinen, hochrepetitive Sequenzen schon gar nicht. Bei Säugetieren und Mensch bestehen ca. 50–60% der DNA aus Einzelkopiesequenzen und kämen als Träger von Geninformation in Frage. Bei 3×10^9 Nukleotidpaaren und unter der Annahme von 1000 Nukleotiden pro Gen kommt man auf eine Zahl von 1,5 Millionen Genen. Diese Schätzung ist jedoch sicher weit überhöht. Nach allen vorhandenen Daten liegt die Zahl der Gene zwischen 20000 und 100000. Dies bedeutet, daß weniger als 5% der gesamten DNA Information zum Bau von Proteinen trägt.

2.1.5 Redundante Gene

Wir kennen eine Klasse von repetitiven DNA-Sequenzen, die für die Zelle von wesentlicher Bedeutung für die Proteinbiosynthese ist. Gemeint sind die *redundanten* Gene für ribosomale-RNA in den nucleolus organizer regions (NOR). Sie befinden sich beim Menschen auf den Chromosomen 13–15, 21 und 22. Man schätzt, daß der Mensch ca. 450 Gene für ribosomale RNA besitzt.

2.1.6 Genwirkung – Ribonukleinsäuren, Transkription und Translation

Ribonukleinsäuren unterscheiden sich von Desoxyribonukleinsäure grundsätzlich durch:

1. **den Besitz von Ribose anstelle von Desoxyribose,**
2. **den Einbau der Base Uracil anstelle von Thymin,**
3. **Einsträngigkeit (RNA liegt niemals als zweisträngiges Molekül vor wie die DNA).**

Wir finden in der Zelle jedoch nicht etwa eine einzige einheitliche RNA, sondern verschiedene Typen von RNA, die völlig verschiedene Funktionen übernehmen. Man unterscheidet eine *Messenger-RNA (m-RNA)*, eine *Transfer-RNA (t-RNA)* und eine *ribosomale RNA (r-RNA)*. Allen diesen RNA-Typen ist jedoch gemeinsam:

1. **Sie werden alle im Kern an der DNA gebildet, die Matrizenfunktion besitzt**
2. **sie dienen alle der Umsetzung der genetischen Information in Polypeptidketten**

a) Messenger-RNA und Transkription

Die Messenger-RNA trägt, wie der übersetzte Name „Boten-RNA" bereits sagt, die genetische Information der DNA ins Plasma. Man nennt den Vorgang der Informationsübertragung von DNA auf m-RNA *Transkription*. Der Anteil der m-RNA an der gesamten RNA der Zelle beträgt etwa 3%. Ihr Molekulargewicht ist sehr unterschiedlich und liegt in der Größenordnung von 100000 bis einige Millionen.
Betrachten wir nun den Vorgang der Transkription etwas genauer: Die Biosynthese von Proteinen erfolgt im Zellplasma. Die Information über den Bau der Proteine, sozusagen die Konstruktionspläne, liegen jedoch in der DNA im Zellkern, ohne diesen jemals zu verlassen. Von diesen Originalplänen macht nun die Zelle eine Negativkopie in Form einer m-RNA. Dabei wird nur einer der beiden DNA-Stränge, der *„Coding-Strang"* in RNA übersetzt. Die RNA-Polymerase unterscheidet, welcher der „sinnvolle" Matrizenstrang ist; weiterhin kann sie ein Startsignal erkennen, das vor dem zu kopierenden Gen sitzt. Wir haben diesen Promotor bereits bei der Besprechung des Genortes kennengelernt. Bei Bakterien und Phagen konnte gezeigt werden, daß die RNA-Polymerase aus fünf Untereinheiten α_2, β, β' und σ besteht. Wie Experimente zeigen, wird eine DNA mit optimaler Effizienz nur dann transkribiert, wenn die Untereinheit σ vorhanden ist. Diese Untereinheit führt zur festen Bin-

dung des Enzyms an die DNA. Nach Synthese von etwa 10 Nukleotiden verläßt die σ-Untereinheit den Komplex, und das Restenzym setzt die Polymerisation fort. Die freie σ-Untereinheit kann mit anderen Restenzymen wieder binden und verhilft so dem entstandenen Holoenzym wieder zur Initiation. Etwa 60 verschiedene Promotoren sind sequenzanalysiert. Vergleicht man die Sequenzen, so tauchen einige Regelmäßigkeiten auf. So gibt es etwa 10 Nukleotidpaare links von der Startstelle, die mit 0 bezeichnet wird, eine Sequenz von 6 Nukleotiden, die mehr oder weniger Ähnlichkeit mit der Folge 5′-TATAAT-3′ besitzt. Man bezeichnet diese Sequenz nach dem Erstbeschreiber als *Pribnow-Box*. Etwa 35 Nukleotidpaare links von der Startstelle gibt es einen AT-reichen Abschnitt. Die RNA-Polymerase nimmt offenbar zuerst Kontakt mit dieser *−35-Region* auf, weshalb dieser Bereich oft als *Erkennungsstelle* bezeichnet wird und bewegt sich zur *Bindungsstelle*. Die Bindungsstelle umfaßt etwa den Bereich von −30 bis +20, schließt also die −10 Region (Pribnow-Box) und den Start der Transkription ein (Abb. 2.17).

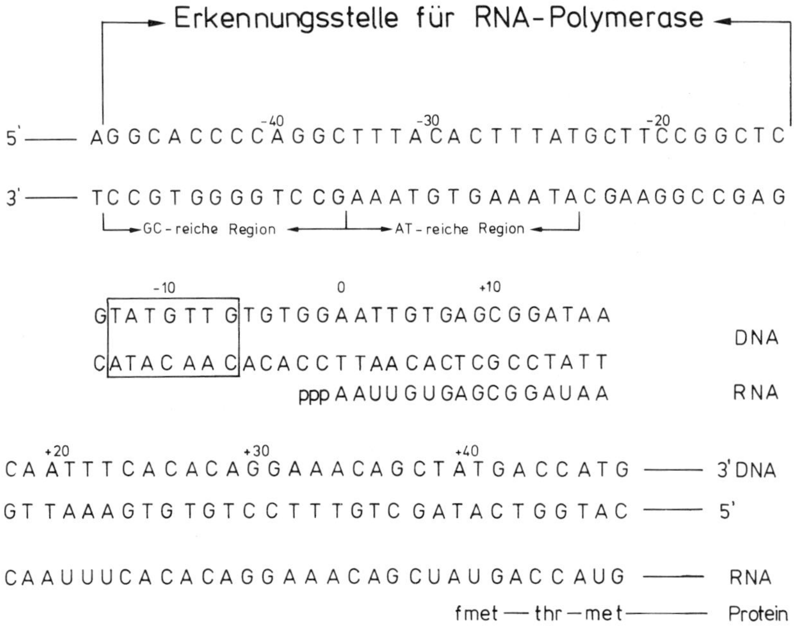

Abb. 2.17. Start der Transkription am Promotor auf dem E. coli Genom. Die hier abgebildete Sequenz befindet sich vor den Genen mit der Information für die Laktose verwertenden Enzyme (Lac Operon). Die Pribnow-Box ist gegenüber dem Textbeispiel leicht verändert. (Nach Dickson, R.C., Abelson, J., Barnes, W.M., Reznikoff, W.S.: Science 187, 27–35, 1975)

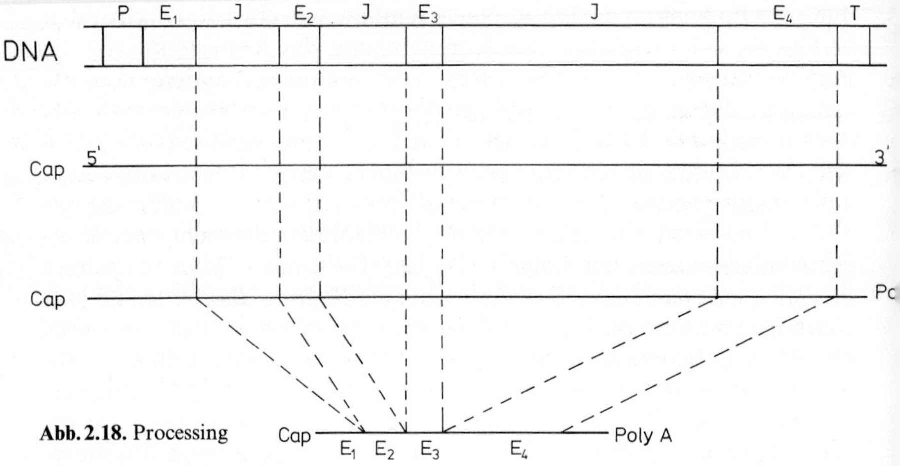

Abb. 2.18. Processing

Ein weiteres, wichtiges Signal ist das für Kettenabbruch, das man als *Terminator* bezeichnet. Es ist eine G-C-reiche Sequenz von 10–20 Nukleotidpaaren, gefolgt von einer AT-reichen Sequenz. Dieser Bereich wird noch transkribiert, enthält aber keine Information zur Herstellung des Proteins mehr. Die Messenger-RNA, die in obiger Weise hergestellt wurde, wird bei Bakterien direkt für die Proteinsynthese zur Verfügung gestellt. Dies ist nicht so bei Eukaryonten. Dort ist die im Zellkern synthetisierte RNA wesentlich größer als die im Zytoplasma an den Ribosomen gefundene. Es wird also eine sehr viel größere *Prekursor-Form* produziert, die dann durch das sogenannte *„Processing"* im Verlauf des Transports vom Zellkern zum Zytoplasma zur endgültigen m-RNA zurechtgeschnitten wird (Abb. 2.18). Diese Zurechtschneidung beinhaltet sowohl ein Wegschneiden, aber auch ein Anheften von Gruppen, die im primären Transkriptionsprodukt nicht vorhanden waren. So werden viele m-RNA-Moleküle durch Anheftung eines 7-Methyl-Guanosins über eine Triphosphatbrücke an das 5'-Ende *(„capping")* und Methylierung der endständigen Nukleotide und durch Anheften von 100–200 AMP-Resten an das 3'-OH-Ende *(Polyadenylierung)* modifiziert. Weggeschnitten werden die Introns und die Exons werden zusammengeklebt. Letzteren Vorgang des Herausscheidens und Verklebens bezeichnet man als *Splicing*.

b) Transfer-RNA

Eine ganz andere Funktion besitzt die Transfer-RNA, die etwa 10% der gesamten RNA der Zelle ausmacht. Ihre Aufgabe besteht darin, aus dem

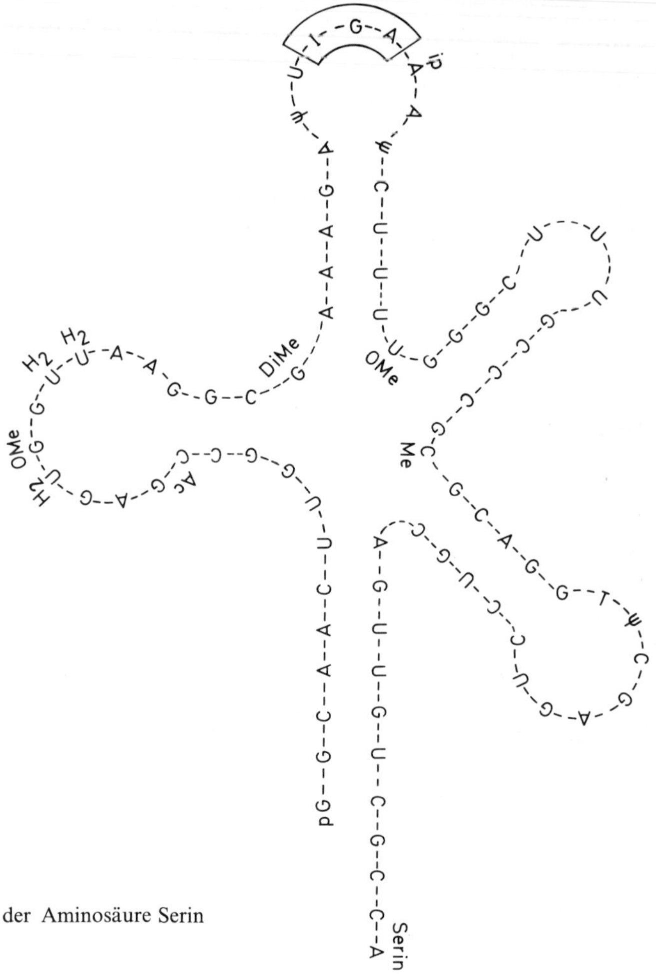

Abb. 2.19. t-RNA der Aminosäure Serin

Zellraum Aminosäuren aufzunehmen und an den Syntheseort der Polypeptidketten zu bringen, wo sie dann entsprechend der Matrizenvorschrift der Messenger-RNA zusammengebaut werden. Da es in der Zelle 20 verschiedene Aminosäuren gibt, ist auch für jede dieser Aminosäuren mindestens eine streng spezifische t-RNA vorhanden. t-RNA-Moleküle besitzen etwa die Form eines Kleeblattes (Abb. 2.19), sind aus 75–90 Nukleotiden aufgebaut und haben ein Molekulargewicht von etwa 30000. Betrachtet man t-RNA verschiedener Organismen und verschiedener Aminosäurenspezifität, so fällt bei allen bisher bekannten t-RNA-Spezies eine Reihe von Gemeinsamkeiten auf: Der Stiel des Kleeblattes zeigt am 3′-Ende der Nukleotidkette stets die Basensequenz $^{5'}$.....XCCA$^{3'}$. Dabei bedeutet X an vierter Position vom Ende her, daß hier in den einzelnen t-RNA-Spezies verschiedene Basen auftreten. An dieses 3′-Ende wird die für jede t-RNA spezifische Aminosäure angeheftet. Am 5′-Ende steht immer ein pG. Die mittlere Kleeblattschleife ist durch ein für die angeheftete Aminosäure charakteristisches Basentriplet gekennzeichnet. Dieses als *Anticodon* bezeichnete Basentriplet ist komplementär zu dem die entsprechende Aminosäure codierenden Triplet auf der Messenger-RNA und dient, wie wir später sehen werden, zum Ablesen der Messenger-RNA-Matrize. An einer Kleeblattschleife findet sich eine Reihe von Nukleotiden, deren Basensequenz bei allen bisher gefundenen t-RNA-Spezies gleich ist. Sie spielt offenbar eine Rolle bei der Anheftung der t-RNA ans Ribosom. Eine weitere Gemeinsamkeit aller t-RNA-Moleküle ist der Besitz einer relativ großen Menge seltener Basen (auf deren Struktur hier nicht eingegangen werden kann) neben den vier Standardbasen.

Ein ähnliches „Processing", wie oben bei der m-RNA beschrieben, findet auch bei t-RNA-Molekülen statt. Das primäre Transkriptionsprodukt ist auch hier größer, die 5′ und 3′ terminalen Sequenzen werden durch Processing-Enzyme entfernt. Auch die seltenen oder modifizierten Basen sind nicht im ursprünglichen Transkriptionsprodukt, sie werden als Teile des Processing durch Umwandlung der gängigen Basen gebildet.

c) Ribosomale RNA

Den größten Anteil an der gesamten RNA der Zelle hat jedoch mit 80–85% die ribosomale RNA (r-RNA). Sie ist, wie der Name bereits sagt, ein Bestandteil der Ribosomen, die aus der r-RNA und aus Proteinen bestehen. r-RNA wird an Chromosomenabschnitten synthetisiert, an denen eine vielfach wiederholte Folge von Genorten für r-RNA vorliegt. Die große Zahl redundanter Gene für r-RNA ist wegen der großen Menge der benötigten r-RNA notwendig. Man bezeichnet die Chromosomenabschnitte, auf denen die Gene für r-RNA lokalisiert sind, als *Nukleolusorganisatoren*.

Auch bei der r-RNA findet ein „Processing" aus Prekursor-Molekülen statt. Die r-RNA der Eukaryonten besteht in der 60S Untereinheit des Ribosoms aus drei Arten: der 28S r-RNA, der 5,8S r-RNA und der 5S r-RNA. In der 40S Untereinheit kommt nur eine, die 18S r-RNA, vor.

d) Aktive und inaktive Genorte

In Vielzellern üben die einzelnen Zellen Signalwirkung aufeinander aus. Diese Signalwirkung besteht meist in einem Befehl zur Aktivierung

oder Inaktivierung von Genorten. Dadurch wird die Syntheseleistung der Zelle verändert. Diese Art der Kommunikation wird meist von einer Stoffklasse ausgeübt, die man als *Hormone* bezeichnet. Hormone werden in speziellen Zellen gebildet, nämlich in den *Drüsen*, und dann durch Körperflüssigkeit an andere Stellen des Körpers transportiert. Dabei dringen viele Hormone gar nicht in die Zielzelle (target-Zelle) ein. Durch Hormone ansprechbare Zellen besitzen an ihren Membranen spezifische Hormonrezeptoren, an denen sich die Hormone anlagern können. Dies trifft für Peptidhormone und Aminosäurederivathormone zu, kleinere Proteine mit einem Molekulargewicht von 10000. Beispiele hierfür sind das Insulin und Wachstumshormon. Steroidhormone dagegen haben ein Molekulargewicht um 300, sind also viel kleiner und kommen durch ihre Fettlöslichkeit leicht durch die Zellmembran hindurch. Sie verbinden sich mit ihrem Rezeptor im Zytoplasma. Dieser Hormon-Rezeptor-Komplex erreicht dann das Chromatin im Zellkern und regt dort die Transkription spezieller Gene an. Wie dies geschieht, ist im einzelnen noch unbekannt. Es konnte allerdings nachgewiesen werden, daß Steroid-Hormone direkt am Gen wirken und nicht, was ebenfalls denkbar wäre, die Effizienz des RNA-Processing beeinflussen. Beispiele für Steroidhormone sind Geschlechtshormone und Corticoidhormone.
Ein weiteres Beispiel für Transkriptionsbeeinflussung oder in diesem Falle Transkriptionshemmung ist das *α-Amanitin,* ein Pilzgift des grünen Knollenblätterpilzes, das zu schweren Vergiftungserscheinungen führt. α-Amanitin inhibiert die m-RNA-Synthese durch Hemmung der RNA-Polymerase. Auch *Antibiotika* hemmen bei Prokaryonten die Proteinsynthese, indem sie entweder in die Transkription oder in die Translation blockierend eingreifen. So hemmt Rifamycin die m-RNA-Synthese, indem es den Initiationsschritt der RNA-Polymerase inhibiert. Streptomycin hemmt dagegen die Proteinsynthese durch Veränderungen der 30S-Untereinheit der Ribosomen.

e) Translation

Wir haben erfahren, daß die DNA der Träger der genetischen Information ist und daß diese Information in Nukleotidtriplets niedergelegt ist. Da die genetische Information jedoch im Zellkern liegt, die Proteinbiosynthese aber im Plasma stattfindet, wird ein Mittler in Form der Messenger-RNA benötigt. Die Übertragung der Nachricht von der DNA auf die m-RNA haben wir als Transkription bezeichnet. Wir wollen nun kennenlernen, wie die Information der m-RNA im Zellplasma in Proteine umgesetzt wird. Man bezeichnet diesen Vorgang im Gegensatz zur Transkription als *Translation* (Abb. 2.20).

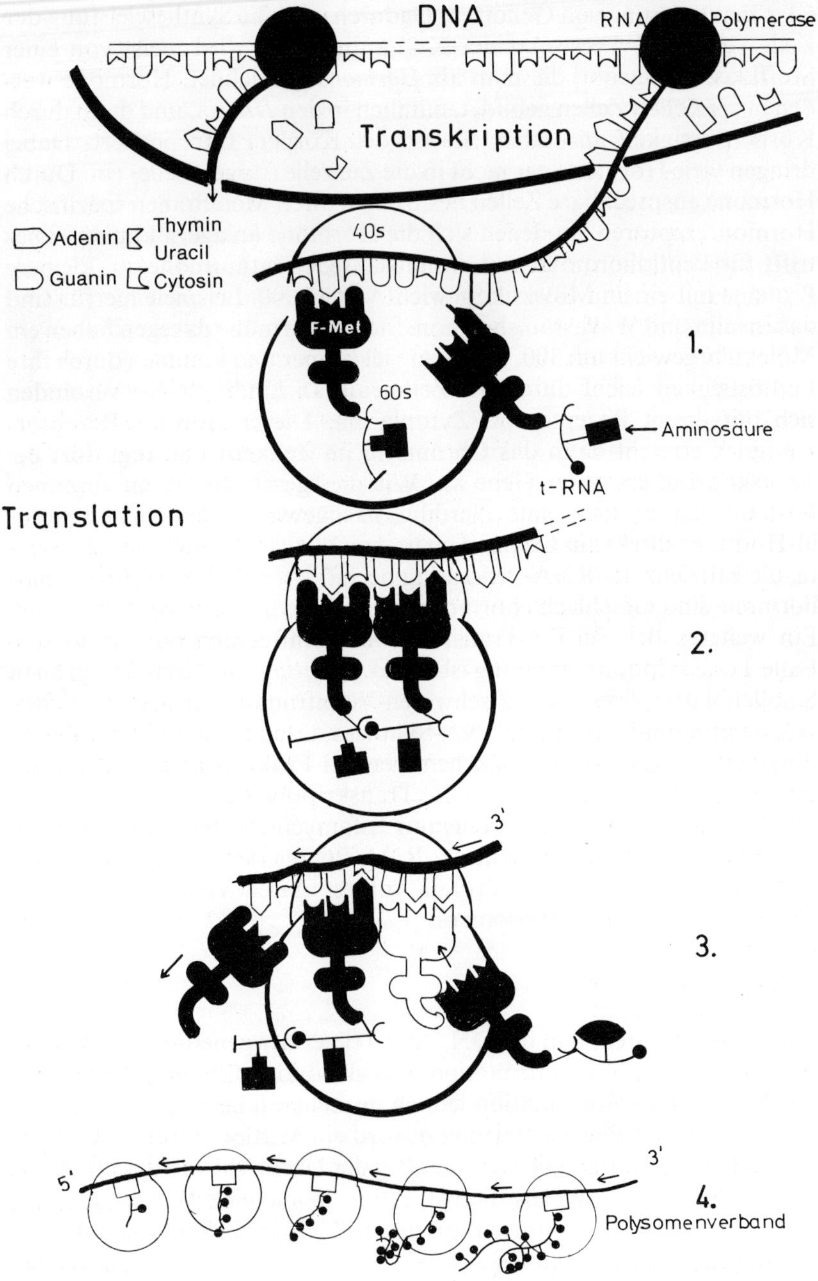
DNA
RNA
Polymerase
Transkription
Adenin
Thymin
Uracil
Guanin
Cytosin
40s
F-Met
1.
60s
Aminosäure
t-RNA
Translation
2.
3'
3.
5'
3'
4.
Polysomenverband

Abb. 2.20

Eine wesentliche Rolle bei der Translation spielen die Ribosomen. Sie sind das noch fehlende bindende Glied zwischen der m-RNA und der mit Aminosäuren beladenen t-RNA. Man kann sie als die „universellen Druckmaschinen" der Zelle bezeichnen.
Schon während der Transkription beobachtet man, daß sich an bereits transkribierte m-RNA-Sequenzen Ribosomen anlagern. Aus der Bakteriengenetik haben wir detaillierte Kenntnisse über diesen Anlagerungsvorgang gewonnen (Abb. 2.20). Es spielt nämlich hierbei eine spezielle für die Aminosäure Methionin spezifische t-RNA (t-RNA^{F-Met} = t-RNA, die die Aminosäure Methionin in formylierter Form trägt) eine wesentliche Rolle. Wie wir aus dem Abschnitt „Allgemeine Zytologie" wissen, setzt sich ein Ribosom höherer Organismen aus einer 40S Einheit und einer 60S Einheit zusammen. Als erster Vorgang bei der Anlagerung der Ribosomen bindet eine 40S Einheit mit einer Aminosäure beladenen t-RNA^{F-Met} und mit der Messenger-RNA. Dann kommt eine 60S Einheit dazu und vervollständigt das Ribosom zum funktionsfähigen 80S Partikel. Die so vorbereitete Maschine ist nun startbereit.
Jedes Ribosom hat zwei Plätze, die von t-RNA besetzt werden können, eine *Peptidyl-Stelle* und eine *Aminoacyl-Stelle*. Die beladene t-RNA^{F-Met} besetzt die Peptidyl-Stelle. Nun wird eine zweite t-RNA mit passendem Anticodon entsprechend der in der m-RNA vorgegebenen Basensequenz an die Aminoacyl-Stelle angelagert. Somit sind die beiden ersten t-RNA-Moleküle und damit auch die Aminosäuren in eine Position gebracht, die es erlaubt, eine Bindung zwischen den Aminosäuren durchzuführen. Katalysiert durch das Ribosom, wird nun die sogenannte *Peptidbindung* zwischen beiden geschlossen.
Als Peptidbindung bezeichnet man eine Reaktion zwischen *Carboxylgruppe* und *Aminogruppe* zweier Aminosäuren unter Wasserabspaltung (Abb. 2.21).
Das *Dipeptid* (= Zusammenschluß zweier Aminosäuren) hängt nun an der t-RNA der zweiten Aminosäure. Diese springt aus der Aminoacylstellung in die Peptidylstellung und gleichzeitig rutscht die m-RNA um ein Nukleotidtriplet weiter. Die erste t-RNA hat inzwischen die Peptidylstellung verlassen, um sich im Plasma mit einer neuen Aminosäure zu beladen. An der Aminoacylstelle, die nun frei ist, bindet entsprechend der durch die m-RNA vorgegebenen Nukleotidsequenz eine neue beladene t-RNA mit ihrem Anticodon, schließt ihre Aminosäure durch eine Peptidbindung an das vorhandene Dipeptid an, und der Vorgang kann

Abb. 2.20. Schema der Transkription und der Translation. Es ist bei dieser Abbildung darauf hinzuweisen, daß das Processing der m-RNA, wie es die Abb. 2.18 zeigt, der Übersicht halber nicht mit eingezeichnet wurde

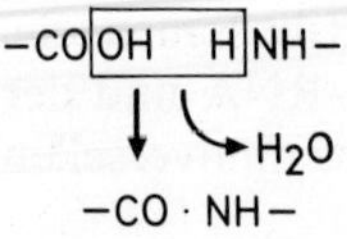

Abb. 2.21. Peptidbindung zwischen Carboxylgruppe und Aminogruppe zweier Aminosäuren

von neuem beginnen, bis schließlich eine Polypeptidkette fertiggestellt ist und sich vom Ribosom trennt. Einen Ausschnitt aus einer Polypeptidkette zeigt die Abb. 2.22.

Es erhebt sich nun die Frage, wie die Zelle erkennt, wann das Polypeptid fertiggestellt ist. Das *Startercodon* für eine neue Polypeptidkette auf der Messenger-RNA haben wir bereits kennengelernt, es ist das Codon für formyliertes Methionin$^{(F-Met)}$ (in der Code-Sonne, Abb. 2.15, mit ▲ bezeichnet). Allerdings beginnt eine Polypeptidkette nur bei Bakterien mit F-Met, bei höheren Organismen wird ein normales Methionin verwendet, das aber experimentell formylierbar ist. Das Ende einer Polypeptidkette wird dagegen durch sog. *Nicht-Sinn-Codonen* angezeigt. Für diese Nicht-Sinn-Codonen gibt es in der Zelle keine passenden t-RNA-Moleküle, und die Polypeptidkette wird vom Ribosom freigegeben. Die Nicht-Sinn-Codonen werden als *amber-, ochre-, opal*-Codon bezeichnet (s. Code-Sonne).

Wie Abb. 2.20, die eine Übersicht der Transkriptions- und Translationsprozesse zeigt, zu entnehmen ist, wird die m-RNA bei der Translation nicht etwa nur durch ein einziges Ribosom gezogen, sondern aus ökonomischen Gründen normalerweise durch viele nebeneinanderliegende Ribosomen, so daß an einem m-RNA-Strang gleichzeitig mehrere Polypeptidketten entstehen. Man bezeichnet einen solchen Verband zwischen m-RNA und mehreren Ribosomen als *Polysomen-Verband.* Wird

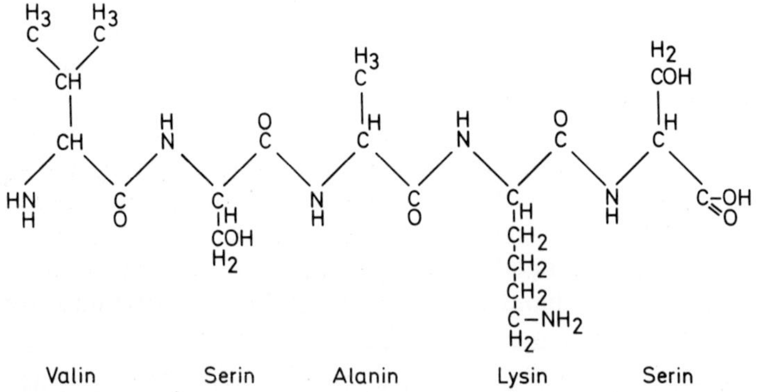

Abb. 2.22. Ausschnitt aus einer Polypeptidkette. (Nach Bresch, C., Hausmann, R.: Klassische und molekulare Genetik, 3. Aufl. Berlin Heidelberg New York: Springer 1972)

die Polypeptidsynthese an einer m-RNA beendet, so lösen sich die Ribosomen von dieser wieder und stehen im Plasma für die Ablesung eines anderen Messengers und damit für die Produktion einer anderen Polypeptidkette zur Verfügung. Die Ribosomen sind also wirklich universelle Druckmaschinen der Zelle, in die eine beliebige m-RNA als Druckstock eingelegt werden kann.
Aus Untersuchungen an Bakterien weiß man, daß die m-RNA sehr kurzlebig ist. Ihre Halbwertszeit liegt in der Größenordnung von 100 s. Die Halbwertszeit der m-RNA höherer Organismen ist zwar etwas länger, sie wird in Stunden gemessen, aber dennoch ebenfalls relativ kurz. Fragt man nach dem biologischen Sinn dieser kurzen Halbwertszeiten, so wird man zu dem Schluß kommen, daß dies eine sehr ökonomische Einrichtung der Zelle ist. Eine Bakterienzelle unterliegt häufig Milieuveränderungen, die eine sehr schnelle Adaption der Zelle erfordern. Eine schnelle Adaption bedingt aber schnellen Wechsel der Syntheseleistungen. Wäre die m-RNA langlebig, so würden über einen langen Zeitraum immer dieselben Enzyme gebildet (z. B. zum Abbau des Stoffes A), die vielleicht durch einen Milieuwechsel gar nicht mehr gebraucht werden. Dafür würden andere lebensnotwendige Enzyme (z. B. zum Abbau des Stoffes B) nicht gebildet werden können. Ist die m-RNA jedoch kurzlebig, so werden an der DNA ständig neue m-RNA-Spezies zum Abbau von A transkribiert und in die Translation gegeben, solange der Stoff A im Milieu vorhanden ist. Fehlt der Stoff A plötzlich und muß B abgebaut werden, kann unter Kontrolle der DNA sofort m-RNA für B gebildet werden, die dann auch schnell translatiert werden kann, da die m-RNA für A, die diese Ribosomen besetzt hält, schnell verdämmert und damit die Druckmaschine freigibt. Zellen höherer Organismen unterliegen nicht ganz so rasch Milieuveränderungen wie Bakterien, infolgedessen ist es hier günstiger, daß die m-RNA etwas langlebiger ist.

2.2 Chromosomen des Menschen

Wir haben nun den Aufbau der DNA und der RNA, Transkription und Translation und die Anordnung der Gene in einem Säugerchromosom kennengelernt. Wenden wir uns nun den Chromosomen des Menschen zu und betrachten wir, wie die DNA im menschlichen Chromosomensatz angeordnet ist. Dabei sei bezüglich der technischen Darstellung menschlicher Chromosomen auf Kapitel 4.1.3 verwiesen.
Die menschlichen Körperzellen enthalten einen diploiden Satz von $2n = 46$ Chromosomen (haploider Satz $n = 23$). Die Chromosomen weiblicher Personen lassen sich nach Größe und Form zu 23 Paaren anordnen.

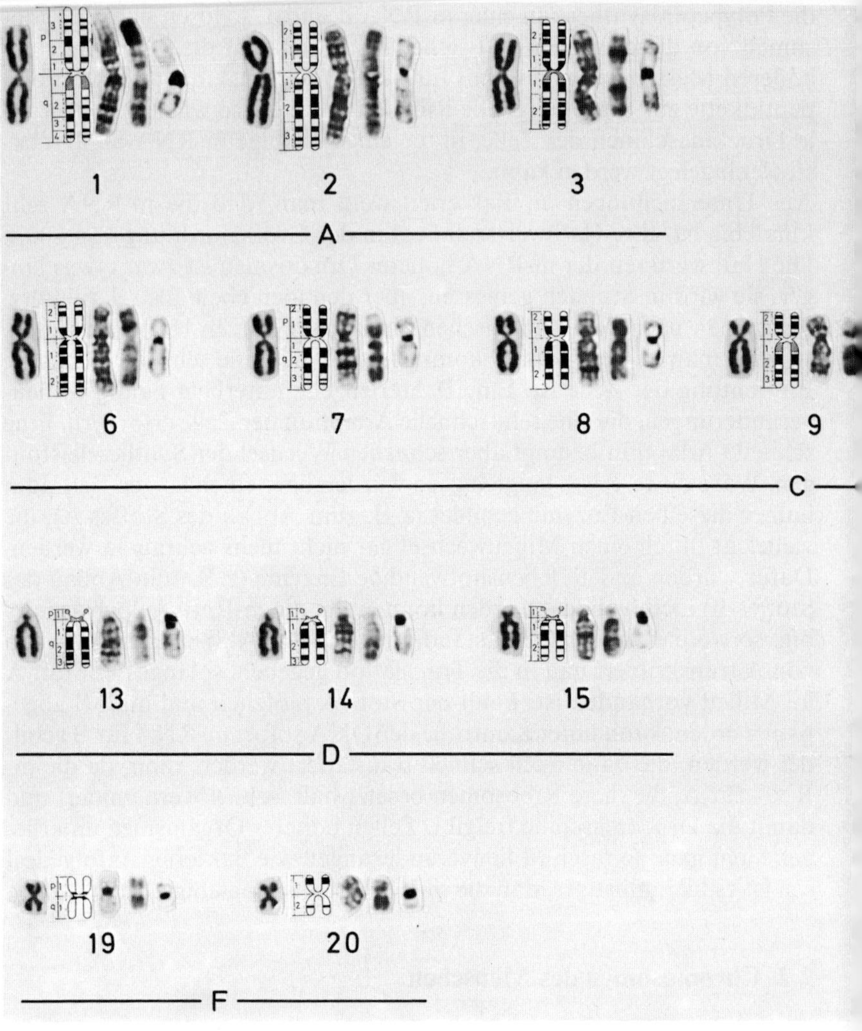

Abb. 2.23. Menschlicher Chromosomensatz (Karyotyp) im Vergleich verschiedener Färbemethoden. *1* Konventionelle Giemsa-Färbung. *2* Schema der Banden. *3* Färbung nach der Giemsa-Banden-Methode. *4* Methodische Variante, die die Stellen im Chromosom anfärbt,

Beim männlichen Geschlecht finden wir 22 von diesen 23 Paaren, daneben aber zwei unpaare Chromosomen, von denen das größere, das *X-Chromosom,* auch bei der Frau, hier aber doppelt vorhanden ist, während das kleinere, das *Y-Chromosom,* nur beim Mann vorkommt. Die 22 Paare, die beiden Geschlechtern gemeinsam sind, heißen *Autosomen.* Ih-

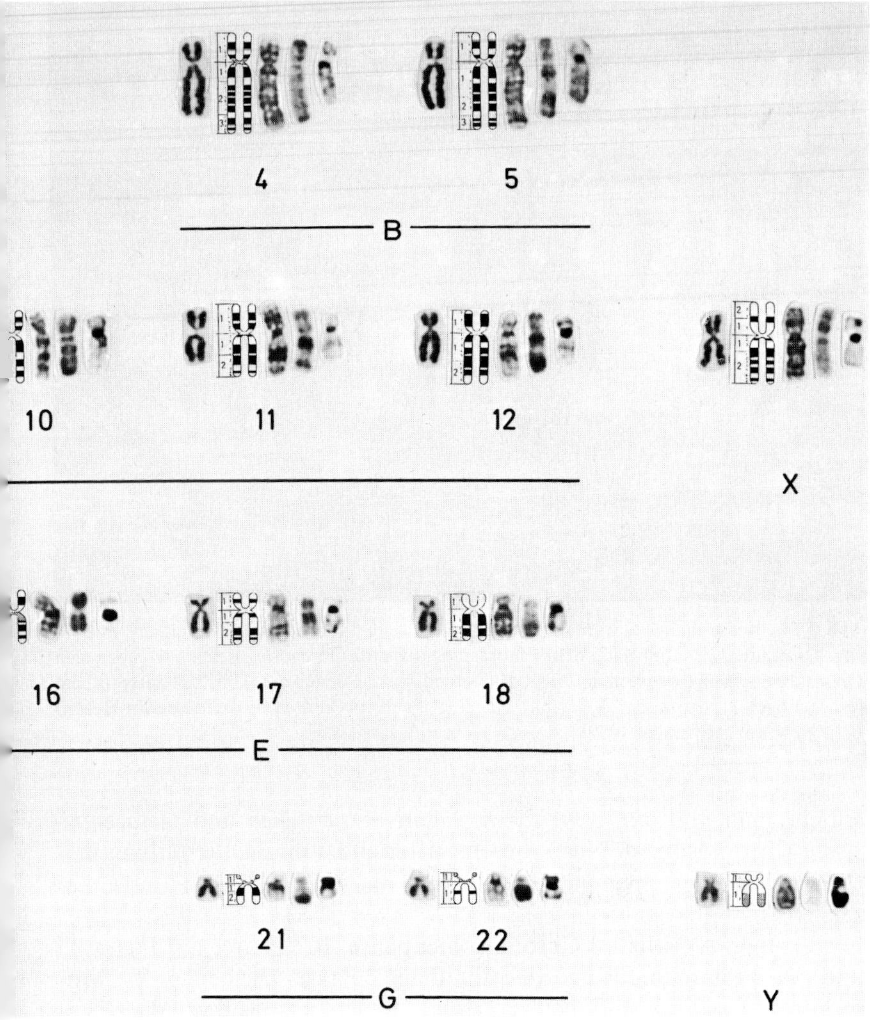

die nach der Giemsa-Banden-Methode ungefärbt bleiben (R-Banden, R = reverse). *5* Zentromerfärbung. (Nach Vogel, F., Motulsky, A.: Human Genetics, Problems and Approaches. Berlin Heidelberg New York: Springer 1979)

nen gegenüber stehen die beiden Geschlechtschromosomen, auch *Gonosomen* genannt (XX bei der Frau, XY beim Mann).
Die Chromosomen des Menschen lassen sich nach ihrer Länge und der Lage ihres Zentromers voneinander unterscheiden. Je nach der endständigen oder mehr oder weniger mittelständigen Lage des Zentromers

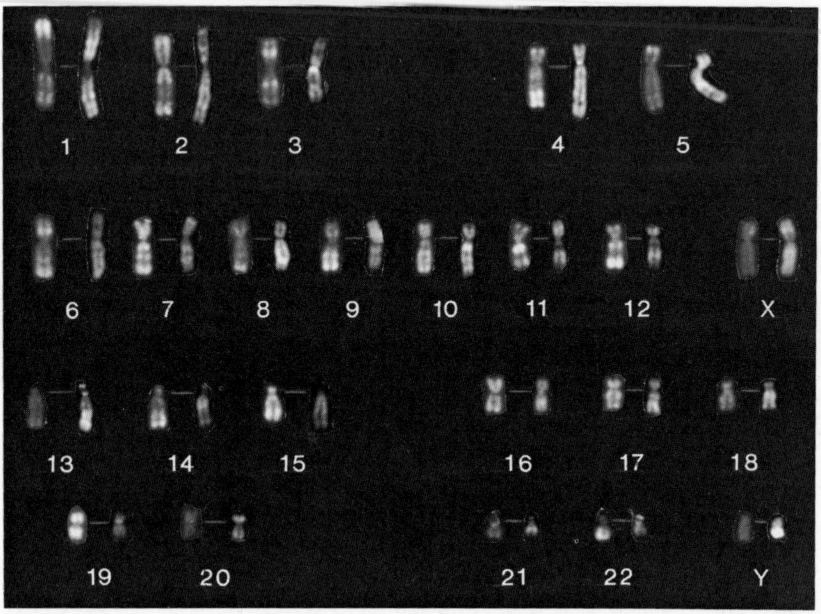

Abb. 2.24. Menschlicher Karyotyp im Vergleich zweier Fluoreszenzbänderungen. *Rechts:* sog. Q-Banden, benannt nach dem Fluoreszenzfarbstoff Quinacrin, welche der normalen Giemsabänderung entsprechen. *Links:* R-Banden, welche denen der Abb. 2.28 entsprechen. (Nach Vogel, F., Motulsky, A. Human Genetics, Problems and Approaches. Berlin Heidelberg New York: Springer 1979)

spricht man von *akrozentrischen, submetazentrischen* und *metazentrischen* Chromosomen. Nach diesen Kriterien ist eine Unterteilung in 7 Chromosomengruppen möglich, die man mit A, B, C, D, E, F und G bezeichnet.

Die Gruppe A enthält 3 Chromosomenpaare, B 2 Paare, C 7 Paare, D und E je 3 Paare und F und G enthalten je 2 Paare. Die beiden X-Chromosomen der Frau sind metazentrisch und genauso groß wie die Chromosomen der C-Gruppe und mit herkömmlichen Analysemethoden von diesen nicht zu unterscheiden. Das Y-Chromosom des Mannes sieht ähnlich aus wie die Chromosomen der G-Gruppe.

Eine verfeinerte Unterscheidungsmöglichkeit der Chromosomen lieferten spezielle, erst vor wenigen Jahren entwickelte Färbungsmethoden, die sog. abgeänderten *Giemsa-* und *Fluoreszenzfärbungen*. Hiermit lassen sich auf den Chromosomen charakteristische Bandenmuster erzeugen (Abb. 2.23 und 2.24), die für jedes Chromosom spezifisch sind. Mit diesen Methoden ist es möglich, die homologen Chromosomenpaare voll-

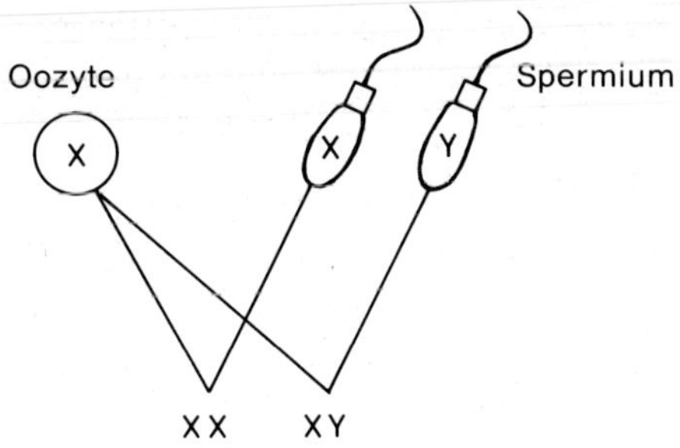

Abb. 2.25. Die Verteilung der Gonosomen als Kriterium für das enstehende Geschlecht

kommen zweifelsfrei einander zuzuordnen, was vor der Entwicklung dieser Methoden besonders in der C- (6–12 und X) und D- (13–15) Gruppe nicht eindeutig möglich war, da sich die Chromosomen dieser Gruppen in Form und Größe sehr ähnlich sind. Auch das Y-Chromosom läßt sich eindeutig identifizieren, da es nach Fluoreszenzfärbung in seinen längeren Armen wesentlich stärker fluoresziert als die Chromosomen der G-Gruppe (Abb. 2.24). Außerdem erlauben diese Färbungen, relativ kleine morphologische Veränderungen, z. B. Translokationen oder Inversionen, an den Chromosomen zu erkennen, was besonders für die klinische Zytogenetik von großer Bedeutung ist.
Für die Ausbildung des Geschlechts sind beim Menschen die Gonosomen verantwortlich. Eine Oozyte, die immer nur ein X-Chromosom enthält, kann mit einem Spermium verschmelzen, das entweder ein X- oder ein Y-Chromosom enthält (Abb. 2.25). Ist die Zygote bezüglich der Gonosomen XX, so wird sich daraus ein Mädchen entwickeln; ist sie XY, so entwickelt sich ein Junge.

2.3 Zellgenetik und Gentechnologie

Wenden wir uns nun einem jungen Zweig der Molekularbiologie, der Gentechnologie, zu. Dieses Gebiet wird ja in den letzten Jahren in der Öffentlichkeit außerordentlich kontrovers diskutiert, weil einerseits sehr viel Positives von diesen Techniken erhofft wird, andererseits existiert eine gewisse Angst vor ethisch möglicherweise problematischen Konsequenzen aus der Anwendung dieser Techniken in manchen Bereichen. Es ist daher gerade für den Medizinstudenten von großer Bedeutung, sich mit den Prinzipien dieser Methodik vertraut zu machen, da nur das Wissen um die Möglichkeiten zu einer Versachlichung der Diskussion führt. Nur so können Pauschalantworten nach dem Muster „Meine Gene gehören mir allene“ (gelesen am Bauzaun des Zentrums für Molekulare

Biologie der Universität Heidelberg) vermieden werden und eine inhaltliche Auseinandersetzung mit den Möglichkeiten, aber auch den selbstgewählten Grenzen, kann geführt werden.

2.3.1 Bedeutung von Restriktionsendonukleasen

Die Gentechnologie hat sich aus der Entdeckung zweier Molekülklassen entwickelt, der *Restriktionsenzyme* und der *Plasmide*. Die Restriktionsenzyme sind von ihrem Wirkungsmechanismus her Endonukleasen. Restriktionsendonukleasen sind Bestandteile eines Systems zum Abbau fremder DNA in Bakterien. Wie funktioniert jedoch dieses System? In der Beantwortung dieser Frage liegt der Schlüssel zum Verständnis der Wirkungsweise von Restriktionsenzymen. Die DNA von Bakterienstämmen ist im Durchschnitt alle paar tausend Basenpaare methyliert. Dabei erfolgt die Methylierung innerhalb ganz bestimmter Nukleotidsequenzen, die durch Spiegelsymmetrie gekennzeichnet sind, z. B.

–GAA*TTC–
–CTTA*AG– * = Methylgruppen

Fehlt diese Methylierung, so wird die DNA als fremd angesehen und geschnitten. In unserem Beispiel wie folgt:

$$\begin{array}{l} \text{–GAATTC–} \\ \text{–CTTAAG} \end{array} \longrightarrow \begin{array}{l} \text{–G} \\ \text{–CTTAA} \end{array} + \begin{array}{r} \text{AATTC–} \\ \text{G–} \end{array}$$

Die Enzyme, die solche spezifischen Schnitte durchführen können, werden als Restriktionsenzyme bezeichnet. Es gelang, viele solcher Restriktionsenzyme mit sehr verschiedener Sequenzspezifität zu isolieren. Dies liegt daran, daß fast jeder Bakterienstamm sein eigenes sequenzspezifisches Restriktionssystem besitzt. Bei manchen Restriktionsenzymen liegen die Schnittstellen in beiden Strängen an derselben Stelle, wobei *stumpfe* Enden entstehen oder sie sind, wie in unserem Beispiel, ein bis fünf Nukleotide gegeneinander versetzt. Man erhält dann einsträngige komplementäre Enden, die man auch als *sticky ends* bezeichnet. Man kann nun DNA verschiedener Herkunft, z. B. solche von Plasmiden (s. Kap. 2.3.3), aber auch DNA höherer Organismen, nach den Regeln der Basenpaarung an ihren sticky ends aneinanderlagern, wenn sie nur die charakteristische Nukleotidsequenz aufweisen. *Ligasen* legen nun noch die Verbindung zwischen den jeweils endständigen Nukleotiden. Es resultiert ein neues DNA-System, z. B. ein Plasmid mit DNA aus höheren Organismen.

2.3.2 Reverse Transkriptase

Mit Hilfe von Restriktionsenzymen ist es also möglich, DNA an spezifischen Sequenzen zu schneiden; mit Hilfe von Ligasen kann man diese Fremd-DNA in einen *Vektor* (Überträger genetischer Information auf einen anderen Wirt) überführen und beliebig in Bakterienzellen vermehren *(Klonieren)*. Schneidet man nun DNA, z. B. des menschlichen Genoms, nach einem „Schrotschußprinzip", so erhält man eine enorme Menge von Fragmenten mit dem Ergebnis, daß einige dieser Fragmente Teile von Genen enthalten werden, sehr viele werden nichtkodierende DNA enthalten und somit überhaupt keine Gene. Eine andere, weit bessere Strategie wäre also, selektiv nur solche DNA-Sequenzen zu verwenden, welche in RNA transkribiert werden. Dies kann durch die Extrahierung von m-RNA erfolgen, wenn es gelingt, hiervon eine DNA-Kopie zu erstellen. Nun gibt es onkogene Viren, deren Genom nicht aus DNA, sondern aus RNA aufgebaut ist. Diese Viren enthalten ein spezielles Enzym, die *reverse Transkriptase*. Nach Infektion einer Wirtszelle stellt dieses Enzym eine DNA-Kopie der Virus-RNA her. Die Virus-RNA dient also als DNA-Matrize. Diese DNA kann dann in das Genom des Wirts integriert werden und führt zur Umwandlung in eine maligne Tumorzelle.

Zur Erstellung einer DNA-Kopie der m-RNA kann man diese reverse Transkriptase benutzen. Man bezeichnet auf diese Weise hergestellte DNA als *c-DNA* (c = copy). Die Einzelstrang-DNA, die von der m-RNA durch reverse Transkriptase kopiert wird, kann mit DNA-Polymerase doppelsträngig gemacht, in einen Vektor überführt und kloniert werden. Umgekehrt kann natürlich c-DNA dazu benutzt werden, Klone zu identifizieren, die Gene enthalten, nach einer Klonierung nach dem Schrotschußprinzip.

2.3.3 Plasmide

Wir haben bisher mehrfach die Vehikel bei der Übertragung genetischer Information erwähnt und sie als Vektoren definiert. Was ist nun die Natur dieser Vektoren? Grundsätzlich gibt es zwei Typen, nämlich *Bakteriophagen* und *Plasmide*. Plasmide sind extrachromosomale Stücke nackter DNA in Bakterien, die sich selbst replizieren können und sich daher autonom in Bakterien vermehren. Ihr Molekulargewicht liegt zwischen 2 und 100×10^6 und ist damit wesentlich kleiner als das Bakterienchromosoms. Bakteriophagen werden wir an anderer Stelle des Buches noch ausführlich besprechen. Durch die Klonierungstechnik wird es in Zukunft als eine ihrer Auswirkungen möglich sein, Genprodukte in Bakte-

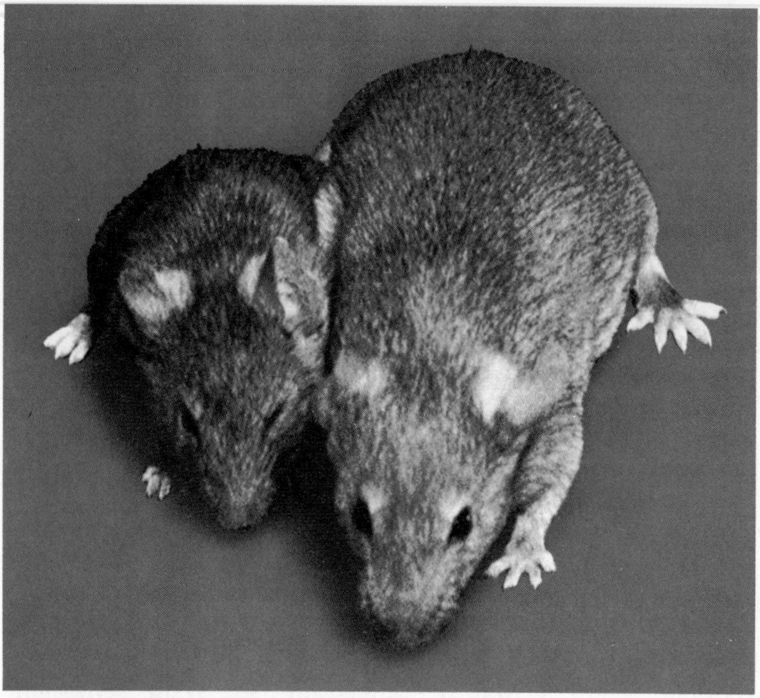

Abb. 2.26. Riesenmaus nach Mikroinjektion eines Wachstumsgens in den Zygotenkern. (Nach Brinster, R. L. u. Hammer, R. E., Science 222, 1983)

rien zu produzieren, deren Herstellung heute noch auf Grund komplizierter Gewinnungs- oder Syntheseprozesse begrenzt und teuer ist. Wesentliche Fortschritte sind bereits gemacht. Als Beispiele seien hier das *Insulin,* aber auch das *Interferon,* erwähnt. Darüber hinaus wird es in Zukunft möglich sein, Gene von Säugetieren und Mensch in Säugetierzellen oder sogar in die Zygote des Menschen zu transferieren. Damit werden eines Tages Kopien von „gesunden" Genen bei einfach mendelnden Erbkrankheiten mit erheblichen klinischen Auswirkungen zum Genom mit dem Defektgen addiert werden können. So wird man die klinischen Auswirkungen bestimmter Erbkrankheiten beseitigen oder mildern können. Experimentell bereits gelungen ist 1983 die Einschleusung eines Wachstumsgens in Zygoten von Mäusen und die Erzeugung sog. Riesenmäuse (Abb. 2.26). Diese Beispiele mögen die phantastischen Möglichkeiten des „genetic engineering" verdeutlichen. Sie verdeutlichen aber auch, welch enorme ethische Probleme diese Methoden in der Zukunft aufwerfen werden.

2.3.4 Somatische Genetik

Wir wollen uns nun mit der Frage beschäftigen, wie man menschliche Gene auf bestimmten Chromosomen lokalisieren kann. Es ist seit langem bekannt, daß Zellen in der Zellkultur miteinander *fusionieren* können. Die Zellen verschmelzen miteinander über die Zellmembran, und es entstehen zunächst Zellen mit zwei Kernen. Bei der nächsten Mitose kommt es zur Mischung der Chromosomen beider Ursprungszellen. Es entsteht zunächst ein tetraploider Zellkern, der allerdings bei den nächsten Mitosen nach und nach überschüssige Chromosomen wieder abgibt. Vor ca. 20 Jahren konnte man diese Beobachtung experimentell systematisieren. Man fand nämlich, daß bestimmte Viren die Rate der Zellfusion erheblich steigern können. In der Praxis benutzt man dazu am häufigsten das *Sendaivirus* aus der Gruppe der Paramyxoviren, dessen Virusnukleinsäure man vorher zerstört, um eine tödliche Infektion der Zelle zu vermeiden. Die Fusionsaktivität wird hierdurch nicht wesentlich beeinflußt. Zur Lokalisation von menschlichen Genen benutzt man Fusionsprodukte menschlicher Fibroblasten oder Lymphozyten mit bestimmten Maus-Zell-Linien. Wir haben bereits erwähnt, daß bei fusionierten Zellen Chromosomen verlorengehen. Bei den Maus-Mensch-Zellhybriden bleibt immer der Mauschromosomensatz mit $2n=40$ Chromosomen vollständig erhalten. Die menschlichen Chromosomen gehen nach und nach verloren, so daß man in Hybridzellen nie 86 (40+46) Chromosomen findet, sondern meist solche mit 41–55 Chromosomen. Die übrigbleibenden menschlichen Chromosomen sind eine statistische Auswahl aus dem Chromosomensatz. Da man nun mit Hilfe der Bänderungstechniken jedes Chromosom genau identifizieren kann, kann man das Vorkommen bestimmter menschlicher Chromosomen mit dem Vorhandensein menschlicher Genprodukte vergleichen. Dabei wendet man zur Suche von Genprodukten elektrophoretische Methoden an, da sich entsprechende Genprodukte von Maus und Mensch in ihrer Aminosäuresequenz durch die evolutionäre Trennung normalerweise genügend unterscheiden.

Eine andere Methode zur Lokalisation menschlicher Gene ist die *in-situ-RNA-DNA-Hybridisierung*. Bei dieser Technik gibt man hochradioaktive r-RNA unter bestimmten Bedingungen zu Metaphasechromosomen. Die r-RNA bindet nun an Chromosomenabschnitten, an denen die zur r-RNA komplementären Sequenzen vorkommen. Zum Nachweis der am Chromosom gebundenen radioaktiven r-RNA verwendet man autoradiographische Methoden.

Bei der Untersuchung menschlicher Genprodukte, und seit jüngerer Zeit auch bei der Untersuchung menschlicher Gene auf DNA-Ebene, stellt man fest, daß für viele Gene ein erheblicher *Polymorphismus* existiert. Dies bedeutet, daß gleiche Gene in verschiedenen Individuen, aber auch die homologen Gene eines Individuums, sich auf Ebene der Nukleotide unterscheiden. Dies führt in den allermeisten Fällen nicht zu erkennbaren Folgeerscheinungen in klinischer Richtung, da die Varianz in den Genprodukten im Normalfall nicht zu wesentlichen Veränderungen der Funktion führt. Die Varianten auf der Ebene der Gene führen nur zu einer Verbreiterung der phänotypischen Varianz. Als Grenzfall, nämlich dann, wenn die Nukleotidsequenz an einer für das Genprodukt funktionell wichtigen Stelle verändert ist, können genetische Defekte auftreten, die zu *genetischen Syndromen* führen.

2.4 Formale Genetik

2.4.1 Mendelsche Gesetze

Schon im 18. Jahrhundert führten eine Anzahl von Naturforschern viele Kreuzungsversuche und variationsstatistische Untersuchungen an Pflanzen und Tieren durch. Gregor Mendel (1822–1884) berichtete 1865 vor dem Naturforschenden Verein in Brünn über seine „Versuche an Pflanzen-Hybriden". Ihm gelang es als erstem, den Erbgang einzelner phänotypischer Merkmale aufzufinden und in Gesetze zu fassen. Die Entdeckungen Mendels gerieten dann allerdings für einige Jahrzehnte in Vergessenheit und wurden erst um 1900 durch Correns, Tschermak und De Vries wiederentdeckt. Aber erst nachdem Hertwig 1875 die Rolle der Kernverschmelzung bei der Befruchtung erkannt hatte und Roux und Weissmann seit 1883 die Chromosomen als Träger der Erbinformation vermuteten, waren die Erkenntnisse soweit gediehen, daß Sutton und Boveri (1902–1904) ihre „Chromosomentheorie der Vererbung" formulieren konnten. Mit der Annahme, daß die Mendelschen Faktoren, die man heute als Gene bezeichnet, auf Chromosomen stationiert sind, und der Erkenntnis, daß die Weitergabe der Mendelschen Faktoren durch die Generationen eine Parallele im Verhalten der Chromosomen während der Meiose und der Gametenkopulation findet, war es möglich, die Mendelschen Gesetze kausal zu verstehen. Zum besseren Verständnis ihrer Aussagen ist es zweckmäßig, zuerst einige Fachausdrücke zu definieren:

Von *Homozygotie* spricht man, wenn diploide oder polyploide Organismen gleiche Allele für einen oder mehrere Genloci (Gene) auf homologen Chromosomensegmenten besitzen. Von *Heterozygotie* spricht man, wenn homologe Chromosomensegmente verschiedene Allele tragen. Experimentell lassen sich durch Selbstung oder Inzucht sogenannte reine oder homozygote Linien erzeugen. Dabei verwendet man in der Praxis diesen Ausdruck auch dann, wenn die betreffenden Organismen nicht in allen, sondern nur in den für eine bestimmte Fragestellung interessierenden Genen gleich sind.

Die Elterngeneration bezeichnet man in Kreuzungsuntersuchungen als *Parentalgeneration (P)*, die erste Nachfolgegeneration als *erste Filialgeneration (F_1)*, die Nachkommenschaft dieser dann als *zweite Filialgeneration (F_2)* usw.

1. Mendelsches Gesetz (Uniformitätsgesetz). Kreuzt man zwei homozygote Linien miteinander, die sich in einem oder mehreren Allelpaaren unterscheiden, so erhält man eine heterozygote Filialgeneration mit einem einheitlichen Phänotyp (Uniformität). Dabei ist es gleichgültig, welche der beiden homozygoten Linien als Vater oder welche als Mutter verwendet wird, wenn die betreffenden Genloci auf den Autosomen liegen; d. h. die Aufspaltung ist unabhängig vom Geschlecht.

Als Beispiel sei hier die Kreuzung zwischen der rot- und der weißblühenden Form der Wunderblume *(Mirabilis jalapa)* erwähnt. Die F_1 ist uniform rosa blühend. Man spricht in diesem Falle von einer *intermediären* Wirkung der beiden beteiligten Gene für die Blütenfarben weiß und rot. Intermediäre Vererbung bedeutet, daß sich die beiden homozygoten Elterntypen und die heterozygote Filialgeneration phänotypisch voneinander unterscheiden lassen. In der F_1 kommt die rosa Farbe der Blüten durch eine gleichzeitige phänotypische Manifestation beider vererbter Gene der P-Generation (nämlich für weiße und für rote Blütenfarbe) zustande.

Kreuzt man dagegen homozygote rot- und weißblühende Erbsen, so ist die heterozygote F_1 uniform rot wie der eine Elternteil. Hier setzt sich also das Gen für die rote Farbe durch und „überdeckt" das für die weiße Farbe. Da das Gen für die rote Farbe den Phänotyp der F_1 bestimmt, sagt man, es ist *dominant* über das für weiße Farbe, das als *rezessiv* bezeichnet wird. Die Worte dominant und rezessiv bezeichnen also die Abhängigkeit der phänotypischen Eigenschaften von einem Allelpaar, wobei ein dominantes Gen im heterozygoten Zustand gleich oder fast gleich wirkt wie im homozygoten. Rezessive Gene sind dagegen nur im homozygoten Zustand erkennbar.

2. Mendelsches Gesetz (Spaltungsgesetz). Kreuzt man F_1-Hybride, die in einem Allelpaar heterozygot sind, so ist die F_2-Generation nicht uniform, sondern spaltet phänotypisch in bestimmten Zahlenverhältnissen auf.

Betrachten wir wieder die Verhältnisse bei der Wunderblume: Kreuzt man hier die bezüglich der Blütenfarbe heterozygoten rosa F_1-Pflanzen unter sich, so erhalten wir in der F_2 zu ½ rosa blühende, den Eltern gleichende Vertreter, zu ¼ finden wir jedoch rote und zu ¼ weiße Pflanzen. Die roten und weißen Vertreter sind homozygot „herausgemendelt", während die rosa blühenden heterozygot sind und unter sich gekreuzt immer wieder das Aufspaltungsverhältnis 1:2:1 für rot, rosa, und weiß zeigen. Diese Spaltung ist auf die Trennung der homologen Chromosomen in der Meiose zurückzuführen, denn die Gameten können, da sie ja haploid sind, nur eines der beiden Allele enthalten, entweder das für rote oder das für weiße Blütenfarbe. In der Zygote wird nun eine Kombination der Gene rot/rot, rot/weiß, weiß/rot und weiß/weiß ermöglicht. Da die Gene für rot und weiß dominant wirken, sind alle heterozygoten Pflanzen rosa, und wir kommen zwangsläufig zu der Aufspaltung 1:2:1. Ist der Erbgang nicht intermediär, sondern dominant, so haben wir zwar auch eine Aufspaltung 1:2:1, jedoch nur genotypisch. Phänotypisch erhalten wir ein Verhältnis von 3:1, da die Heterozygoten den Phänotyp des dominanten Allels zeigen. Bei intermediärem Erbgang entsprechen sich also Genotyp und Phänotyp, während bei dominantem Erbgang heterozygote und dominant homozygote Individuen bei verschiedenen Genotypen den gleichen Phänotyp zeigen.

Der Genotyp bei dominantem Erbgang kann jedoch durch Rückkreuzung mit dem homozygoten rezessiven Partner analysiert werden. Ist das zu untersuchende Individuum homozygot für das dominante Allel, so ist die Rückkreuzungsgeneration uniform, nämlich heterozygot und phänotypisch entsprechend dem dominanten Allel. Handelt es sich dagegen bei dem zu untersuchenden Individuum um einen Heterozygoten, so spaltet die Rückkreuzungsgeneration im Verhältnis 1:1 auf. Wir erhalten genauso viele heterozygote Vertreter mit dem Phänotyp des dominanten Elternteils wie homozygote mit rezessivem Merkmal.

3. Mendelsches Gesetz (Unabhängigkeitsregel). Kreuzt man zwei homozygote Linien miteinander, die sich in zwei oder mehreren Allelpaaren voneinander unterscheiden, so werden die einzelnen Allele bei der Weitergabe durch die Generationen unabhängig voneinander, entsprechend den beiden ersten Mendelschen Gesetzen, vererbt. Es können dabei in der F_2-Generation neue Merkmalskombinationen auftreten.

Das 3. Mendelsche Gesetz besagt also, daß die Gene unabhängig voneinander frei kombinieren. Dies gilt jedoch nur für Gene, die sich auf verschiedenen Chromosomen befinden. Verschiedene Gene, die sich auf einem Chromosom befinden, können nicht unabhängig voneinander kombinieren, da ja die Chromosomen als Kopplungsgruppen im meiotischen Geschehen als Ganzes auf die Gameten verteilt werden. Die Koppelung aller Gene eines Chromosoms braucht jedoch nicht absolut zu sein, da in der Meiose Crossing over zwischen homologen Chromatiden von Schwesterchromosomen stattfinden kann. Dies ermöglicht eine erhöhte Rekombination von Genen, was unter dem Gesichtspunkt der möglichen genetischen Variabilität von erheblicher Bedeutung ist.

2.4.2 Autosomal-kodominanter Erbgang beim Menschen

Nachdem wir nun die Mendelschen Regeln, der historischen Entwicklung folgend, an Pflanzen besprochen haben, soll auf mendelnde Erbgänge beim Menschen eingegangen werden.
Gerade der Arzt benötigt eine detaillierte Kenntnis dieser Erbgänge, da er in der Praxis u. a. mit Leiden konfrontiert wird, die erblich sind und entweder direkt einem Mendelschen Erbgang folgen können oder die zumindest eine erbliche Disposition voraussetzen. Es ist daher sinnvoll und

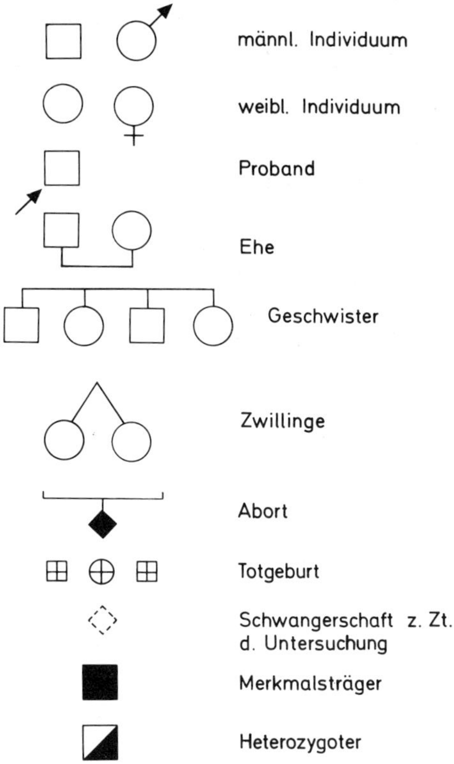

Abb. 2.27. Eine Auswahl der wichtigsten Symbole zur Erstellung eines Stammbaumes

notwendig, wenn wir uns hier zuerst mit der Terminologie beschäftigen, die bei der Aufstellung eines Stammbaumes gebräuchlich ist. Die in der Abbildung 2.27 wiedergegebenen Symbole sind allgemein anerkannt und erleichtern es dem Arzt, durch eine Stammbaumanalyse festzustellen, ob er es in einem bestimmten Fall mit einem Leiden zu tun hat, das erblich ist oder nicht. Die Aufstellung eines Stammbaumes liefert dem Arzt, wenn er vermutet, es mit einem erblichen Leiden zu tun zu haben, die Grundinformation für alle weiteren Überlegungen.

Wir haben am Beispiel der Wunderblume den intermediären Erbgang entsprechend den Regeln des 1. Mendelschen Gesetzes erklärt. Auch beim Menschen gibt es Fälle, in denen sich beide für ein Allelpaar mögliche homozygote Formen vom heterozygoten Zustand unterscheiden lassen, so daß den drei Genotypen auch drei verschiedene Phänotypen entsprechen. Wir sprechen hier von einem *kodominanten* Erbgang. (Auf den feinen Unterschied zwischen kodominant und intermediär soll hier nicht eingegangen werden.) Dies gilt z. B. für *Haptoglobine,* eine Gruppe von Plasmaproteinen. Ein weiteres Beispiel sind die Blutgruppen des *MN-Systems,* die bei Fällen strittiger Vaterschaft eine Rolle spielen, da sich die Genotypen leicht und eindeutig bestimmen lassen (Abb. 2.28).

Mutter	Kind	mögliche Väter	umögliche Väter
M	M	M MN	N
M	MN	MN N	M
MN	M	M MN	N
MN	MN	M MN N	–
MN	N	MN N	M
N	MN	M MN	N
N	N	MN N	M

Abb. 2.28. Die Rolle des MN-Systems bei der Vaterschaftsbegutachtung

2.4.3 Autosomal-dominanter Erbgang beim Menschen

Viel häufiger als der kodominante Erbgang ist beim Menschen jedoch der dominante Erbgang, bei dem der Phänotyp eines Homozygoten dem Phänotyp eines Heterozygoten mehr oder weniger entspricht. Von *autosomal-dominanter Vererbung* spricht man dann, wenn der betreffende Genlocus auf einem Autosom und nicht auf einem Geschlechtschromosom liegt.

Wie der Ausdruck „mehr oder weniger“ bereits andeutet, sind die Grenzen zwischen den Begriffen *dominant, kodominant* und *rezessiv* in der Definition häufig schärfer zu fassen als in der Natur exakt zu beobachten.

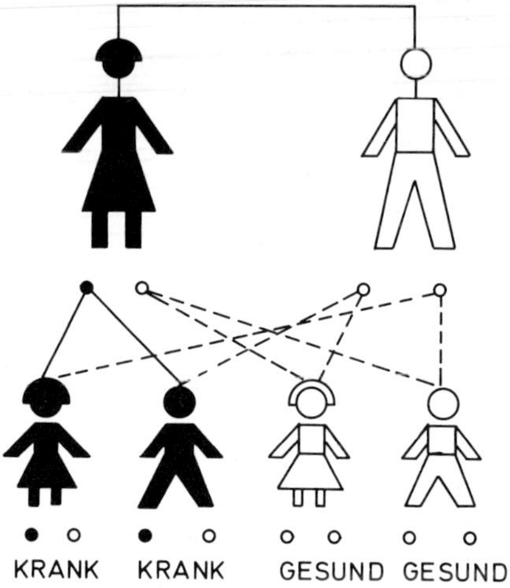

Abb. 2.29. Der häufigste Kreuzungstyp bei autosomal-dominantem Erbgang, wenn das Leiden nicht durch Neumutation entstanden ist

Nach strengem Sprachgebrauch liegt *dominante* Vererbung vor, wenn bereits die Anwesenheit der entsprechenden genetischen Information in einfacher Dosis genügt, um das Merkmal voll zur Ausprägung zu bringen. Der heterozygote Träger des Gens entspricht im Phänotyp also vollständig dem homozygoten Merkmalsträger. Beide sind phänotypisch nicht voneinander unterscheidbar. Die Einstufung eines Gens als dominant und rezessiv hängt aber häufig von der Genauigkeit ab, mit der man phänotypische Merkmale von Heterozygoten untersucht, oder nach dem heutigen Forschungsstand untersuchen kann. Je sorgfältiger und detaillierter der Vergleich von homozygoten und heterozygoten Trägern durchgeführt wird, desto eher aber wird man auch phänische Unterschiede entdecken. So werden auch verfeinerte Untersuchungsmethoden in der Zukunft sicher immer mehr solche Unterschiede aufzeigen.
Die exakte Definition von Dominanz und Rezessivität ist jedoch in der Humangenetik aus praktischen Gründen nicht beibehalten worden. Es sind beim Menschen heute etwa 1 000 meist sehr seltene, dominant erbliche Merkmale bekannt, die in den meisten Fällen zu mehr oder weniger schweren Mißbildungen oder Anomalien führen. Dies bedeutet keineswegs allgemein, daß etwa alle oder die meisten dominanten Gene zu Mißbildungen führen. Vielmehr ist die Dominanz eines Gens bei solchen Genen, die, verglichen mit der Normalsituation, zu schweren Anomalien führen, einfach leichter zu entdecken. Homozygote Träger solcher krankhafter Gene sind wegen der Seltenheit dieser Gene und wegen des oft erheblichen Fortpflanzungsnachteils der Heterozygoten häufig gar nicht bekannt. Die Übereinstimmung zwischen dem homozygoten und

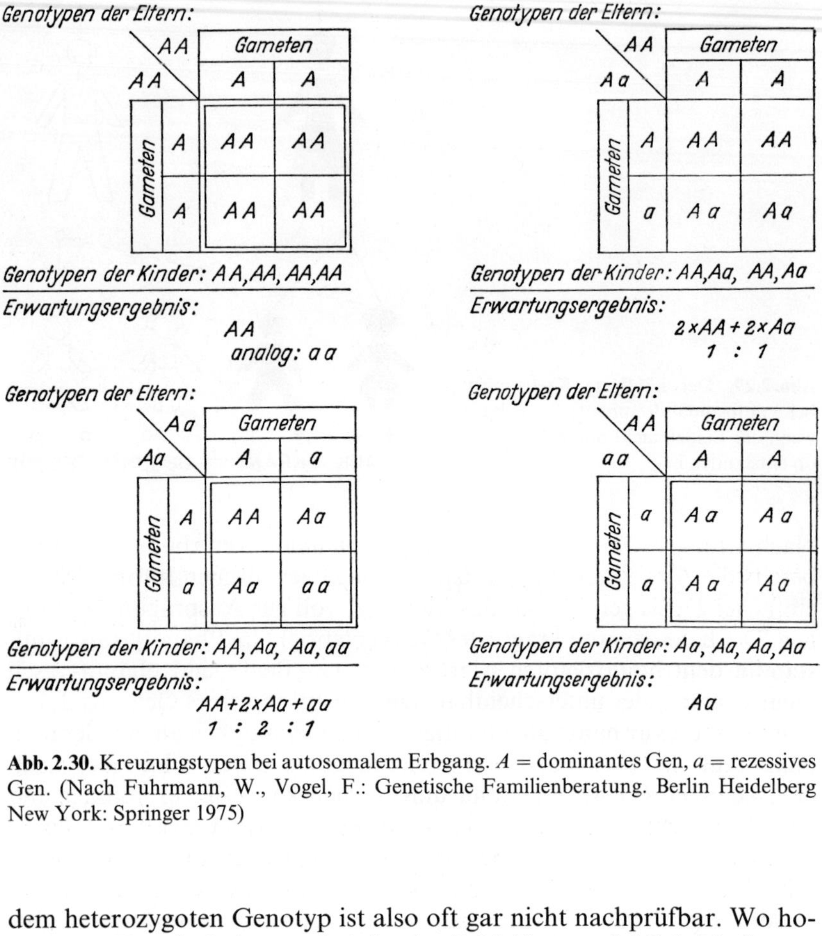

Abb. 2.30. Kreuzungstypen bei autosomalem Erbgang. *A* = dominantes Gen, *a* = rezessives Gen. (Nach Fuhrmann, W., Vogel, F.: Genetische Familienberatung. Berlin Heidelberg New York: Springer 1975)

dem heterozygoten Genotyp ist also oft gar nicht nachprüfbar. Wo homozygot Kranke bekannt sind, ist das Erbleiden tatsächlich häufig wesentlich schwerer ausgeprägt als im heterozygoten Fall. Man müßte in diesen Fällen streng genommen von kodominantem Erbgang sprechen. Scharfe Grenzen sind aber, wie gesagt, sehr selten zu ziehen. Es hat sich deshalb durchgesetzt, ein Merkmal als dominant erblich zu bezeichnen, wenn die Heterozygoten deutlich vom Normalen abweichen. Man sollte sich also beim Gebrauch der Begriffe dominant und rezessiv darüber im klaren sein, daß diese eine Abstraktion darstellen, die in praktischen und didaktischen Notwendigkeiten begründet ist, biologische Tatsachen aber oft ungenau wiedergeben.

Die Übertragung eines autosomal-dominanten Merkmals erfolgt in der Regel, etwa bei einem seltenen menschlichen Erbleiden, von einem der

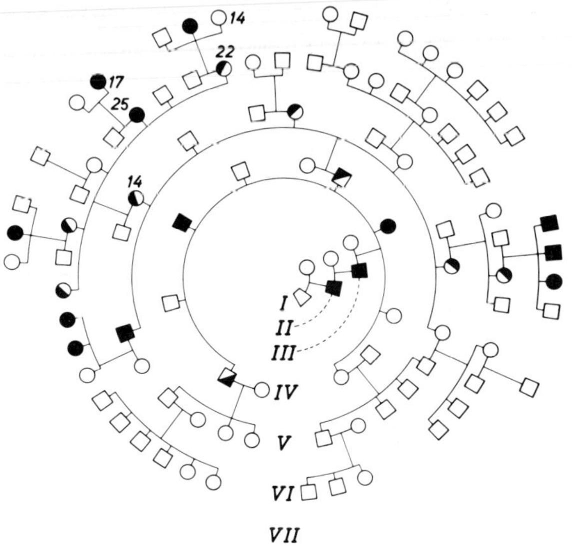

Abb. 2.31. Beispiel eines Stammbaumes für autosomal-dominanten Erbgang. Spalthand und Spaltfuß (eine anatomische Mißbildung von Händen und Füßen). Dabei weisen mit ■ bezeichnete Personen die Anomalie in ausgeprägter Form auf, mit ◪ bezeichnete Personen sind etwas weniger mißgebildet. (Nach Vogel, F.: Lehrbuch der allgemeinen Humangenetik. Berlin Göttingen Heidelberg: Springer 1961)

Eltern auf die Hälfte der Kinder (Abb. 2.29). Der übertragende Elternteil ist gewöhnlich heterozygot für das entsprechende Allel, während der andere normalerweise homozygot für das wesentlich häufigere (beim menschlichen Erbleiden nicht krankhafte) rezessive Allel ist. Für jedes Kind eines Merkmalträgers ergibt sich damit bei einem autosomal-dominanten Erbleiden eine Erkrankungswahrscheinlichkeit von ½. Dabei spielt es keine Rolle, welcher Elternteil das krankhafte dominante Allel in die Zygote eingebracht hat. Da Träger schwerer autosomal-dominanter Erbleiden häufig entweder nicht das Fortpflanzungsalter erreichen oder so stark geschädigt sind, daß die Fortpflanzungsrate, verglichen mit der Normalbevölkerung, stark herabgesetzt bzw. häufig auch gleich Null ist, sollte man erwarten, daß auf diese Weise krankhafte dominante Gene sich von selbst eliminieren. Es treten jedoch solche Erbleiden häufig auch sporadisch auf, d. h. beide Eltern sind gesund, das Kind trägt jedoch eine Anomalie oder Mißbildung, deren Symptomatik aus anderen Sippen als autosomal-dominant bekannt ist. In diesem Falle hat man es mit einer *Neumutation* zu tun. Solche Neumutationen sind um so häufiger im Verhältnis zur Gesamtzahl der Erkrankten zu beobachten, je

schwerer das betreffende Erbleiden schon im frühen Alter das Leben seines Trägers beeinträchtigt und je weniger sich die Merkmalträger fortpflanzen. Es kann aber auch vorkommen, daß zwar ein Elternteil Träger des autosomal-dominanten Genes ist, dieses sich aber bei ihm aus uns bisher unbekannten Gründen nicht vollständig phänotypisch manifestiert, jedoch bei 50% der Nachkommenschaft auftritt. Man spricht in diesem Falle von einer *unvollständigen Penetranz* eines Erbleidens. Die Penetranz gibt an, in wieviel Prozent der Genträger sich das Leiden manifestiert. Hat also z. B. ein Erbleiden eine Penetranz von 60%, so bedeutet dies, daß nur 60% der Genträger auch wirklich die Symptomatik des Leidens zeigen und die restlichen 40% davon mehr oder weniger frei sind, es jedoch auf ihre Kinder weitervererben können, bei denen sich dann das Leiden manifestieren kann.
Ein Beispiel für autosomal-dominante Vererbung sind die *AB0-Blutgruppen* des Menschen. Die Unterschiede in den Blutgruppen A, B, AB, und 0 gehen auf verschiedene Allele eines Gens zurück. Dabei sind die Allele für die Blutgruppe A und B dominant über das für die Blutgruppe 0. Im heterozygoten Zustand entfalten die Allele für A und B ihre Wirkung gleich stark. Das Allel für A kann als A1 oder A2 ausgebildet sein. Menschen mit der Blutgruppe A oder B können genotypisch sowohl A/A oder A/0 bzw. B/B oder B/0 sein, d. h. homo- oder heterozygot sein. Träger der Blutgruppe 0 sind jedoch immer genotypisch homozygot 0/0. Die Kenntnis der Blutgruppen ist wichtig für Bluttransfusionen, da es bei der Übertragung von unverträglichem Blut zur Hämolyse kommt. Im Blutserum enthaltene Stoffe *(Antikörper)* agglutinieren die Erythrozyten anderer Blutgruppen. Auch wird die Bestimmung von Blutgruppen neben anderen Untersuchungsmethoden für Vaterschaftsgutachten herangezogen.

2.4.4 Autosomal-rezessiver Erbgang beim Menschen

Von einem *autosomal-rezessiven Erbgang* sprechen wir dann, wenn nur der homozygote Genträger das uns interessierende Merkmal – etwa eine Erbkrankheit – aufweist, während der Heterozygote sich nicht von dem häufigeren, „normalen" Homozygoten mit zwei nicht krankhaften Allelen unterscheidet.
Bei allen schweren autosomal-rezessiven Erbleiden wird der Kranke in der Regel von gesunden Eltern abstammen, die jedoch selbst heterozygot für das betreffende Gen sind. Die Eltern tragen zwar genotypisch das Leiden, das sich jedoch phänotypisch nicht ausdrückt, da die Wirkung des betreffenden Gens im Vergleich zum normalen, nicht krankhaften Allel rezessiv ist. Eltern, die beide heterozygot für ein autosomal-rezes-

sives Leiden sind, werden entsprechend dem 2. Mendelschen Gesetz zu ¼ homozygot kranke Kinder bekommen, d.h. jedes Kind hat ein Erkrankungsrisiko von 25%. 50% der Kinder aus einer solchen Verbindung werden heterozygot Genträger des krankhaften Allels sein, sind aber wegen der Rezessivität phänotypisch unauffällig, und 25% der Kinder werden genotypisch und phänotypisch „normal" sein, da sie homozygot nur die beiden homologen „Normalallele" geerbt haben. Es ergibt sich also genotypisch ein Aufspaltungsverhältnis von 1:2:1, phänotypisch jedoch von 3:1, d.h. von 75% gesunden Kindern und von 25% kranken Kindern (Abb. 2.32). Bei der geringen Kinderzahl der meisten Familien in der heutigen Zeit heißt das aber, daß die Mehrzahl der Kranken anscheinend „sporadisch" auftritt. Sie sind häufig die einzigen Kranken in der Familie und in der Sippe. Diese Fakten sollte der Arzt sorgfältig beobachten und nicht aus der Tatsache, daß weitere Kranke in der Familie nicht auffindbar sind, ableiten, das Leiden wäre nicht erblich. Es ist daher angesichts der Situation, daß wir z.Z. tausend autosomal-rezessive Erbleiden kennen, die zwar meist sehr selten sind, jedoch häufig für das betreffende Individuum sehr schwere Folgen haben, für den Arzt unbedingt notwendig, zumindest die Symptome der häufigsten autosomal-rezessiven Erbleiden zu kennen und im Zweifelsfall einen Fachmann, z.B. einen Humangenetiker, zu Rate zu ziehen. Wurde bei einem Kind die Diagnose gestellt, daß es sich bei dem betreffenden Leiden um eine autosomal-rezessive Erbkrankheit handelt, so sollte vom Arzt den Eltern

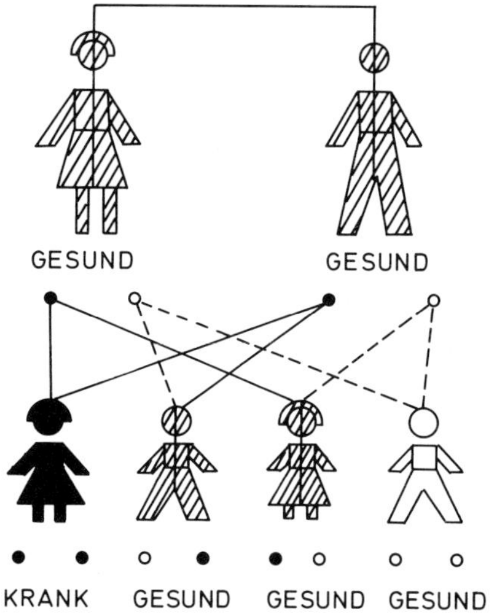

Abb. 2.32. Der häufigste Kreuzungstyp bei autosomal-rezessivem Erbgang

unbedingt mitgeteilt werden, daß für jedes weitere Kind ebenfalls ein Erkrankungsrisiko von 25% besteht.
Einem autosomal-rezessiven Erbgang folgen insbesondere erbliche Stoffwechselleiden, speziell Enzymdefekte. Dabei handelt es sich normalerweise um einen Mangel eines bestimmten Enzyms. Untersucht man heterozygote Genträger, so stellt man fest, daß sie nur etwa 50% der normalen Enzymaktivität besitzen. Das genügt jedoch in der Regel zur Aufrechterhaltung einer phänotypisch normalen Lebensfunktion. Heterozygote Genträger zeigen im allgemeinen keine Krankheitserscheinungen.

Im Gegensatz dazu wirken autosomal-dominante Erbleiden, also Erbleiden, die sich bereits im heterozygoten Zustand manifestieren, gewöhnlich nicht über einen Enzymblock. Charakteristisch für dominante Vererbung sind ausgedehnte Anomalien der Gewebsbeschaffenheit und der Organform. Sie gehen häufig mit schweren äußerlichen Mißbildungen einher. Eine konstante Stoffwechselveränderung ist im Gegensatz zu autosomal-rezessiver Genwirkung normalerweise nicht erfaßbar. Man nimmt daher für dominante Erbleiden an, daß abnormale Genprodukte gebildet werden, deren Aufgabe nicht die Steuerung von Stoffwechselprozessen, sondern der Aufbau von Zellstrukturen und Gewebestrukturen ist. Vermutlich werden abnormale Polypeptide oder Proteine neben normalen gebildet und in die Zell- und Gewebestrukturen eingebaut, die jedoch dann die Struktur krankhaft verändern und zu ausgedehnten Mißbildungen führen.
Im Stoffwechsel der aromatischen Aminosäuren *Phenylalanin* und *Tyrosin* sind mehrere rezessiv erbliche Störungen bekannt (Abb. 2.33). Die wichtigste davon ist die *Phenylketonurie*. Träger dieser Krankheit haben

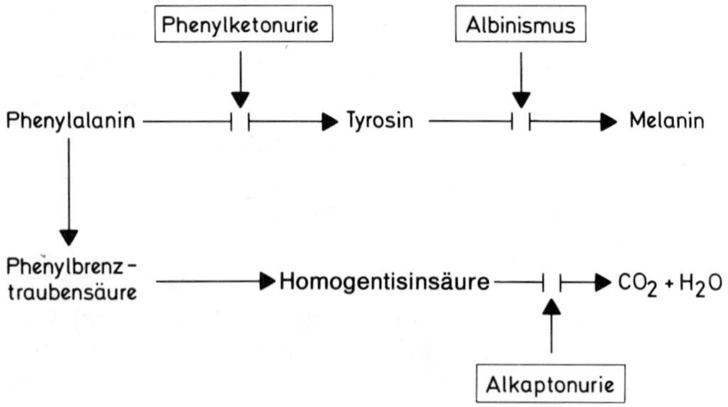

Abb. 2.33. Störungen im Stoffwechsel aromatischer Aminosäuren und ihre Folgen für den Menschen (vereinfachtes Schema)

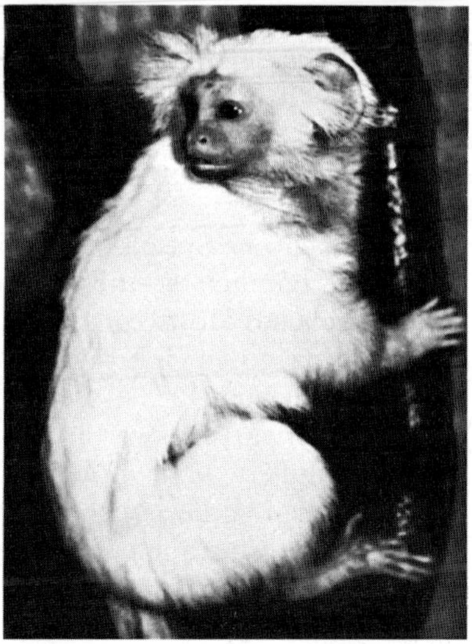

Abb. 2.34. Albinismus bei einem südamerikanischen Krallenaffen (Callithrix jacchus)

einen genetischen Block (es fehlt Phenylalanin-Oxidase), durch den Phenylalanin nicht in Tyrosin umgewandelt werden kann. Phenylalanin geht infolgedessen durch Transaminierung in Phenylbrenztraubensäure über. Die Stoffwechselstörung führt schon im Säuglings- und Kleinkindalter zu schweren irreversiblen Gehirnschädigungen und zu Schwachsinn. Man kann heute durch einen Test, der in Deutschland und in vielen anderen Ländern auch routinemäßig in den Kliniken bei Neugeborenen durchgeführt wird, Träger dieser rezessiv erblichen Krankheit erkennen und dann den Kindern durch eine strenge Diät die zum Wachstum gerade notwendige Menge (aber keinen Überschuß!) an Phenylalanin verabreichen und so die Gehirnschädigung vermeiden. Die Diät führt, wenn sie möglichst früh nach der Geburt angesetzt und für einige Jahre konsequent eingehalten wird, zu einer völligen geistigen Normalentwicklung. Sehr wichtig ist also die Frühdiagnose dieses Leidens.
Eine weitere Stoffwechselstörung ist die *Alkaptonurie*. Träger dieses Leidens scheiden Urin aus, der sich durch Luftoxidation rasch dunkel färbt. Wir haben es hier mit einem genetischen Block zu tun, der einen weiteren Abbau der Homogentisinsäure verhindert. Sie wird daher im Urin ausgeschieden, in dem die Homogentisinsäure zu p-Chinon oxidiert, das dann zu einem dunklen Farbstoff polymerisiert. Die Stoffwechselstörung hat meist keine schweren Folgen. Auch *Albinismus* ist bedingt durch einen Block im Phenylalanin-Tyrosin-Stoffwechsel (Abb. 2.34). Die Melaninverbindungen, die für die Pigmentierung der Haut,

der Haare und der Augen verantwortlich sind, entstehen aus 3,4-Dihydroxyphenylalanin, das aus Tyrosin gebildet wird.
Bei der Phenylketonurie und der Alkaptonurie wurde also durch Enzymblocks ein Stoffwechselzwischenprodukt angehäuft, beim Albinismus ist der Mangel eines Stoffwechselzwischenproduktes für das Leiden verantwortlich.
Es soll noch ein Spezialfall rezessiver Vererbung Erwähnung finden. Kommt es nämlich zu einer Verbindung eines homozygoten Genträgers für ein erbliches Stoffwechselleiden der oben besprochenen Form mit einem heterozygoten Genträger, so ist der Erwartungswert für erkrankte Kinder nicht mehr 25%, sondern 50%, wie sich leicht formal ableiten läßt. Vom Erwartungswert her wird also hier autosomal-dominante Vererbung simuliert. Man spricht daher von *Pseudodominanz*.
Grundsätzlich sollte noch erwähnt werden, daß man beim Menschen normalerweise bei allen Erbgängen nicht exakt die nach den Mendelschen Gesetzen zu erwartenden Aufspaltungsziffern erhält, sondern nur innerhalb der statistischen Grenzen. Der Grund hierfür ist, daß die zur Befruchtung gelangenden Keimzellen nur eine winzige Stichprobe aller gebildeten Keimzellen darstellen.

2.4.5 Geschlechtsgebundene Erbgänge beim Menschen

Wir haben in den vorhergehenden Kapiteln Erbgänge besprochen, für die die verantwortlichen Gene auf den Autosomen lokalisiert waren. Wir wollen nun auf die *geschlechtsgebundene* Vererbung eingehen, d. h. auf den Vererbungsmodus von Genen, die auf den Gonosomen lokalisiert sind.
Es hat sich erwiesen, daß für das menschliche Y-Chromosom – mit einer fraglichen Ausnahme – keine Gene bekannt sind, für die ein Mendelscher Erbgang in Frage kommt. Wir können uns hier also auf die X-chromosomalen Erbgänge beschränken. Das menschliche X-Chromo-

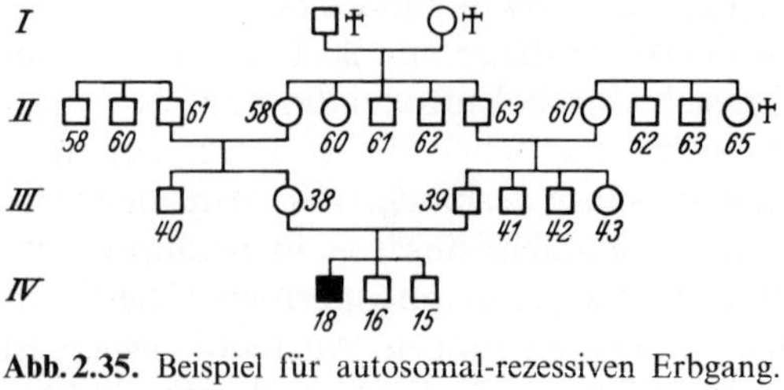

Abb. 2.35. Beispiel für autosomal-rezessiven Erbgang. Xeroderma pigmentosum. (Dorn 1959, zit. nach Vogel, F.: Lehrbuch der allgemeinen Humangenetik. Berlin Göttingen Heidelberg: Springer 1961)

som enthält relativ zahlreiche Gene, deren Erbgang sowohl dominant als auch rezessiv sein kann, wobei der rezessive Erbgang praktisch die größere Bedeutung hat.
Betrachten wir also zuerst den X-chromosomalen Erbgang am Beispiel eines rezessiven Gens für ein Erbleiden. Hierbei gibt es folgende wesentliche Kreuzungsmöglichkeiten:

1. Mutter homozygot normal (XX). Vater hemizygot krank (X'Y). Von *Hemizygotie* spricht man dann, wenn ein Gen nur einmal im Genotyp vorhanden ist, also bei Genen, die auf dem einzigen X-Chromosom des Mannes lokalisiert sind. Ein rezessives Gen, das auf dem X-Chromosom liegt, wird sich phänotypisch beim Mann manifestieren, da er im Gegensatz zum weiblichen Geschlecht kein zweites „normales" Allel besitzt. Wie sieht nun das Risiko für Kinder aus der obigen Verbindung aus? Alle Söhne werden gesund sein, denn sie erhalten immer das normale Gen mit dem X-Chromosom der Mutter. Alle Töchter sind jedoch heterozygot (X'X), denn sie erhalten das krankhafte Gen über das X-Chromosom des Vaters. Die Töchter werden dieses Chromosom mit dem krankhaften Gen auf die Hälfte der Söhne weitervererben, die dann wieder hemizygot krank sein werden.
2. Muter heterozygot (X'X), phänotypisch gesund; Vater gesund (XY). Hier wird die Mutter als *Konduktorin* (Überträgerin) das krankhafte Gen auf die Hälfte der Söhne vererben (X'Y), die dann hemizygot das Gen besitzen und erkranken. Alle Töchter aus dieser Verbindung werden phänotypisch gesund sein. Die Hälfte davon wird aber wieder Konduktorinnen sein (Abb. 2.36).
3. Heiratet eine homozygot kranke Frau einen gesunden Mann, so sind alle Söhne krank, alle Töchter gesunde Konduktorinnen.

Der X-chromosomal-rezessive Erbgang ist also dadurch gekennzeichnet, daß – besonders bei seltenen Leiden – fast nur Männer als Kranke erscheinen. Eine Übertragung des Leidens erfolgt nur über die gesunden Töchter kranker Väter und über die Hälfte der gesunden Schwestern kranker Männer. Alle Töchter kranker Väter sind Konduktorinnen. Aus dieser Ableitung ergeben sich für den Arzt Richtlinien für die theoretische Erbprognose und für die Familienberatung. Betrachten wir als Beispiel ein bekanntes X-chromosomal-rezessives Erbleiden, nämlich die *Hämophilie A*. Der Arzt wird von der Tochter eines Bluters gefragt, wie hoch die Chance ist, daß ihr Kind ein Bluter wird. Diese Chance beträgt 25% für jedes Kind. Die Chance, daß das Kind ein Sohn wird, beträgt 50%. Wenn es ein Sohn ist, so hat dieser wieder die Chance von ½, das krankhafte Gen von seiner Mutter zu erhalten, da sie ja heterozygot für das Gen ist. Umgekehrt sind die Söhne von Blutern gesund,

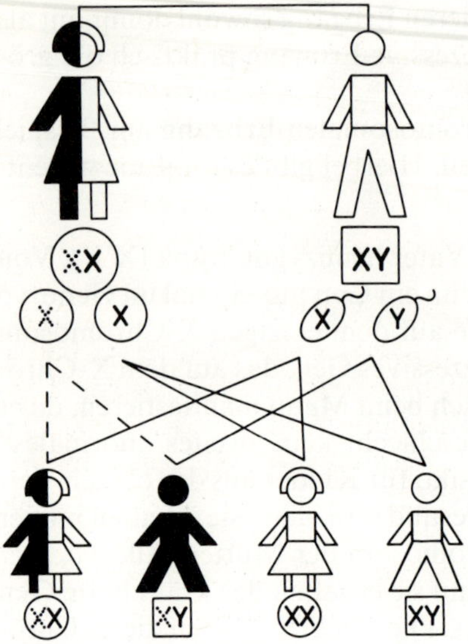

Abb. 2.36. X-chromosomal-rezessiver Erbgang (Kreuzungstyp 2 im Text)

da der Vater nur sein Y-Chromosom in die Zygote einbringt, jedoch nie das X-Chromosom mit dem krankhaften Gen. Folglich können die Söhne das betreffende Gen auch nicht tragen und daher auch nicht an ihre Nachkommen weitervererben. Ein solcher Sohn könnte nur Bluter sein, wenn zufällig die Mutter heterozygote Konduktorin für das krankhafte Gen wäre. Dieser Fall ist jedoch wegen der Seltenheit des Gens zu vernachlässigen, wenn nicht Vater und Mutter etwa Blutsverwandte sind, z. B. Vetter und Kusine ersten Grades.

Spielen wir das Beispiel weiter durch und nehmen an, die Schwester eines Bluters möchte heiraten und fragt nach dem Erkrankungsrisiko für mögliche Kinder. Wir können nun ableiten, daß der erkrankte Bruder das Gen von seiner Mutter geerbt hat. Sie ist also offenbar heterozygot und überträgt das betreffende Gen durchschnittlich auf die Hälfte ihrer Töchter. Die Beratung suchende Schwester des Bluters hat also eine Chance von ½, selbst heterozygote Konduktorin zu sein. Wenn sie es ist, wird ¼ ihrer Kinder (½ ihrer Söhne) erkranken. Jedes mögliche Kind hat also insgesamt die Chance $^1/_8$, jeder Sohn die Chance ¼, ein Bluter zu sein.

In manchen Fällen, so bei der Bluterkrankheit, ist es weiterhin möglich, durch biochemische Laboruntersuchungen einen sogenannten *Heterozygotentest* durchzuführen und damit nähere Informationen zu gewinnen, ob ein Proband möglicherweise heterozygot für das betreffende Leiden ist. Ähnliches gilt auch für andere X-chromosomal-rezessive Erbleiden, wie z. B. die *Rot-Grün-Blindheit* und viele andere. Das vorliegende Beispiel zeigt, daß gerade bei Erbleiden mit bekanntem Vererbungsmodus einer Beratung suchenden Familie häufig exakte Auskunft über ein Erkrankungsrisiko möglicher Kinder gegeben werden kann. Ein Bemühen um die Kenntnis solcher genetischer Vorgänge sollte daher für jeden Arzt eine moralische Pflicht sein, zumal wenn man die oft schwerwiegenden Folgen einer unterlassenen oder falschen Beratung in Betracht zieht.

Wie ist nun der Vererbungsmodus bei einem *X-chromosomal-dominanten Leiden*? Er unterscheidet sich vom X-chromosomal-rezessiven Erbgang dadurch, daß nicht nur die Hemizygoten, sondern auch die (weiblichen) heterozygoten Träger Krankheitserscheinungen aufweisen. Unter den Merkmalträgern findet man daher Männer wie Frauen. Die Söhne befallener Männer sind jedoch merkmalfrei, da sie ihr einziges X-Chromosom von der gesunden Mutter geerbt haben. Dafür sind alle Töchter von männlichen Merkmalträgern ebenfalls Merkmalträger, und die Hälfte ihrer Schwestern ebenso. Unter den Kindern weiblicher Kranker findet sich in Analogie zum autosomal-dominanten Erbgang eine 1 : 1 Aufspaltung ohne Rücksicht auf das Geschlecht. Männliche Merkmalträger haben also ihre Krankheit immer von der Mutter geerbt. Ihre Geschwister zeigen eine 1 : 1 Aufspaltung ohne Rücksicht auf das Geschlecht. Weibliche Merkmalträger können die Krankheit sowohl vom Vater als von der Mutter geerbt haben. Wir sehen also, daß es, zumal wenn dem Arzt wenig Material aus dem Stammbaum einer Familie zur Verfügung steht, häufig schwierig sein kann, einen X-chromosomal-dominanten Erbgang von einem autosomal-dominanten abzugrenzen.

2.5 Geschlechtschromosomen (Gonosomen) und genotypische Geschlechtsbestimmung

Wir haben bei der Besprechung des menschlichen Karyotyps bereits die Funktion der Gonosomen angesprochen. Beim Menschen enthält jede Oozyte stets ein X-Chromosom, Spermien können jedoch ein X- oder ein Y-Chromosom enthalten.

Verschmilzt in der Zygote eine Oozyte mit einem X-Spermium, so wird sich daraus ein Mädchen entwickeln *(Gonosomen: XX)*, verschmilzt sie mit einem Y-Spermium, so entwickelt sich ein Junge *(Gonosomen: XY)*. Beim Menschen ist also das Geschlecht *genotypisch* festgelegt, wobei das Geschlechtschromosom des Spermiums über das Geschlecht entscheidet.

Es sei hier erwähnt, daß dies keineswegs bei allen Lebewesen der Fall ist. Auch gibt es Lebewesen mit anderen Formen genotypischer Geschlechtsbestimmung. So haben bei einigen Vögeln, Fischen und Schmetterlingen die Weibchen verschiedene und die Männchen gleiche Geschlechtschromosomen. Bei Wanzen hat das Weibchen XX, das Männchen dagegen nur ein X-Chromosom.

Wir haben uns nun mit der Frage zu beschäftigen, auf welche Weise die Gonosomen die Ausbildung eines bestimmten Geschlechts beeinflussen. Embryonal wird das Gonadensoma bisexuell angelegt. Das Y-Chromosom induziert in diesem ursprünglich unspezifischen Blastem die Entwicklung von interstitiellen Hodenzellen. Diese prägende Wirkung des Y-Chromosoms setzt sich selbst dann durch, wenn außer dem Y-Chromosom nicht, wie im normalen Fall, ein X-Chromosom, sondern mehrere X-Chromosomen vorhanden sind.

Wie ist jedoch die Tatsache zu verstehen, daß sich selbst bei Anwesenheit von mehreren X-Chromosomen das Y-Chromosom in seiner Wirkung durchsetzt? Die Wirkung des Y-Chromosoms auf das Blastem der Gonaden geht der Wirkung des X-Chromosoms um einige Wochen voraus. In der Entwicklungsphase, in der normalerweise das X-Chromosom zu wirken beginnen sollte, ist die Gonadenanlage durch das Y-Chromosom bereits irreversibel geprägt.

Wir werden solche Fälle in Kapitel 2.7.5 numerische Chromosomenaberrationen noch ausführlich besprechen. Das genotypische Geschlecht des Menschen läßt sich durch *Karyotypisierung* seiner Chromosomen bestimmen (s. Kap. 4.1.3). Eine solche Untersuchung des genotypischen Geschlechts benötigt der Arzt z. B. zur Diagnose von Chromosomenfehlverteilungen der Gonosomen. Es sei aber an dieser Stelle noch eine andere sehr elegante Methode erwähnt, die speziell erlaubt, das genetische Geschlecht des Menschen sehr schnell und einfach festzustellen:

Es lassen sich nämlich in den Zellkernen der meisten Gewebe weiblicher Personen nach Anfärben der Kerne Chromatinverdichtungen nachweisen, die an der Kernmembran liegen. Man findet nie mehr als ein *Chromatinkörperchen* pro Zellkern. Sehr einfach ist dieses als *Geschlechtschromatin,* als *Sex-Chromatin* oder auch nach seinem Entdecker als *Barr-Body* bezeichnete Gebilde in Zellkernen eines Mundschleimhautabstriches nachzuweisen.

Ebenso sind in den segmentkernigen *Leukozyten* weiblicher Personen analoge Chromatinverdichtungen als *„Drumsticks“* oder Trommelschlägerfortsätze nachweisbar. In männlichen Zellkernen wird eine solche Chromatinverdichtung dagegen nicht gefunden. Diese Chromatinverdichtung ist nach einer Hypothese von M. Lyon eines der beiden X-Chromosomen der Frau. Nach dieser Hypothese ist in jeder Zelle eines weiblichen Organismus immer nur eines der beiden vorhandenen X-Chromosomen aktiv, wobei in bestimmten Zellen einmal das eine, ein-

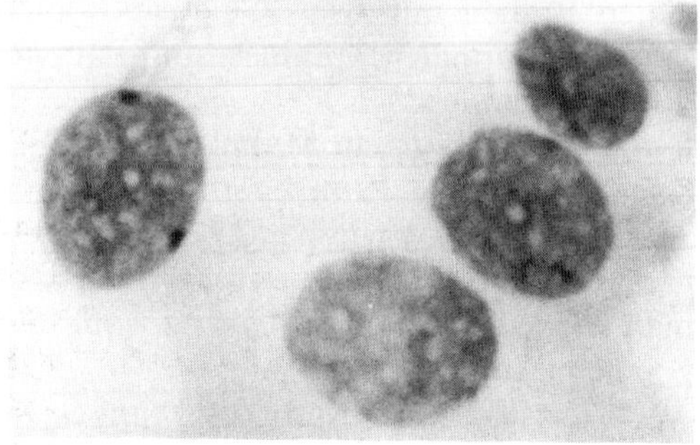

a

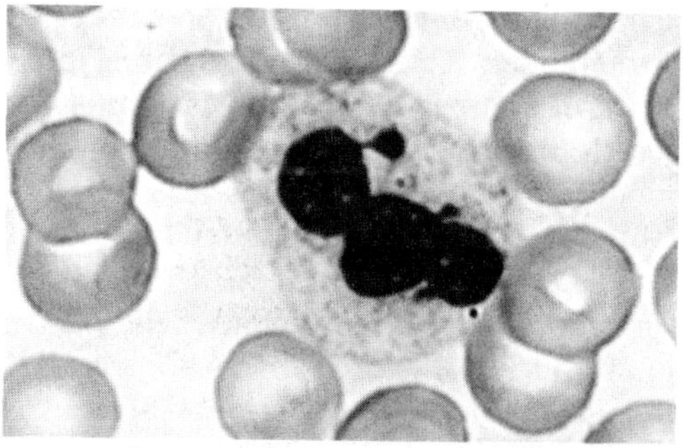

b

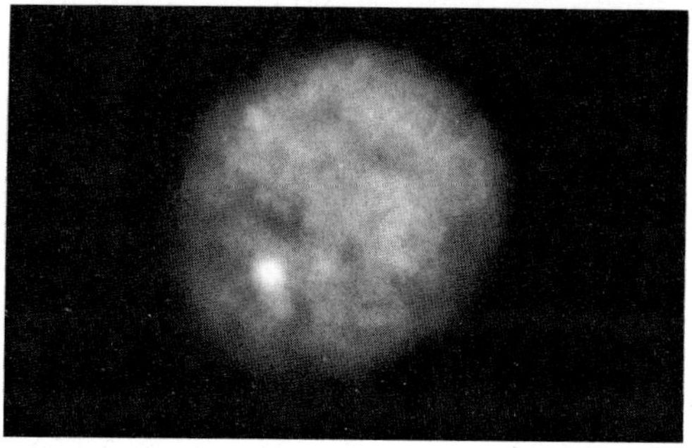

c

Abb. 2.37. **a** Barr-Bodies in den Zellkernen einer Patientin mit XXX. **b** Drumstick einer normalen Frau mit XX. **c** F-Body eines Mannes

mal das andere X-Chromosom inaktiviert sein kann. Die Inaktivierung beginnt bereits im frühen Embryonalstadium. Das inaktive X-Chromosom verbleibt auch in der Interphase im Gegensatz zu allen anderen Chromosomen in einem kondensierten Zustand, ist funktionell weitgehend inaktiv und kann durch Anfärben nachgewiesen werden. Man kann jedoch andererseits nicht annehmen, daß das zweite X-Chromosom vollständig und immer im inaktivierten Zustand vorliegt. Wäre dies der Fall, so wäre ein phänotypischer Unterschied weder zwischen nor-

malen Frauen mit zwei X-Chromosomen und X0-Patientinnen noch zwischen normalen Männern und Patienten mit XXY-Klinefelter-Syndrom vorhanden.
Findet man bei einem Mann in den Zellkernen Sex-Chromatinkörperchen, so liegt ein Klinefelter-Syndrom vor. Weibliche Patienten ohne Sex-Chromatinkörperchen sind genotypisch X0, besitzen also das Turner-Syndrom. Bei Patienten mit mehr als zwei X-Chromosomen findet man für jedes weitere X-Chromosom ein weiteres Sex-Chromatinkörperchen (Abb. 2.37).
Auch das Y-Chromosom des Mannes ist auf ähnlich einfache Weise nachweisbar. Es wird nach Anfärbung von z. B. Zellen in der Mundschleimhaut, in Haarwurzeln, in Leukozyten sowie in Spermien mit fluoreszierenden Kernfarbstoffen durch intensives Leuchten seiner langen Arme erkennbar *(F-Body)*. Man findet also das Y-Chromosom mit dieser Methode als leuchtenden Punkt im Zellkern, und zwar auch im Interphasekern, wobei die fluoreszierenden Teile inaktiviertes, kondensiertes Chromosomenmaterial darstellen.
Es sei noch ergänzend auf einen interessanten Zusammenhang hingewiesen, der sich durch die beschriebene Inaktivierung eines X-Chromosoms im weiblichen Chromosomensatz ergibt. Besteht nämlich Heterozygotie in Allelen, die sich auf dem X-Chromosom befinden, so entsteht durch die zufällige Inaktivierung des einen oder anderen X-Chromosoms in den somatischen Zellen ein *genetisches Mosaik*.

2.6 Multiple Allelie

Wir haben bisher nur von zwei möglichen Allelsituationen eines Gens gesprochen, so z. B. von dem Gen für weiße Blütenfarbe und seinem Allel für rote Blütenfarbe bei der Wunderblume, oder von dem Gen für Hämophilie A und seinem Normalallel. Tatsächlich kann aber ein Gen, das ja auf dem Chromosom eine lineare Anordnung besitzt, an einer Vielzahl von Stellen mutieren. Häufig mutiert nur ein einziges Nukleotid, und die anderen Basen der DNA bleiben unverändert. Wir bezeichnen die vielen verschiedenen Mutanten eines Gens als *Allele*. Ein Gen besitzt also eine sehr große Zahl *„multipler Allele"*.
Ein historisch berühmtes Beispiel für multiple Allelie ist die *white-Serie* der Fruchtfliege *Drosophila melanogaster*. Untersucht man Drosophila-Mutanten mit veränderten Augenfarben, so findet man durch Kreuzungsversuche, daß mehrere unterschiedliche Mutationen am Ort des white-Gens liegen. Das Gen kommt also in mehreren Allelformen vor. So besitzt der normale Wildtyp (w^+) rote Augenfarbe, die Mutante white (w) weiße Augen, white eosin (w^e) einen Eosinton, white apricot (w^a)

aprikosenfarbene Augen usw. Man fand insgesamt 16 verschiedene Allele, die sich in der Augenfarbe phänotypisch voneinander unterscheiden lassen. Derartige Reihen von verschiedenen Mutationen lassen sich an allen gut untersuchten Genen auffinden, doch kennt man nur wenige Fälle, die mit mehreren veränderten Phänotypen einhergehen.
Ein anderes Beispiel sind die *AB0-Blutgruppen* des Menschen, denn auch die Unterschiede in den Blutgruppen A, B, AB und 0 gehen auf verschiedene Allele eines Gens zurück. Bezüglich des Vererbungsmodus der AB0-Blutgruppen wird auf Kapitel 2.4.3 verwiesen.

2.7 Veränderungen im Genbestand (Mutationen)

In der Regel werden die Chromosomen und die auf ihnen lokalisierten Gene von Generation zu Generation unverändert weitergegeben. Das genetische Material bleibt also unverändert und wird bei der geschlechtlichen Fortpflanzung von Generation zu Generation von den Eltern über die Zygote nur neu kombiniert. Von dieser Regel gibt es jedoch Ausnahmen. Von Zeit zu Zeit treten nämlich Erbänderungen *(Mutationen)* auf. Das Auftreten solcher Mutationen erfolgt meist spontan, und wir können keinen erkennbaren Grund dafür angeben. Die spontanen Mutationen lasen sich je nach Art der Veränderung in drei Gruppen einteilen:

1. **Numerische Chromosomenmutationen,**
2. **Strukturelle Chromosomenmutationen,**
3. **Genmutationen.**

Numerische Chromosomenmutationen sind Veränderungen der Chromosomenzahl. Sie können durch meiotische oder mitotische Non-disjunction-Prozesse oder durch Chromosomenverlust eintreten. Man bezeichnet Zellen, die ein oder mehrere Chromosomen zu viel haben, als *hyperploid,* solche die ein oder mehrere Chromosomen zu wenig haben, als *hypoploid.* Beim Menschen sind hypoploide Zellen normalerweise nicht lebensfähig. Hyperploide Zellen können durchaus lebensfähig sein, aber sie erzeugen beim Menschen Mißbildungen verschiedenen Schweregrades. Beispiele hierzu werden wir noch im einzelnen kennenlernen (Kap. 2.7.5). Auch bei hypoploiden Zellen gibt es Ausnahmen. So ist der Verlust eines X- oder Y-Chromosoms durchaus mit dem Leben vereinbar, führt aber zu Anomalien in der Entwicklung. Der Verlust eines Autosoms ist immer letal.
Strukturelle Chromosomenmutationen gibt es in vielfältiger Weise. Man bezeichnet sie je nach Strukturveränderung als *Deletionen, Duplikationen, Insertionen, Inversionen* oder *Translokationen* (Kap. 2.7.4). Grund-

sätzlich können strukturelle Chromosomenmutationen an jeder Stelle des Genoms auftreten.
Sowohl numerische als auch teilweise strukturelle Chromosomenmutationen lassen sich relativ leicht unter dem Mikroskop diagnostizieren; mit dieser Analysemethode bleiben uns jedoch *Genmutationen* verborgen, die bisher nur in relativ wenigen Fällen durch biochemische Methoden nachweisbar sind.
Die verschiedenen Typen von spontanen Mutationen können sowohl in Keimzellen als auch in somatischen Zellen auftreten. Treten sie in Keimzellen auf, so werden sie, falls eine solche Keimzelle zur Befruchtung gelangt, auf die nächste Generation weitervererbt und von dieser, sofern sie die Lebens- und Fortpflanzungsfähigkeit des betreffenden Individuums nicht zerstören, auf die Folgegeneration. Treten sie in Somazellen auf, so werden sie zwar nicht weitervererbt, können jedoch Nachteile verschiedenster Form für das betreffende Individuum verursachen.
So können sie z. B. Zellklone bilden, die einen Selektionsvorteil gegenüber den nichtmutierten Zellen besitzen und auch zur tumorösen Entartung führen.
Die Häufigkeit, d. h. die Mutationsrate für solche Mutationen kann durch äußere Einflüsse, wie z. B. *ionisierende Strahlen* und bestimmte *chemische Stoffe,* mit denen der Mensch in Kontakt kommt, erhöht werden. Das genetische Material des Menschen und der ganzen belebten Natur sollte daher, soweit wie möglich, vor solchen vermeidbaren Belastungen, die von genetischen Polymorphismen im Bereich des Normalen ohne Erhaltungsnachteil bis zu einer Induktion schwerer Mißbildungen reichen, bewahrt werden. Geeignete Untersuchungsmethoden, wozu vor allen Dingen *Mutagenitätsuntersuchungen* am Säugetier *in vivo* gehören, da sie das für den Menschen relevanteste Ergebnis liefern, stehen uns seit einigen Jahren zur Verfügung und werden auch mehr und mehr in der Praxis angewandt. Eine wesentliche Rolle spielt hier die Untersuchung von *Schwellenwertsproblemen,* d. h. von Untersuchungen, inwieweit eine bestimmte Strahlendosis oder eine bestimmte Dosis einer mutagenen chemischen Verbindung praktisch ohne genetischen Nachteil vom Menschen aufgenommen und daher toleriert werden kann. Grundsätzlich sollte jedoch unsere Umwelt soweit wie möglich von mutagenen Stoffen befreit werden bzw., wo das nicht möglich ist, sollten Nutzen (z. B. in der Therapie und Diagnose) und möglicher Schaden genau gegeneinander abgewogen werden.
Nachdem wir nun die verschiedensten Möglichkeiten spontaner Mutationen und die mögliche Erhöhung der Mutationshäufigkeit durch bestimmte chemische Agentien und ionisierende Strahlen erörtert haben, wollen wir zum besseren Verständnis der Problematik noch einige Daten

zur Häufigkeit spontaner mutativer Ereignisse nachtragen: Jedes 200. Kind, das geboren wird, ist Träger einer numerischen oder strukturellen Chromosomenaberration, die in der Keimzelle eines seiner Eltern neu entstanden ist. Hierbei sollte man sich darüber im klaren sein, daß diese Zahlenangabe auf mikroskopisch diagnostizierbaren Chromosomenaberrationen beruht und daß sicher ein Teil der Chromosomenaberrationen, besonders kleinere strukturelle Aberrationen, mikroskopisch nicht erkennbar ist. Vor allen Dingen der Pädiater wird also des öfteren mißgebildete Kinder vorfinden, deren Phänotyp auf eine genetische Ursache deuten könnte. Jedoch nur bei einem Teil wird sich die Erstdiagnose mikroskopisch verifizieren lassen, der Rest kann andere Ursachen haben, wobei jedoch aus den erwähnten Gründen häufig eine genetische Ursache nicht ganz auszuschließen ist.
Außer für Chromosomenmutationen läßt sich die Mutationsrate auch für dominante und X-chromosomal-rezessive Genmutationen berechnen. Man hat errechnet, daß die Mutationsraten für einzelne menschliche Gene in der Größenordnung zwischen 1×10^{-4} und 1×10^{-6} liegen können. Viele Gene weisen jedoch wesentlich geringere Mutationsraten auf.
Bei dominanten Erbleiden, die auf Genmutationen beruhen, finden wir um so häufiger sporadische Fälle im Verhältnis zum familiären Vorkommen, je schwerer das betreffende Leiden ist. Schwere dominant erbliche Leiden gehen nämlich häufig mit einer erheblichen Verringerung der Lebenserwartung einher, so daß die Probanden häufig das Fortpflanzungsalter überhaupt nicht erreichen, ganz abgesehen davon, daß die Heiratschance bei Trägern von dominanten Erbleiden wesentlich unter dem Durchschnitt der Bevölkerung liegt. Die Kinderzahl der Betroffenen ist ebenfalls oft geringer als im Durchschnitt der betreffenden Bevölkerung, da die Träger durch die Kenntnis ihres eigenen „Lebenshandikaps" potentiellen Kindern ein solches nicht zumuten wollen und daher auf solche verzichten. Erinnern wir uns, daß ein Träger einer dominant erblichen Anomalie, gleich ob sie ererbt oder durch Neumutation entstanden ist, diese im Durchschnitt auf die Hälfte seiner Kinder weitervererbt, die dann ebenfalls erkranken. Beim Vorkommen eines einzigen Kranken in einer sonst gesunden Familie spricht, wie bereits im vorhergehenden erörtert, also nichts dagegen, daß es sich um einen genetischen Defekt handelt. Der Arzt hat immer die Möglichkeit, eine Neumutation in Betracht zu ziehen.
Somatische Mutationen können, je nach Art der Mutation, entweder zum Zelltod der betreffenden Zelle führen, oder die Zelle kann unter geeigneten, noch wenig erforschten Bedingungen zu einer Vermehrung gelangen, was zu aberranten Zellklonen führt, die entweder keinen Selek-

tionsvorteil gegenüber den normalen Zellen haben und ohne große Bedeutung bleiben oder einen solchen besitzen können und sich dann entsprechend schneller als diese vermehren. Es kann auf diesem Wege nach einer gut bestätigten Hypothese zu einer malignen Vermehrung und damit zu einer Entstehung bösartiger Tumoren kommen. So ist z. B. beim Menschen bekannt, daß eine Deletion des Endes des langen Armes des Chromosoms 22 die Ursache der meisten Fälle *chronischer myeloischer Leukämie,* einer tumorartigen Wucherung unreifer weißer Blutkörperchen, darstellt *(Philadelphia-Chromosom).* Es handelt sich dabei um eine strukturelle Chromosomenaberration, die in der Zygote noch nicht vorhanden war, sondern erst später spontan in Blutstammzellen entstanden ist. Weiter fand man in mehreren Fällen von *Retinoblastom* eine Deletion des langen Armes eines D-Chromosoms in den Körperzellen der betreffenden Patienten. Chromosomenanomalien wurden auch bei vielen soliden Tumoren gefunden, wobei sich nicht selten schrittweise mehrfache Anomalien des Karyotyps mit Vervielfachung oder Fehlen bestimmter Chromosomen sowie strukturelle Chromosomenmutationen zeigen. Auch bei einigen Erbkrankheiten beobachtet man, neben anderen Symptomen, ein gehäuftes Auftreten von sowohl gutartigen als auch bösartigen Tumoren.
Mit diesen Ausführungen soll nicht etwa behauptet werden, daß alle Tumoren über spontane Mutationen entstehen müssen, es soll jedoch verdeutlicht werden, daß bestimmte Tumoren höchstwahrscheinlich über solche Prozesse entstehen können.
Eine Anhäufung spontaner Mutationen in Geweben und Organen wird heute auch als eine mögliche Ursache des Alterns angesehen.

2.7.1 Genmutationen

Wir haben im Kapitel 2.7 die verschiedenen Mutationstypen in numerische und strukturelle Chromosomenmutationen und in Genmutationen unterteilt. Dabei ist die Einteilung in strukturelle Chromosomenmutationen und Genmutationen letztlich eine Einteilung nach der Größe der strukturellen Umwandlung. Während die ersteren häufig mikroskopisch sichtbar sind, handelt es sich bei den letzteren um mikroskopisch nicht sichtbare, kleine molekulare Änderungen. Da wir bereits die Struktur und die Replikation der DNA kennen, können wir nun die Vorgänge bei Genmutationen auf molekularer Ebene diskutieren.
Genmutationen führen zu Änderungen der Basensequenz der DNA. Solche Änderungen bedeuten also, daß ein oder mehrere Nukleotide aus der DNA-Kette herausgenommen, hinzugefügt oder durch andere ersetzt werden.

Ein Verlust eines oder mehrerer Nukleotide wäre eine Deletion im molekularen Bereich. Eine Einfügung neuer Nukleotide bezeichnet man als Insertion; häufig ist es dem analog, was man bei strukturellen Chromosomenmutationen als Duplikation bezeichnet und kann durch *ungleiches Crossing over* entstehen.

2.7.2 Folgen von Genmutationen in Strukturgenen

Das Ersetzen eines Nukleotids durch ein anderes, das eine andere Base trägt, kann durch zufällige Replikationsirrtümer geschehen oder unter der Wirkung bestimmter Moleküle. Wir kennen heute eine Anzahl chemischer Agentien, durch die ein einziges Nukleotid gegen ein anderes ausgetauscht wird.

Der Wirkungsmechanismus dieser Agentien, auf den einzugehen hier zu weit führen würde, ist teilweise auf molekularer Basis bereits gut geklärt, teilweise werden noch verschiedene Modelle diskutiert. Inwieweit spontane Replikationsirrtümer ohne den Einfluß anderer Moleküle vorkommen, kann zum gegenwärtigen Zeitpunkt nicht beantwortet werden. Jedenfalls führen Änderungen der Nukleotidsequenz zu Änderungen im genetischen Code. Die Folgen können vielfältig sein. So kann eine solche Änderung über die Transkription und die Translation zu Veränderungen in der Aminosäuresequenz der gebildeten Proteine führen.

Ist die Nukleotidsequenz an ganz bestimmten Stellen mutiert, z. B. in einem Terminationscodon, so springt die RNA-Polymerase nicht herunter und es kommt zur Überlesung der Terminationsstelle. Die Folge ist eine Verlängerung der m-RNA und auf Ebene der Translation die Bildung einer Nicht-Sinn-Polypeptidkette. Auch kann ein Terminationscodon durch Mutation an einer dafür nicht vorgesehenen Stelle neu entstehen. Die Folge ist ein zu früher Kettenabbruch.

Durch Deletion oder Insertion eines Nukleotids kommt es zu einer Verschiebung des Ablesemusters des Tripletts. Damit können völlig andere Aminosäuren zu einer Polypeptidkette verknüpft werden. Man bezeichnet eine solche Mutation als eine *„frame shift"*-Mutation. Durch die Degeneration des genetischen Codes kann es aber auch zu einem Nukleotidaustausch ohne Veränderungen der Aminosäuresequenz kommen. Man bezeichnet solche Mutationen als *„same sense"*-Mutationen. Weiterhin kann die Promotor-Region mutiert sein. Dies kann zu einem völligen Ausfall der Transkription für das nachfolgende Gen führen. Man spricht in diesem Falle von einem *Pseudogen.*

2.7.3 Spontane und induzierte Mutationen

Es wurde bereits erwähnt, daß Mutationen spontan ohne erkennbare äußere Ursache auftreten können. Auch die Mutationsrate für einzelne

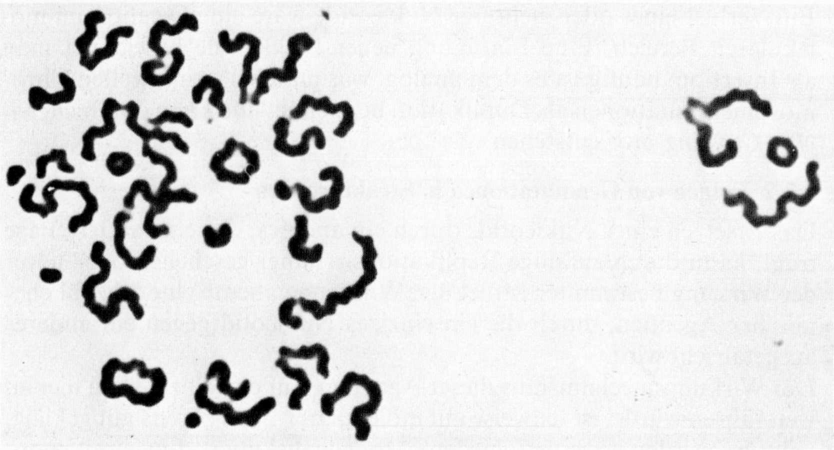

Abb. 2.38. Verschiedene strukturelle Chromosomenmutationen in einer Metaphase II-Oozyte einer Laboratoriumsmaus nach Strahlenbehandlung. Es sind vor allem Ringchromosomen und Chromosomenfragmente zu erkennen. (Reichert, W., Hansmann, I., Röhrborn, G.: Humangenetik 28, 25–38, 1975)

menschliche Gene wurde bereits genannt. Spontane Mutationen treten also mit einer bestimmten statistischen Gesetzmäßigkeit als seltene Ereignisse auf, wobei allerdings die Mutationsraten für die verschiedenen menschlichen Loci unterschiedlich sind. Bei der Gesamtmenge des genetischen Materials des Menschen läßt sich aus der statistischen Wahrscheinlichkeit errechnen, daß kein Mensch geboren wird, der nicht mindestens eine oder mehrere spontane Neumutationen trägt. Allerdings bleiben diese im Regelfall ohne Konsequenzen, da sie entweder in nichtkodierender DNA oder an funktionell unwichtiger Stelle der kodierenden DNA auftreten. Ausnahmen hiervon wurden weiter oben beschrieben.

Ionisierende Strahlen sind in der Lage, die „spontane" Mutationsrate für alle Arten von Mutationen zu erhöhen. Dabei entstehen durch die Strahleneinwirkungen keine prinzipiell neuen Veränderungen an der DNA, die nicht auch spontan entstehen könnten, sondern die spontane Mutationsrate wird nur heraufgesetzt. Für eine Mutationsauslösung ist im allgemeinen eine direkte Einwirkung der Strahlen auf die betroffene Zelle erforderlich (Abb. 2.38).

Für den Arzt ist die Kenntnis einiger Zahlenwerte wichtig. So schätzt man, daß beim Säugetier diejenige Strahlendosis, die geeignet ist, die spontane Mutationsrate zu verdoppeln, bei akuter Bestrahlung ca. 50 R (1 R = 1 Röntgen), bei chronischer Bestrahlung ca. 200 R beträgt. Auf-

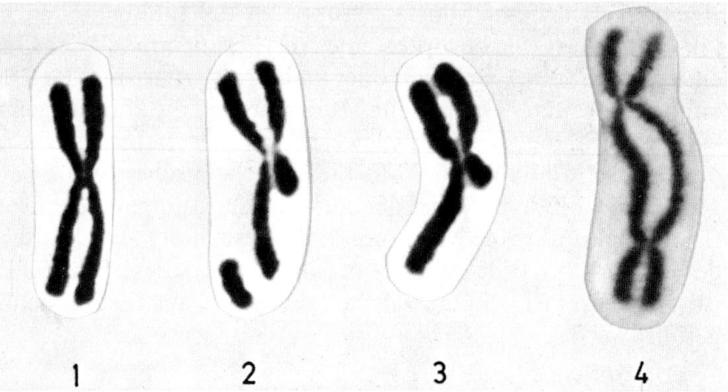

Abb. 2.39. Beispiele struktureller Chromosomenmutationen, induziert durch das Zytostatikum Cyclophosphamid und experimentell an Laboratoriumssäugetieren nachgewiesen. *1* Normales Chromosom eines Hamsters. *2* Chromosom mit einem Chromatidenbruch. Das Bruchstück ist disloziert und mit dem homologen Teil der anderen Chromatide gepaart. *3* Chromatidendeletion. Das abgebrochene Chromatidenstück ist der Zelle verlorengegangen. *4* Verschmelzung zweier Chromosomen zu einem dizentrischen Chromosom

fallend ist, daß die akute Bestrahlung von 50 R den gleichen Schaden erzielt wie die vierfach höhere chronische Bestrahlung. Tatsächlich wissen wir aber aus experimentellen Befunden an Säugetieren, daß eine einmalige akute Bestrahlung von Keimzellen eine wesentlich stärkere genetische Wirkung hat als eine extrem chronische Bestrahlung mit der gleichen Dosis. Die Ursache hierfür ist unbekannt. Auch sehr kleine Dosen sind nicht ungefährlich, denn grundsätzlich kann eine einzige Ionisierung im Bereich der DNA durch ein einziges Strahlungsquantum einen genetischen Defekt verursachen.

Außer einer Belastung durch künstliche Strahlenquellen, wie z. B. in der Diagnostik durch die Röntgenröhre, ist der Mensch selbstverständlich auch einer Strahlung aus natürlichen Quellen, wie *kosmischer Strahlung, Radioaktivität* usw., ausgesetzt. Die Gonaden des Menschen werden im Laufe einer Generationszeit (ca. 30 Jahre) mit ca. 3-5 R aus natürlichen Quellen belastet.

Außer durch ionisierende Strahlen kann die spontane Mutationsrate, wie bereits erwähnt, auch durch eine Reihe chemischer Stoffe erhöht werden, besonders durch solche, die leicht mit der DNA reagieren. Wir kennen heute eine ganze Anzahl von Verbindungen, die eine mutagene Wirkung besitzen. Zu ihnen zählen auch Agentien, die als Arzneimittel Anwendung finden. So ist z. B. für eine Reihe von *Zytostatika* eine mutagene Wirkung beim Säugetier, einschließlich des Menschen, nachgewiesen (Abb. 2.39). Viele Zytostatika gehören zu den sog. *alkylierenden*

Agentien. Bei dieser Substanzgruppe ist der mutagene Wirkmechanismus aufgeklärt. Sie bewirken eine Alkylierung am N7 des Guanins, was entweder zu DNA-Brüchen oder zu einer Vernetzung der DNA führen kann. Ein weiteres Beispiel für Mutagene sind die kanzerogenen Kohlenwasserstoffe, die sich beispielsweise im Zigarettenrauch finden. Wegen der Überschwemmung des Marktes mit chemischen Stoffen aller Art liegen gerade auf dem Gebiet der chemischen Mutagenese ernste Gefahren für die Zukunft. Eine Mutagenitätsuntersuchung aller Stoffe, mit denen der Mensch in Kontakt ist, sollte daher, sofern dies noch nicht geschehen ist, und dieses ist bei der Mehrheit der Stoffe der Fall, unbedingt durchgeführt werden.

2.7.4 Strukturelle Chromosomenaberrationen

Strukturelle Chromosomenaberrationen kommen beim Menschen seltener vor als numerische Aberrationen. Dennoch sollte man ihre Bedeutung nicht unterschätzen, da sie insgesamt doch relativ häufig sind und schwere Mißbildungen verursachen können. Eine genaue Abschätzung der Häufigkeit ist problematisch, da viele strukturelle Aberrationen vermutlich der Beobachtung entgehen, weil sie zum Absterben des Embryos führen, bevor dies als Spontanabort erkennbar wird. Die Zahl der möglichen strukturellen Chromosomenaberrationen ist praktisch unbegrenzt, da sie an den verschiedenen Stellen jedes Chromosoms auftreten können. Dies führt entsprechend zu einer sehr großen Vielfalt an Phänotypen. Aber der exakten genetischen Diagnose struktureller Chromosomenaberrationen sind heute noch Grenzen gesetzt durch die uns zur Verfügung stehenden zytologischen und biochemischen Techniken.

Strukturanomalien teilt man je nach Art des chromosomalen Umbauvorganges in bestimmte Klassen ein. Die wichtigsten Strukturanomalien

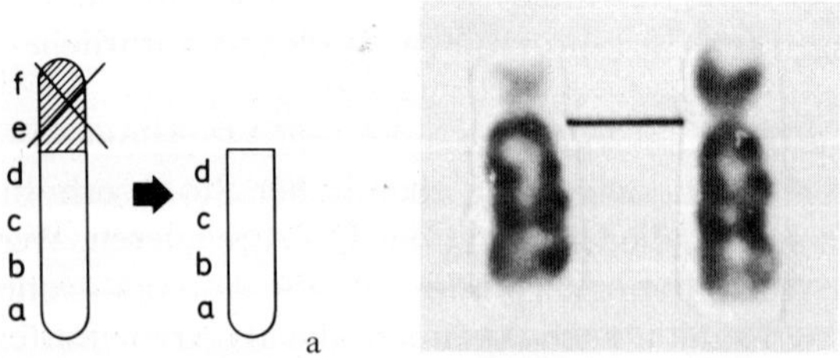

a b

Abb. 2.40. a Schema zur Entstehung von Deletionen, **b** Chromosomenbeispiel. (Aus der Abteilung Zytogenetik des Instituts für Anthropologie und Humangenetik der Universität Heidelberg)

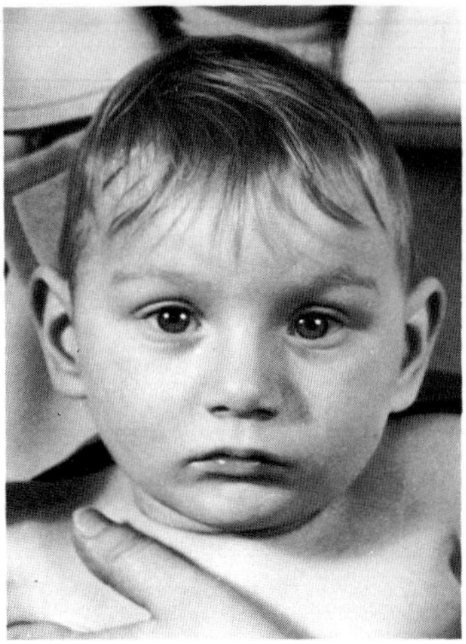

Abb. 2.41. Kind mit Cri-du-chat-Syndrom. (Aus der Abteilung Zytogenetik des Instituts für Anthropologie und Humangenetik der Universität Heidelberg)

sind *Deletionen, Translokationen, Duplikationen* und *Inversionen.* Bei Deletionen, Duplikationen und Inversionen handelt es sich um Strukturumbauten, die auf Einzelchromosomen beschränkt sind. An Translokationen sind im allgemeinen zwei oder mehr Chromosomen beteiligt.

Deletionen: Von einer *Deletion* spricht man, wenn ein Teil eines Chromosoms verlorengegangen ist (Abb. 2.40). Durch einen solchen Vorgang entsteht in der Zelle immer ein zentrisches (mit einem Zentromer) und ein azentrisches Chromosomen-Fragment (ohne Zentromer). Letztgenanntes geht im Mitose- und Meioseverlauf in der Regel verloren, da es keine Ansatzstelle für die Spindelfaser besitzt. Die Entstehung azentrischer Fragmente und der dadurch bedingte Verlust von genetischem Material ist die Ursache dafür, daß größere Deletionen häufig bereits im heterozygoten Zustand zu Letaleffekten sowohl teilweise in der Zygote als auch während der Embryonalentwicklung führen.

Manche Deletionen verhindern zwar nicht die Lebensfähigkeit, führen dann aber häufig zu schweren Mißbildungen. Als Beispiel sei hier das sogenannte *Cri-du-chat-Syndrom* (Katzenschrei-Syndrom) genannt. Bei diesem Syndrom liegt eine Deletion des kurzen Armes (oder eines Teils davon) eines Chromosoms 5 vor. Kinder mit dieser Deletion schreien als Neugeborene und Säuglinge vergleichbar dem Laut junger Katzen (Name!). Sie bleiben in ihrer körperlichen und geistigen Entwicklung im Vergleich zu Normalkindern zurück. Dem Arzt fallen sie auch durch einen weiten Augenabstand auf (Abb. 2.41 und 2.42).

Translokationen: Translokationen (Abb. 2.43) sind chromosomale Strukturveränderungen, in deren Verlauf entweder ein Chromosomen-

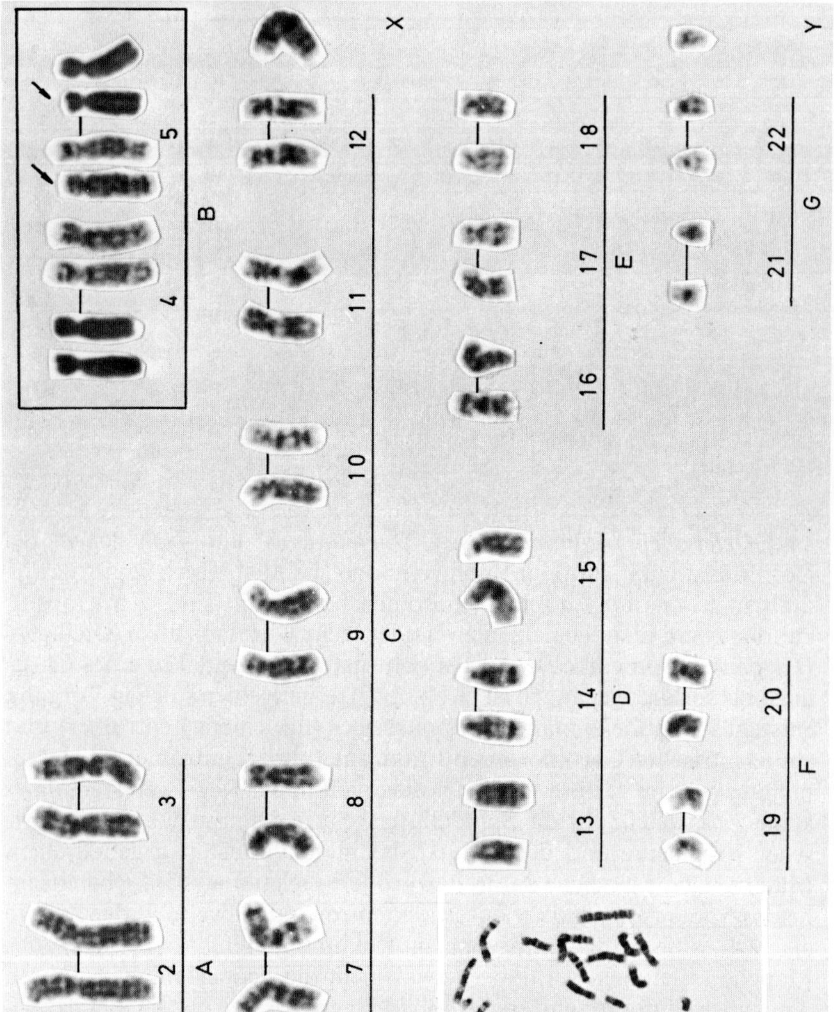

Abb. 2.42. Karyotyp eines Kindes mit Cri-du-chat-Syndrom. In der B-Gruppe sind normalgefärbte und gebänderte Chromosomen einander gegenübergestellt. Beim Chromosom Nr. 5 fehlt im vorliegenden Fall nur ein Teil der kurzen Arme. (Aus der Abteilung Zytogenetik des Instituts für Anthropologie und Humangenetik der Universität Heidelberg)

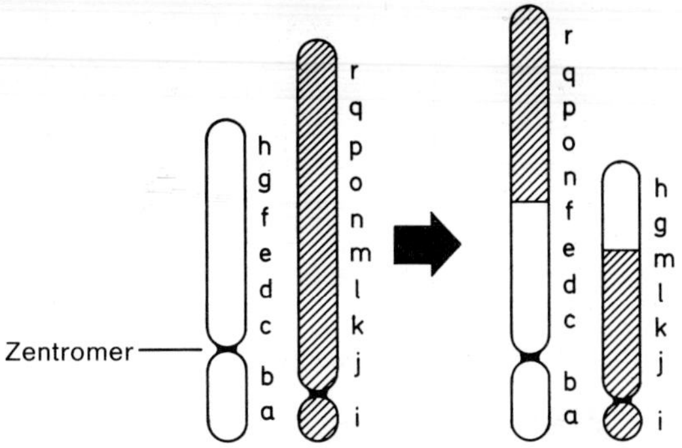

Abb. 2.43. Schema zur Entstehung einer reziproken Translokation

Segment in einer neuen Lage im gleichen Chromosom eingebaut oder auf ein anderes Chromosom übertragen wird. Auch können zwei Segmente zwischen homologen oder inhomologen Chromosomen wechselseitig ausgetauscht werden. Im letzten Falle – häufig wird der Terminus Translokation ausschließlich in diesem Sinne verstanden – müssen zwei verschiedene Chromosomen-Stücke abbrechen, also zwei Bruchereignisse auftreten, die dann wechselseitig ausgetauscht werden. Man spricht hier korrekt von einer *reziproken* Translokation. Von einer *nichtreziproken* Translokation spricht man, wenn z. B. ein Stück eines X-Chromosoms oder eines anderen Chromosoms abbricht und auf ein anderes Chromosom übertragen wird (Abb. 2.43 und 2.44).

Bei reziproken Translokationen kann nach dem Austausch der Fragmente jedes der beiden beteiligten Chromosomen noch ein Zentromer besitzen. Weitere mitotische Zellteilungen können dann ungestört ablaufen. Ist aber ein Translokationschromosom aus zwei Fragmenten hervorgegangen, die beide ein Zentromer enthalten, und enthält daher das reziproke Translokationschromosom kein Zentromer, so kommt es zu einem Verlust des „azentrischen" Chromosoms und zur Brückenbildung und zum Zerreißen des dizentrischen Chromosoms im Verlauf der Mitose. Die Zelle ist also nicht stabil, und der Effekt ist gewöhnlich letal. Stabile reziproke Translokationen haben dagegen normalerweise keine Folgen für den Phänotyp, denn es ist ja weder chromosomales Material verlorengegangen noch solches dazugekommen, nur die Anordnung in den Kopplungsgruppen wurde verändert.

Von einer *zentrischen Fusion* (Abb. 2.46 und 2.47) oder auch einer *Robertsonschen Translokation* spricht man dagegen, wenn bei zwei akrozentrischen Chromosomen die kurzen Arme in der Nähe des Zentromers abbrechen und diese beiden Chromosomen dann miteinander in der Gegend des Zentromers verschmelzen. Es entsteht also ein Translokations-

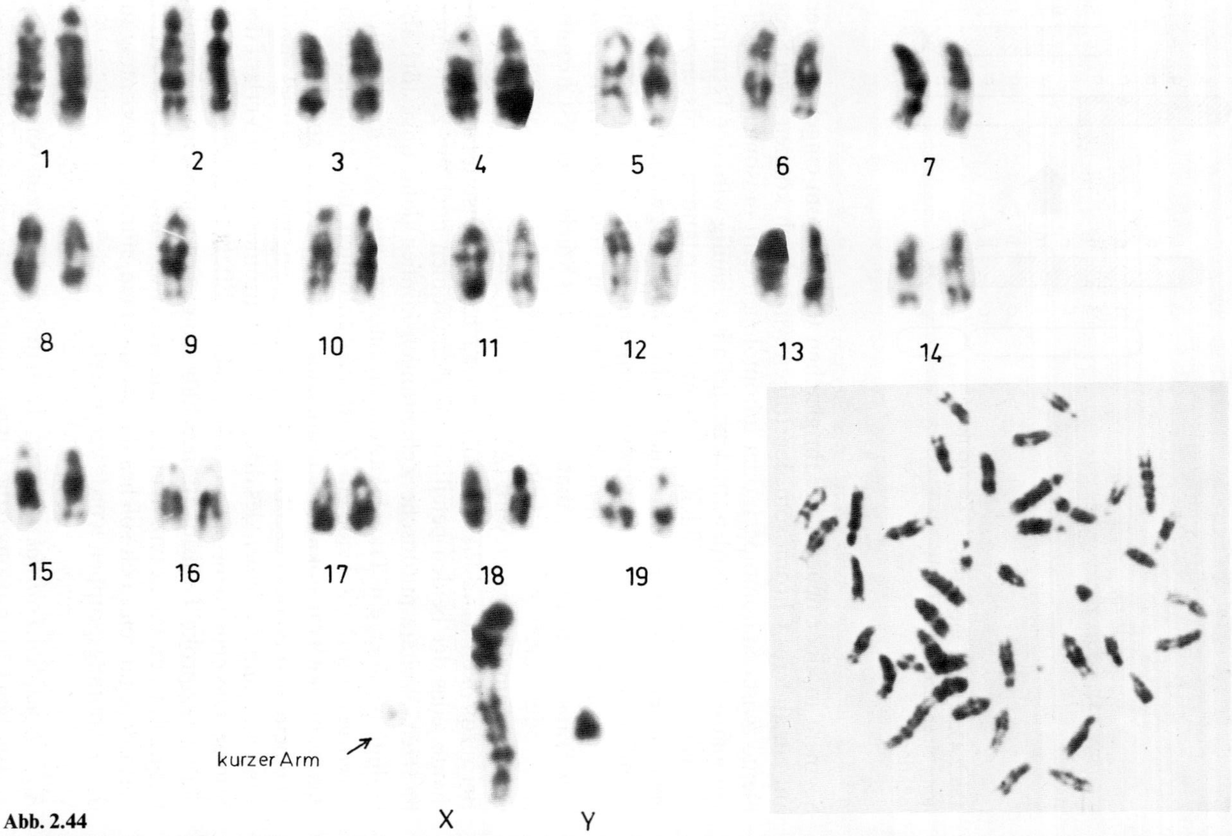

Abb. 2.44

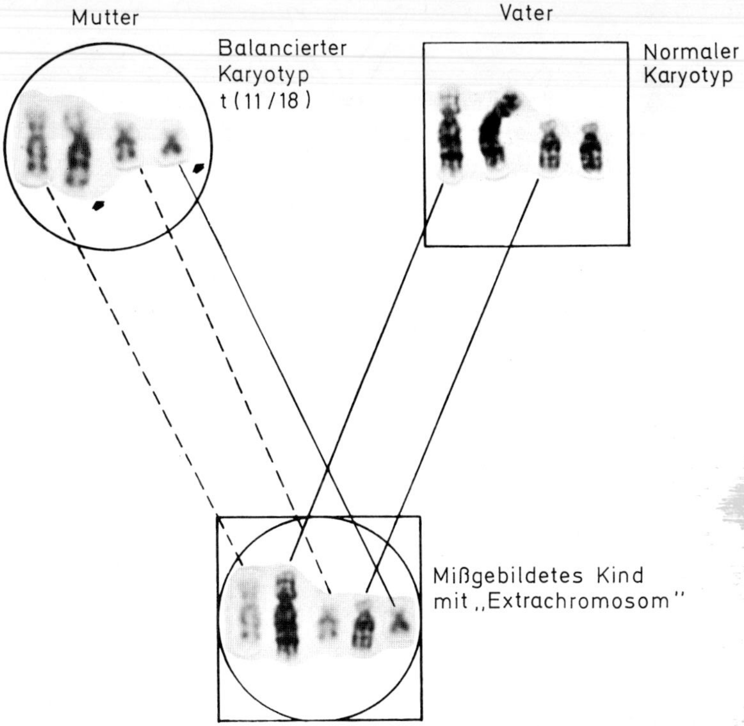

Abb. 2.45. Nichtreziproke Translokation eines Teils der langen Arme des Chromosoms Nr. 18 auf das Chromosom Nr. 11 (balanciert). Die Translokation führte bei dem Kind der Familie zu einer partiellen Trisomie 18, da das deletierte Chromosom nicht regelrecht verteilt wurde. Von den beiden Chromosomen Nr. 11 wurde das ohne Translokation vererbt. (Aus der Abteilung Zytogenetik des Instituts für Anthropologie und Humangenetik der Universität Heidelberg)

Chromosom, das aus den langen Armen zweier akrozentrischer Chromosomen besteht. Das reziproke Translokationsprodukt, das aus den kurzen Armen besteht, wird in den Zellen nicht mehr aufgefunden. Die Träger solcher Translokationen haben nur 45 Chromosomen, wobei ih-

Abb. 2.44. Experimentell bei der Maus induzierter nicht-reziproker Translokationsträger. Durch Behandlung der Elterngeneration mit einer mutagenen Verbindung wurde in einer Oozyte der Mutter des Trägers eine Translokation der langen Arme des X-Chromosoms auf das Chromosom Nr. 9 induziert. Der Zentromerbereich des X-Chromosoms mit den kurzen Armen blieb als eigenständiges kleines Chromosom erhalten. Die befruchtete Oozyte führte zu einer gesunden männlichen Maus, da kein genetisches Material verlorengegangen war. (Nach Buselmaier, B.: Dissertationschrift an der Ruprecht-Karls-Universität Heidelberg, 1976)

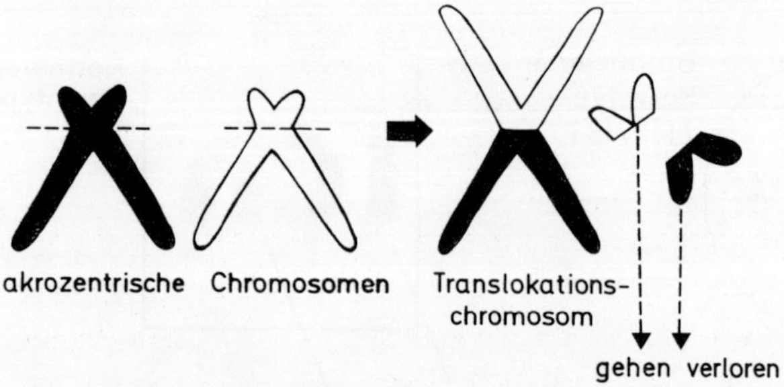

Abb. 2.46. Schema zur Entstehung einer zentrischen Fusion (die exakte Bruchstelle im Zentromerbereich ist nicht bekannt und daher in der Abbildung hypothetisch)

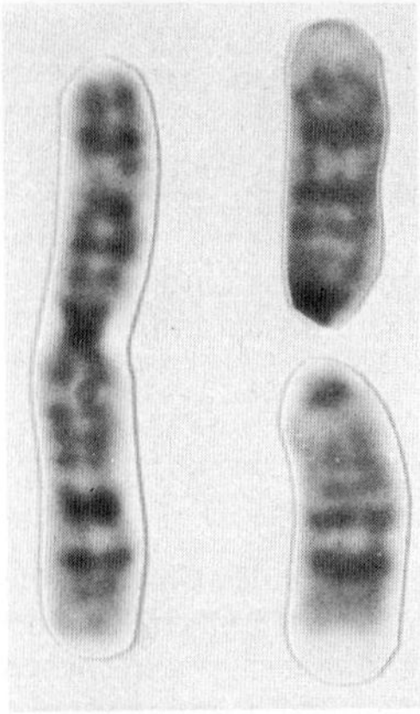

Abb. 2.47. Zentrische Fusion zwischen dem Chromosom Nr. 1 und 3 der Maus. Die Fusion ist auf dem Wege einer neuen Artabspaltung von Mus musculus zu Mus musculus poschiavinus evolutionär entstanden

nen das genetische Material der kurzen Arme zweier akrozentrischer Chromosomen fehlt. Dennoch sind sie in der Regel phänotypisch normal. Offenbar ist der genetische Informationsgehalt der kurzen Arme so gering, daß er für eine normale Entwicklung keine Rolle spielt.

Doch wie verhalten sich solche zentrischen Fusionen oder Robertsonschen Translokationen in der Meiose? In der ersten meiotischen Teilung paaren sich die homologen Chromosomen-Abschnitte. Da von jedem Chromosom zwei homologe Partner vorhanden sind, erhalten wir im Normalfall Bivalente. Auch die homologen Abschnitte der Translokationsprodukte paaren sich in der Meiose. So paart sich bei einer zentrischen Fusion das Translokations-Chromosom, das aus den beiden langen Armen zweier akrozentrischer Chromosomen besteht, mit den langen Armen der beiden homologen akrozentrischen Chromosomen. Wir

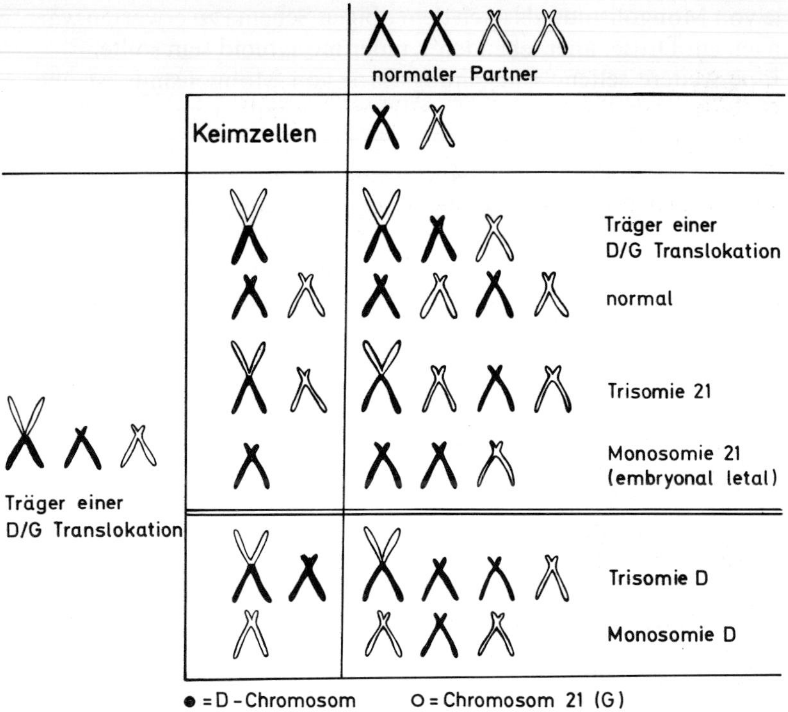

Abb. 2.48. Theoretische Ableitung der Nachkommen eines Trägers einer zentrischen Fusion zwischen einem D- und einem G-Chromosom

erhalten also ein Trivalent. Bei Trivalenten ist aber im Gegensatz zu Bivalenten eine exakte polare Verteilung homologer Chromosomen-Abschnitte auf die Tochterzellen nicht mehr gewährleistet. Es können daher Gameten mit nichtbalanciertem Chromosomensatz entstehen. Ist also ein Elternteil Träger einer zentrischen Fusion, so kann diese Translokation sowohl in balancierter Form, als auch in nicht balancierter Form auf die Kinder weitergegeben werden (Abb. 2.48).
Die nach der obigen Ableitung zu erwartenden Fälle von Monosomie D und Trisomie D sind bisher nicht beobachtet worden. Offenbar ist in der Meiose eine regelmäßige Trennung von D und D/G garantiert. Dagegen kann auf diese Weise ein *Translokations-Down-Syndrom,* also eine Trisomie 21 entstehen (s. hierzu auch Kap. 2.7.5), da es sich bei dem an der zentrischen Fusion beteiligten Chromosom der G-Gruppe üblicherweise um das Chromosom 21 handelt. Allerdings beobachtet man unter Kindern von Trägern eines D/G-Translokations-Chromosoms weniger Fäl-

le von Mongolismus als nach dem obigen Schema zu erwarten wäre, wonach ein Drittel aller lebenden Kinder mongoloid sein sollte.
Eine weitere seltene Entstehungsform von Mongolismus ist über eine *G/G-Translokation* gegeben. Das Translokationschromosom ist hier meist vom Typ 21/21, selten 21/22. Wie man sich analog dem Schema der Abbildung 2.48 ableiten kann, haben Personen mit einer Translokation 21/21 eine hundertprozentig ungünstige Erbprognose. Sie können weder gesunde Kinder zeugen, noch solche gebären. Ihre Gameten enthalten entweder das Translokationschromosom, das in der Zygote mit einem normalen Gamet verschmilzt, oder überhaupt kein Material des Chromosoms 21. Die hervorgehenden Zygoten tragen also entweder eine Translokations-Trisomie 21 oder eine Monosomie 21. Normale, auch für das Chromosom 21 diploide, Zygoten können nicht entstehen.

Duplikationen: Unter einer *Duplikation* (Abb. 2.49) versteht man ein zweimaliges Auftreten ein und desselben (kleineren oder größeren) Chromosomensegments im haploiden Chromosomensatz.
Als Ursache für das Entstehen von Duplikationen wird u. a. *„illegitimes Crossing over"* angesehen. Man nimmt an, daß ein Kontakt zwischen zwei homologen Chromosomen an nicht-homologen Stellen eintritt und so ein Chromatidenstück des einen Chromosoms mit dem des anderen Chromosoms vereinigt wird. Genauer werden wir auf solche Vorgänge in dem Abschnitt Evolution (Kap. 5) eingehen, da gerade Duplikationen in der Evolution eine große Rolle bei der Entstehung neuer Gene gespielt haben.
Auch kann durch Chromosomen-Fragmentation oder Chromosomen-Bruch ein Teilstück eines Chromosoms oder einer Chromatide abgetrennt werden und dieses Stück dann an eine Bruchstelle des homologen Chromosoms bzw. der Chromatide angeheftet werden.

Inversionen: Bei einer *Inversion* (Abb. 2.50) handelt es sich um die Drehung eines Chromosomenstückes innerhalb eines Chromosoms um 180°. Hierzu sind zwei Bruchereignisse innerhalb des Chromosoms not-

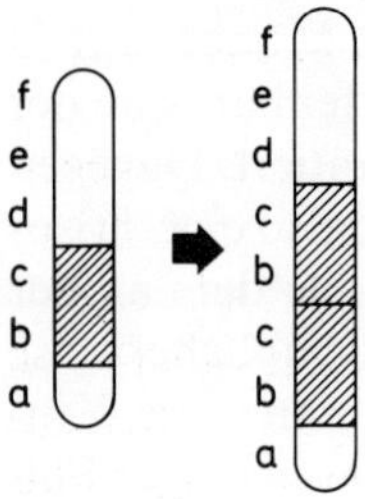

Abb. 2.49. Schema zur Entstehung von Duplikationen

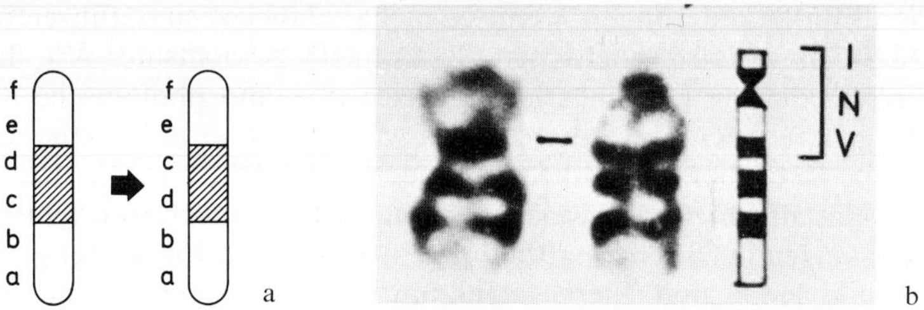

Abb. 2.50. **a** Schema zur Entstehung von Inversionen. **b** Inversion am Chromosom Nr. 7 des Menschen, die das Zentromer mit einschließt (perizentrische Inversion). (Aus der Abteilung Zytogenetik des Instituts für Anthropologie und Humangenetik der Universität Heidelberg)

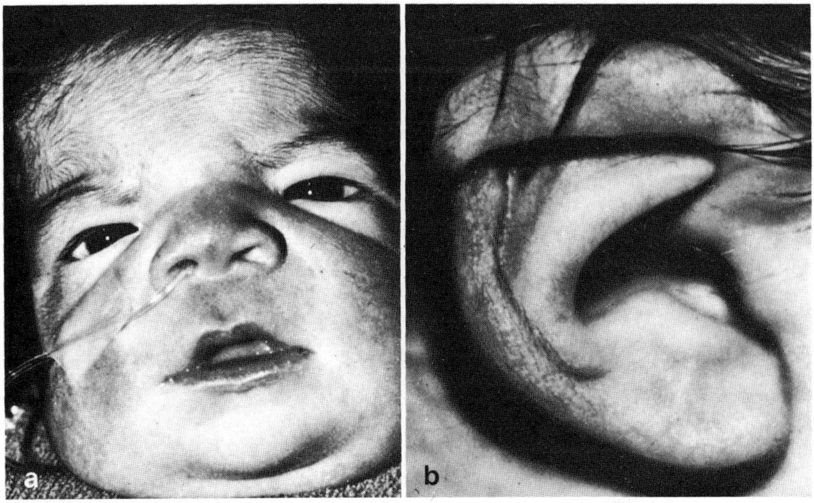

Abb. 2.51. **a** Gesichtsdysmorphie und **b** mißgebildetes Ohr bei einem Kind mit partieller Trisomie 15. (Aus der Abteilung Zytogenetik des Instituts für Anthropologie und Humangenetik der Universität Heidelberg)

wendig, das herausgebrochene Stück dreht sich und wird umgekehrt in die Bruchstelle wieder eingebaut.

Sowohl strukturelle Chromosomenaberrationen als auch Chromosomenfehlverteilungen führen also in der überwiegenden Zahl der Fälle zu klinischen Syndromen von meist erheblichem Schweregrad. Dabei ist allerdings zu beachten, daß das klinische Bild in sehr vielen Fällen ohne zytogenetische Analyse keinen sofortigen Rückschluß auf die Art des chromosomalen Defekts zuläßt. Chromosomenfehlverteilungen oder

Strukturveränderungen, wenn sie nicht balanciert sind, führen offenbar zu Störungen des genetischen Gesamtgleichgewichts der Art, daß trotz verschiedenster Ursachen häufig gleichartige morphologische Veränderungen beobachtet werden können wie Gedeihstörungen, psychomotorische Retardierung, Mikrozephalie, Augenstellungsanomalien, abnorme Nasenform, zurückweichender zu kleiner Unterkiefer, fehlgestaltete und -sitzende Ohren, Spaltbildungen, Hand- und Fußstellungsanomalien und Herz- und Nierenfehlbildungen. Einige der allgemeinen Symptome sind in der Abbildung 2.51 klar erkennbar: Mißgebildetes Ohr, Gesichtsdysmorphie bei dem gleichen Kind (Chromosomenbefund: Partielle Trisomie 15). Natürlich treten neben diesen auch charakteristische Symptome auf, die einen bestimmten chromosomalen Defekt charakterisieren.

2.7.5 Numerische Chromosomenaberrationen

Aus einer ohne Chromosomenfehlverteilung ablaufenden Meiose gehen Gameten mit 23 Chromosomen hervor. Nun kann es aber vorkommen, daß sich die beiden Chromosomen eines Paares nicht trennen und regelwidrig beide in dieselbe Keimzelle gelangen. Ein solches *Non-disjunction* wird sowohl bei Autosomen als auch bei Gonosomen beobachtet. Die entstandene Keimzelle enthält ein Chromosom zuviel, also 24 Chromosomen, während die andere dieses Chromosom zuwenig enthält. Ein entsprechendes Ergebnis erhält man, wenn sich zwei homologe Chromosomen überhaupt nicht paaren, so daß es dem Zufall überlassen bleibt, ob sie bei der Teilung in verschiedene Tochterzellen gelangen oder in die gleiche.

Bei einer Befruchtung, bei der einer der Gameten ein Chromosom zu wenig enthält, entsteht eine monosome Zygote $(2n-1) = 45XX$ oder 45XY, aus der sich gewöhnlich kein lebender Embryo entwickeln kann. Enthält jedoch einer der Gameten ein Chromosom zuviel, so entsteht daraus eine *Trisomie* $(2n+1) = 47XX$ oder 47XY. Dies ist beim Menschen durchaus kein seltenes Ereignis. Ungefähr 2% aller Zygoten enthalten ein Chromosom zuviel, d. h. sie sind trisom. Der größte Teil dieser Trisomien führt zu Spontanaborten. Von allen lebend geborenen Kindern sind noch etwa 0,3–0,4% trisom. Dabei beobachtet man ein gehäuftes Auftreten von Fehlverteilungen *akrozentrischer* Chromosomen. Die Ursachen hierfür sind noch nicht geklärt. Da beim Menschen die akrozentrischen Chromosomen jedoch die kleineren Chromosomen sind, wäre folgende Hypothese denkbar: Sicher ist eine Trisomie großer Chromosomen wesentlich schlechter mit dem Leben vereinbar als eine kleiner Chromosomen, die ja wesentlich weniger genetische Information

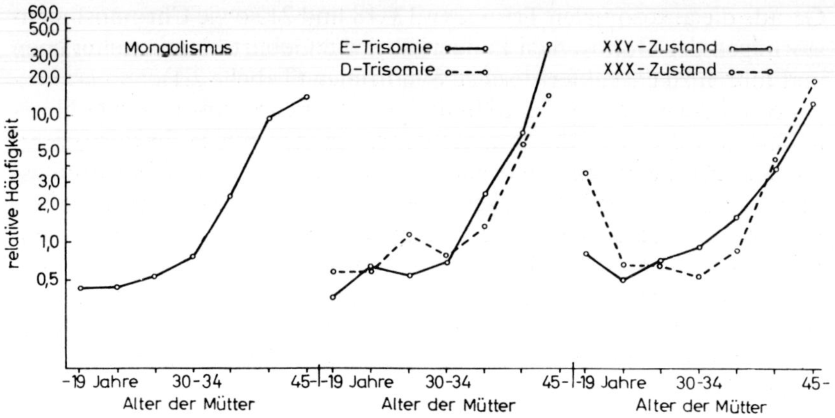

Abb. 2.52. Relative Häufigkeit von Trisomien in verschiedenen mütterlichen Altersklassen. (Nach Lenz, W.: Medizinische Genetik. Stuttgart: Thieme 1976)

tragen. Dies könnte dazu führen, daß Trisomien großer Chromosomen sehr früh in der Schwangerschaft zum Absterben des Föten und damit zu stillen Aborten führen. Dies würde bedeuten, daß die Wahrscheinlichkeit für das Auftreten einer Trisomie für alle Chromosomen primär gleich ist, daß aber eine frühe Selektion gegen die Trisomie großer Chromosomen auftritt, die zu einer Verschiebung in Richtung der beobachteten Fälle führt.

Das Risiko für das Auftreten von Chromosomenfehlverteilungen während der Meiose zeigt eine Abhängigkeit vom Alter der Mutter. Mit zunehmendem Alter, besonders etwa vom 35. Lebensjahr an, steigt das Risiko, ein trisomes Kind zur Welt zu bringen für die meisten bekannten Trisomien in logarithmischem Maßstab etwa linear an. Abbildung 2.52 zeigt dies für die Trisomien der Autosomen 13, 18 und 21 sowie für Trisomien der Gonosomen.

Möglicherweise beruht diese Zunahme darauf, daß sich der Zusammenhalt der homologen Chromosomenpaare, der schon vor der Geburt entsteht, mit zunehmendem Alter durch Chiasmata lockern kann. Dies könnte zu einer schlechteren Erkennung der homologen Partner führen und damit Fehlverteilungen erleichtern. Das Lebensalter des Vaters hat nach neueren Untersuchungen ebenfalls einen gewissen, wenn auch geringeren Einfluß auf die Entstehung von Trisomien. Man schätzt, daß ca. $^1/_3$ der Trisomien über die Spermatogenese induziert werden. Der Entstehungsmechanismus ist hier noch unbekannt. Eine genetische Beratung sollte ab dem 36. Lebensjahr der Frau oder bei einem gemeinsamen Partnerschaftsalter ab 80 Jahren erfolgen.

Gerade die autosomalen Trisomien 13, 18 und 21 sowie Chromosomenstörungen der Gonosomen können über die Geburt hinaus weiterleben und führen zu charakteristischen Syndromen (Tabelle 2.1).
Es sei dabei erwähnt, daß die Häufigkeit dieser chromosomalen Fehlverteilungen, wenn man die Schwere der Krankheit mit in Betracht zieht, als nicht gerade gering bezeichnet werden kann. So ist im Bevölkerungsdurchschnitt 1 von 600 Neugeborenen mit einer Trisomie 21 behaftet, die, da die Patienten scheinbar mongoloide Gesichtszüge tragen, auch als *mongoloide Idiotie* bezeichnet wird (Abb. 2.53).
Neben dem Phänomen des *meiotischen Non-disjunction* beobachtet man auch Fehlverteilungen von Chromosomen während der Mitose *(mitotisches Non-disjunction)*. Gelegentlich gelangen beide Tochterchromatiden eines Chromosoms in dieselbe Zelle, so daß eine Zelle mit $2n+1$ ($n = $ Chromosomenzahl des haploiden Satzes) und eine Zelle mit $2n-1$ Chromosomen entsteht. Letzteres führt zu einer monosomen Zelle, die normalerweise nicht lebensfähig ist.
Hypoploide Zellen haben eine Defiziens eines oder mehrerer Chromosomen. Im Gegensatz dazu sind zahlreiche *hyperploide* Zellen, also Zellen mit einem oder mehreren Chromosomen zuviel, lebensfähig und führen, z. B. im Falle $2n+1$, zu einer trisomen Zelle. Zahlreiche trisome Zellen kann man neben normalen finden, wenn das mitotische Non-disjunction nach der ersten Teilung der Zygote, aber noch im Blastozystenstadium stattgefunden hat. So zeigen z. B. etwa 2% aller Mongoloiden nach einer zytogenetischen Analyse ihres Karyotyps Mosaikbefunde von trisomen und normalen Zellen. Genauere Untersuchungen, auf die hier nicht näher eingegangen werden soll, belegen, daß etwa 20% dieser Mosaike durch mitotisches Non-disjunction in der angegebenen Weise entstanden sind; es wurde also in solchen Fällen eine normale Zygote angelegt. Bei einer der ersten Furchungsteilungen kam es zu einem mitotischen Non-disjunction, die monosome Zelle ging zugrunde, während die trisome, lebensfähige Zelle sich weiterentwickelte und so zu einem Organismus führte, der sich aus normalen Zellen mit 46 Chromosomen und aus trisomen mit 47 Chromosomen zusammensetzt (Abb. 2.54).
80% der Mongoloiden mit Mosaikbefunden entstehen umgekehrt aus trisom angelegten Zygoten mit anschließendem mitotischen Verlust eines Chromosoms 21 in einer Zellinie, also nicht durch Non-disjunction-Prozesse (Abb. 2.55).
Neben Mosaiken ist auch die Entstehung *partieller Trisomien* bekannt. So kann als Folge einer unbalancierten chromosomalen Translokation beispielsweise ein Teil eines Chromosoms 21 an ein anderes Chromosom angehängt sein. Dies kann zum klinischen Bild des Mongolismus führen, wobei die klinischen Auswirkungen durch das Ausmaß der partiellen

Tabelle 2.1. Symptome der Trisomien 13, 18 und 21. (Nach Lenz, W.: Medizinische Genetik. Stuttgart: Thieme 1970)

	Trisomie 13 (D_1-Trisomie, Patau-Syndrom)	Trisomie 18 (E-Trisomie, Edwards-Syndrom)	Trisomie 21 (G_1-Trisomie, Down-Syndrom)
Häufigkeit	1:7600 bis 9000	1:3500 bis 6700	1:600
50% verstorben	bis Ende des 1. Monats	bis Ende des 2. Monats	bis zum 10. Lebensjahr
Durchschnittliches Geburtsgewicht	2600 g	2200 g	2900 g
Äußere morphologische Symptome	Mikrophthalmie, Kolobom, deformierte Ohrmuscheln, Kopfhauptdefekt, kapilläre Hämangiome, Lippen-Kiefer-Gaumenspalte, Hexadaktylie an Kleinfinger und Kleinzehenseite, schmale, stark quergewölbte Fingernägel. Kryptorchismus	Schmaler, langer Schädel, deformierte Ohrmuscheln, Mund und Unterkiefer klein. Flektierte, übereinandergeschlagene Finger. Kurzer Großzeh. Kurzes Sternum. Lippen-Kiefer-Gaumenspalte	Kurzer Schädel, kleine Ohren. Schmale Lidspalten. Epikanthus. Weißliche Irisflecken. Kurze Kleinfinger. Rauhe Haut. Flache Nasenwurzel. Überstreckbare Gelenke
Innere Mißbildungen	Arhinenzephalie, Holoprosenzephalie, Hypoplasie des Kleinhirnwurms, Herzfehler, polyzystische Nieren, Uterus bicornis	Herzfehler. Heterotopien im Kleinhirn	Herzfehler
Chemische Besonderheiten	Embryonales und fetales Hämoglobin	–	Vermehrte Serumharnsäure, Anomalien im Tryptophanstoffwechsel
Funktionelle Symptome	Taubheit, Krämpfe, Hypotonie der Muskulatur. Verzögerte psychische Entwicklung	Schwere Entwicklungsverzogerung	Schwachsinn, Intelligenzquotient meist zwischen 20 und 50. Schlaffe Muskulatur. Häufige Infekte
Dermatoglyphen	Auf Fingerbeeren gehäuft radiale Schleifen (besonders auf Daumen) und Bogenmuster. Distaler Hohlhand-Triradius. S-Muster oder tibiale Schleife der Großzehengegend	Bogenmuster auf zahlreichen Fingerbeeren. Fehlen von Fingerbeugefurchen	Distaler Hohlhandtriradius. Vierfingerfurche. Tibialer Bogen der Großzehengegend

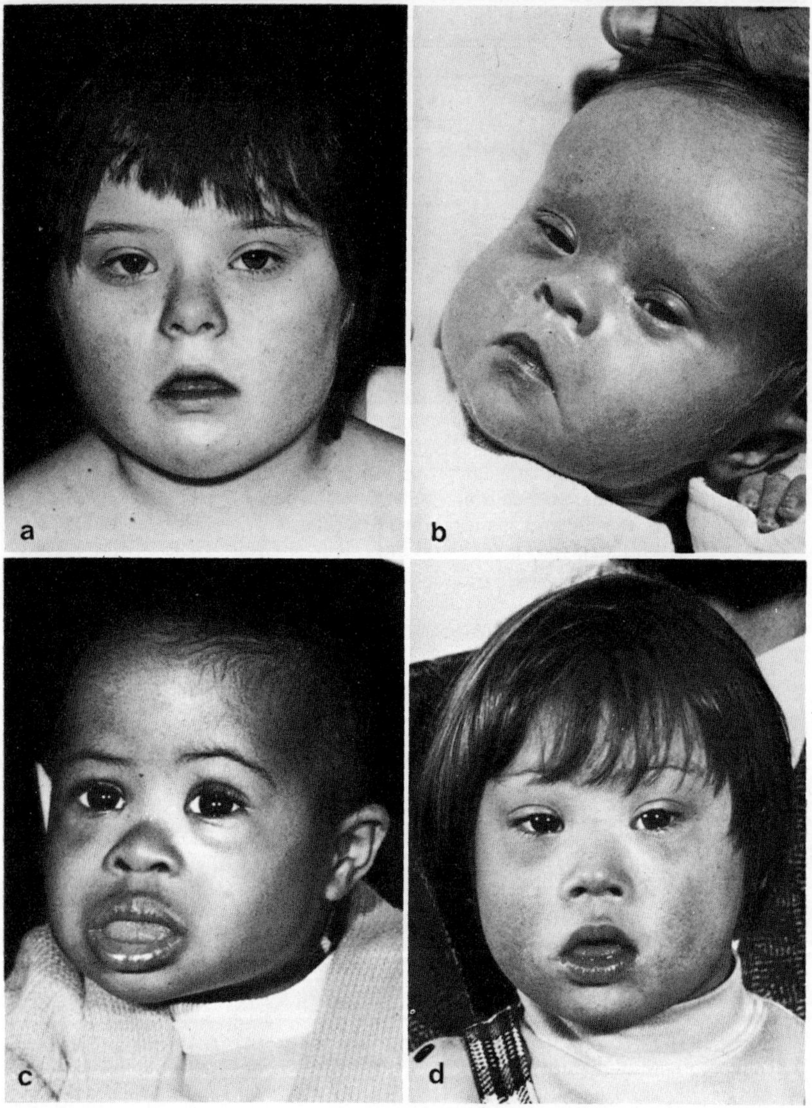

Abb. 2.53 a–d. Patienten mit Trisomie 21 – Mongolismus – verschiedener Rassezugehörigkeiten: **a, b** Europäer, **c** Negroider, **d** Eurasier. (Aus der Abteilung Zytogenetik des Instituts für Anthropologie und Humangenetik der Universität Heidelberg)

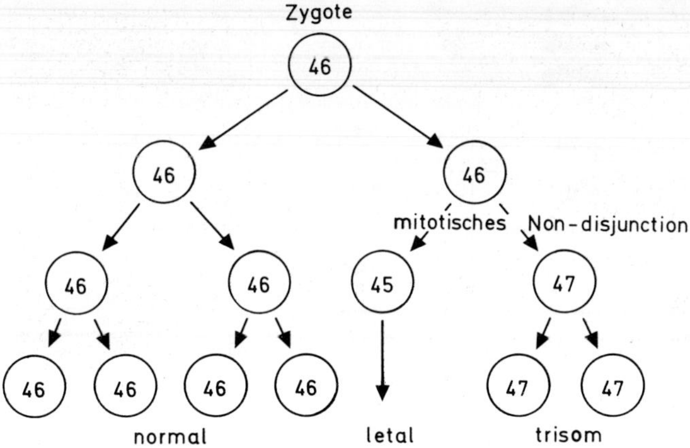

Abb. 2.54. Entstehung von Mosaiken durch mitotisches Non-disjunction am Beispiel einer Trisomie

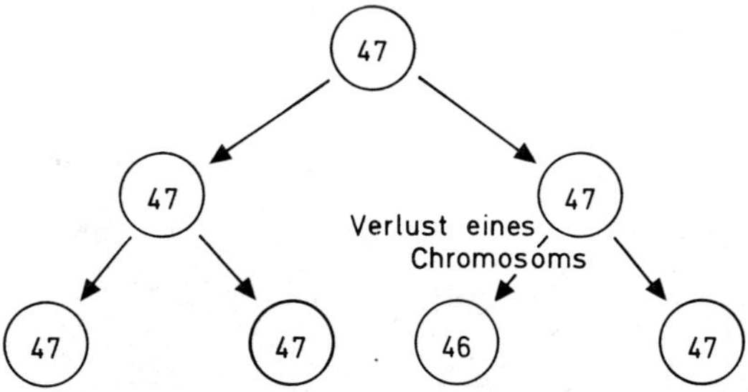

Abb. 2.55. Entstehung von Mosaiken am Beispiel einer ursprünglich trisom angelegten Zygote mit anschließendem mitotischen Verlust eines Chromosoms

Trisomie bestimmt werden. Neben partiellen Trisomien sind auch partielle Monosomien bekannt, wobei hier die wenigsten mit dem Leben vereinbar sind. Denkbar sind jedoch solche partiellen Monosomien in den NOR-Regionen oder in zentromernahen Bereichen, da sich hier hochrepetitive Sequenzen befinden, deren Verlust in der Regel nicht zu klinischen Erscheinungen führen dürfte.

Wie bereits erwähnt, sind auch und gerade Chromosomenfehlverteilungen der Gonosomen mit dem Leben vereinbar. So findet man bei 1–2‰ der männlichen Neugeborenen ein X-Chromosom zuviel. Die Träger dieses *Klinefelter-Syndroms* besitzen also bezüglich ihrer Gonosomen den Karyotyp XXY.

Klinefelter-Patienten sind trotz des Besitzes von zwei X-Chromosomen neben nur einem Y-Chromosom phänotypisch männlich, jedoch bleiben die Hoden abnormal klein, und im Ejakulat finden sich keine Spermien *(Aspermie)*, so daß die Patienten immer unfruchtbar sind. Häufig beob-

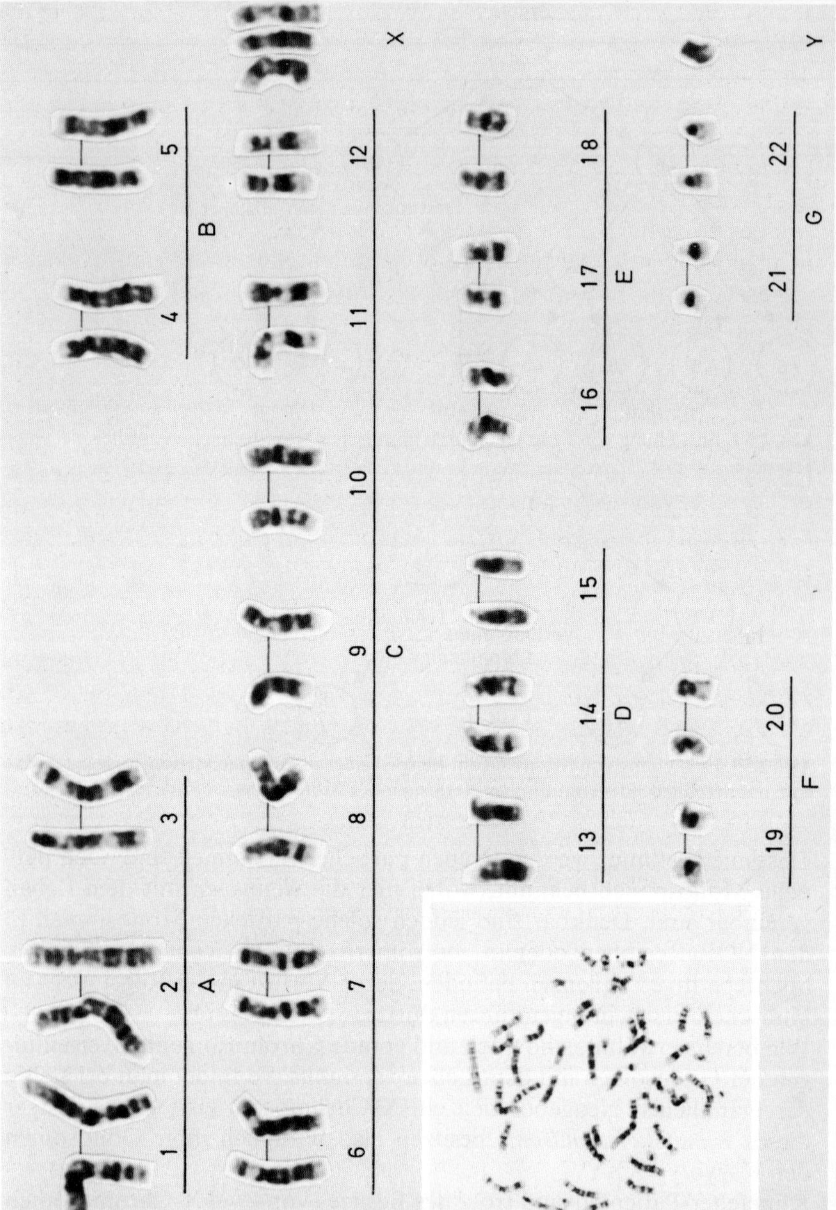

Abb. 2.56. Karyotyp eines Patienten mit 2 zusätzlichen X-Chromosomen. (Aus der Abteilung Zytogenetik des Instituts für Anthropologie und Humangenetik der Universität Heidelberg)

achtet man auch eine mangelhafte Ausprägung der sekundären Geschlechtsmerkmale und eunuchoiden Hochwuchs sowie leicht verminderte Intelligenz.
Außer Patienten mit zwei X-Chromosomen beobachtet man auch sehr selten solche mit drei oder vier X-Chromosomen (Abb. 2.56) (auf den Entstehungsmechanismus soll hier nicht näher eingegangen werden). Jedoch auch Patienten mit einem Chromosomensatz XXXXY sind noch eindeutig männlich. Ist dagegen kein Y-Chromosom vorhanden, wie beim normalen weiblichen Karyotyp, so entwickeln sich aus dem ursprünglich undifferenzierten Gonadenblastem Follikelzellen, so daß ein Ovar entsteht.
In einer Häufigkeit von 1:2500 beobachtet man bei weiblichen Neugeborenen eine Monosomie der Geschlechtschromosomen. Diese Patienten haben einen Karyotyp 45X *(Turner-Syndrom)*, d.h. das zweite X-Chromosom oder das Y-Chromosom fehlt. In der Embryonalentwicklung entwickeln sich bis zum Ende des 3. Monats Ovarien, die nicht von denen normaler XX-Embryonen zu unterscheiden sind. Später kommt es jedoch zu Störungen der Gonadenentwicklung, und ältere Kinder und Erwachsene zeigen rudimentär ausgebildete Gonaden ohne Keimzellen. Auch das Turner-Syndrom beweist also, daß das Y-Chromosom zur Ausbildung der männlichen Geschlechtsmerkmale notwendig ist.
Auf tausend weibliche Neugeborene beobachtet man auch eines mit einem überflüssigen X-Chromosom. Man bezeichnet diese Trisomie XXX als *Triple X-Syndrom.* Träger dieses Syndroms scheinen körperlich unauffällig zu sein, sie sind jedoch nicht selten leicht schwachsinnig. In der Größenordnung von 1–2‰ finden sich unter neugeborenen Jungen *XYY-Individuen.* XYY-Männer sind gewöhnlich größer als der Durchschnitt der männlichen Bevölkerung, sonst jedoch unauffällig. Auch sind sie als einzige unter den besprochenen chromosomalen Syndromen fortpflanzungsfähig, wobei normale Nachkommen entstehen. Sie neigen allerdings in kritischem sozialem Milieu eher zu Verhaltensauffälligkeiten. Wie bei autosomalen Trisomien findet man auch bei gonosomalen Mosaikbefunde. So haben wir es beim Turner-Syndrom meist mit einem postmeiotischen Verlust eines X- oder Y-Chromosoms zu tun. Man findet bei diesem Syndrom besonders häufig Mosaikverbände von normalen Zellen mit 46 Chromosomen und Zellen mit 45 Chromosomen, denen ein X- oder Y-Chromosom fehlt. Auch ist keine Altersabhängigkeit vom Alter der Mutter vorhanden, was ebenfalls belegt, daß die meisten Fälle nicht durch meiotische Non-disjunction-Prozesse zustandekommen. Es handelt sich vielmehr bei diesen Mosaiken um einen postzygotischen Verlust eines Geschlechtschromosoms, wobei ursprünglich eine normale weibliche oder männliche Zygote angelegt war.

3. Grundlagen der Mikrobiologie und Ökologie

Mikroorganismen haben sich aus gemeinsamen Vorstufen von Tieren und Pflanzen entwickelt und sind daher systematisch weder dem Pflanzen- noch dem Tierreich zuzuordnen, wie man dies noch im letzten Jahrhundert versucht hat. Haeckel definierte daher 1866 für die Mikroorganismen, die sowohl Eigenschaften von Pflanzen als auch von Tieren haben, eine besondere Gruppe, die *Protisten.* Den Protisten ist im Gegensatz zu echten Pflanzen und Tieren ein einfacher Zellaufbau gemeinsam. Sie sind einzellig oder entwickeln nur sehr gering differenzierte Gewebe.
Man unterscheidet zwischen höheren Protisten, die den Zellaufbau einer eukaryonten Zelle besitzen, und niederen Protisten, deren Zellstruktur wesentlich einfacher konstruiert ist. Letztere werden als Prokaryonten den Eukaryonten gegenübergestellt und als Frühformen der organischen Evolution angesehen. Zu den höheren Protisten gehören *Pilze, Algen* und *Protozoen. Bakterien* und *Blaualgen* bilden die niederen Protisten. Weiterhin zählen subzelluläre Formen wie *Viren* und *Viroide* zur Gruppe der Mikroorganismen (Abb. 3.1).
Während man mit dem normalen Lichtmikroskop Partikel bis zu 0,2 μ ($1\ \mu = 10^{-3}$ mm) noch sichtbar machen kann und daher Bakterien, die

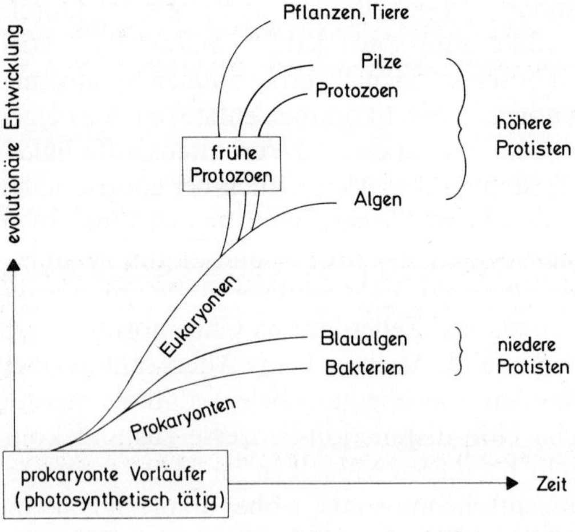

Abb. 3.1. Evolutionäre Entwicklung der wichtigsten Gruppen von Mikroorganismen

durchschnittlich 1 μ dick und 5 μ lang sind, gut erkennen und auch Zellstrukturen grob analysieren kann, benötigt man zu einer detaillierten Analyse der inneren Zellstrukturen das Elektronenmikroskop, das ein wesentlich größeres Auflösungsvermögen besitzt. Dieses zeigt uns dann auch die Unterschiede von Prokaryonten- und Eukaryonten-Zellen, wobei wir als Prototyp der Prokaryonten-Zelle den zytologischen Aufbau eines Bakteriums betrachten wollen und diesen mit dem in Kapitel 1 besprochenen Aufbau der Euzyte vergleichen. Gleichzeitig wollen wir uns bei der Betrachtung der Mikroorganismen auf Bakterien, Pilze und Viren wegen ihrer medizinischen Bedeutung beschränken.

3.1 Die Bakterienzelle

3.1.1 Formen und Aufbau

Elektronenmikroskopische Aufnahmen zeigen, daß bei Bakterien (Abb. 3.2) eine Kernmembran fehlt, womit auch schon das Hauptunterscheidungsmerkmal von Prokaryonten und Eukaryonten angesprochen ist. Die DNA liegt in *Nukleoplasma* eingebettet frei in der Zelle, ist jedoch nicht diffus im Zytoplasma verteilt, sondern in distinkten Räumen oder Körpern lokalisiert. Die DNA eines Bakteriums besitzt ein ungefähres Molekulargewicht von 3×10^9, kann in Form eines Moleküls gewonnen werden und stellt ein einziges ringförmiges Chromosom von etwa 1 mm Länge dar. Weiterhin bezeichnet man das Bakterienchromosom als nackt, da die DNA weder eine Umkleidung in Form von Histonen, noch von anderen Proteinen besitzt, im Gegensatz zur DNA höherer Zellen. Die DNA ist an einem Punkt an einer Invagination der Zellmembran angeheftet. Diese Anheftung spielt eine Schlüsselrolle bei dem Auseinan-

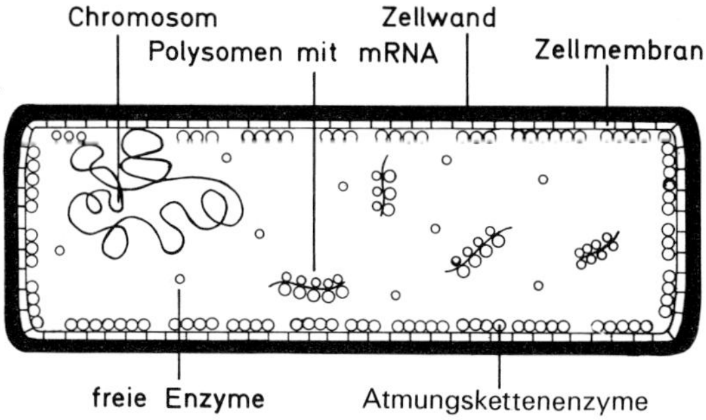

Abb. 3.2. Schematischer vereinfachter Längsschnitt durch eine Prokaryonten-Zelle *(E. coli)*

derrücken der beiden Tochterchromosomen nach der Chromosomenvermehrung. Nach der Chromosomenvermehrung setzt nämlich die Zellteilung durch Ausbildung einer querverlaufenden Zytoplasmamembran ein. Dies geschieht durch aktive Membransynthese an der Anheftungsstelle, wobei die beiden Tochterchromosomen durch die einwärts wachsende Quermembran auseinandergedrängt werden.

3.1.2 Zellmembran von Bakterienzellen

Das Zytoplasma der Bakterienzelle ist von zahlreichen Membranen durchzogen und enthält die Ribosomen, von denen wir bereits berichtet haben, daß sie durchweg kleiner sind (70S) als die höherer Zellen und einen veränderten molekularen Aufbau besitzen. Nach außen wird das Zytoplasma durch eine Membran begrenzt, die bezüglich des Stofftransports ähnliche Aufgaben übernimmt wie die höherer Zellen. Die *Zellmembran* ist also sowohl osmotische Barriere als auch Ort des aktiven Stofftransportes. In ihr findet die Synthese für die Zellwandsubstanzen statt. Elektronenmikroskopisch erscheint die Zellmembran als Elementarmembran, sie weicht aber in der chemischen Zusammensetzung von den entsprechenden Membranen der Euzyten erheblich ab. Sie bildet stellenweise Einfaltungen ins Zytoplasma, die sich differenzieren können. Man bezeichnet sie als *Mesosomen*. In ihnen sind Enzyme lokalisiert, die man bei höheren Zellen in den Mitochondrien findet, wie die Enzyme der Atmungskette. Mitochondrien fehlen nämlich den Protisten völlig; ihre Aufgabe wird von der Plasmamembran übernommen. Ein zweiter Typ von Plasmamembraneinfaltungen ist Träger lichtabsorbierender Pigmente sowie der Komponenten des photosynthetischen Elektronentransport- und Phosphorylierungssystems. Die Zellmembran ist ferner Ort von Rezeptoren für die *Chemotaxis*.

3.1.3 Äußere Zellwand von Bakterienzellen

Das Zytoplasma und seine Membranen werden von einer festen *Zellwand* umschlossen, die dem Bakterium seine mechanische Festigkeit verleiht. Die osmotisch wirksame Schranke ist allerdings die Zytoplasmamembran, die Semipermeabilität aufweist und die Zufuhr bzw. Abgabe von gelösten Substanzen kontrolliert. Die Zellwand ist für Salze und niedermolekulare Substanzen passierbar. Sie ist offenbar auch für die *Gram-Färbung* verantwortlich, die für die Taxonomie eine hervorragende Bedeutung besitzt. Mit einem Kristallviolett-Jod-Komplex, der in Wasser unlöslich und in Alkohol oder Aceton schwach löslich ist, werden die Bakterien behandelt. Während gram-positive Zellen sich durch

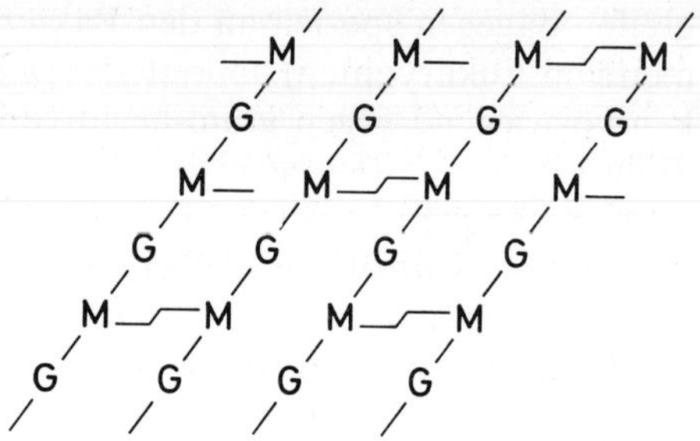

Abb. 3.3. Ausschnitt aus einem einschichtigen Murein-Sacculus *(E. coli)*. *G* = N-Acetyl-glukosamin, *M* = N-Acetyl-muraminsäure. Die Muraminsäureglieder sind durch Peptidbrücken quervernetzt

Alkohol nicht entfärben lassen, geben bei dieser Behandlung gram-negative Keime den Farbstoff wieder ab. Betrachten wir zum besseren Verständnis dieser Vorgänge den molekularen Aufbau der Zellwand: Sie besteht aus einem Stützskelett aus weitgehend einheitlichen Polymeren, dem Glykopeptid Murein. Es handelt sich um ein Heteropolymer, in dem in glykosidischer Bindung N-Acetyl-glukosamin und ein Milchsäureäther dieser Verbindung, nämlich N-Acetyl-Muraminsäure, abwechselnd miteinander verknüpft sind und gerade, nicht verzweigte Ketten bilden. Die Muraminsäureglieder werden zusätzlich durch Aminosäuren peptidisch verknüpft, so daß eine weitere Vernetzung entsteht, die die heteropolymeren Ketten zu einem sackförmigen Riesenmolekül, dem *Murein-Sacculus,* verbindet (Abb. 3.3).

Dieser Murein-Sacculus fungiert als Stützskelett der Zellwand und ist von akzessorischen Substanzen umgeben. Gram-positive und gram-negative Bakterien unterscheiden sich sowohl im Aufbau des Murein-Sacculus als auch in den akzessorischen Substanzen. Gram-negative besitzen ein einschichtiges Mureinnetz, dem große Mengen Lipoproteine, Lipopolysaccharide und Phospholipide angelagert sind, gram-positive ein mehrschichtiges Mureinnetz, der Protein- und Polysaccharidgehalt ist gering.

Unser Wissen über den Aufbau der Bakterienzellwand verdanken wir hauptsächlich der Forschung über *Penicillin* und über das bakterizide Enzym *Lysozym.* Letzteres, das z. B. im Nasenschleim und in der Tränenflüssigkeit zu finden ist, wirkt hauptsächlich auf gram-positive Bakterien. Es spaltet die glykosidische Bindung des Mureins zwischen der N-Acetyl-Muraminsäure und dem N-Acetyl-glukosamin und baut so die Zellwand ab. Auch das Antibiotikum Penicillin vernichtet hauptsächlich gram-positive Bakterien, greift aber auch viele gram-negative an, indem es die Neusynthese der Zellwand unterbindet. Es verhindert die Quervernetzung durch die Peptidketten, wobei es lediglich auf wachsende Bakterien wirkt. Andere Antibiotika wie *Streptomyzin* und *Chloramphenikol*

greifen dagegen speziell an den Bakterienribosomen (nicht an Ribosomen von Eukaryonten) an und verhindern die Proteinsynthese. Sie wirken vorwiegend gegen gram-negative Bakterien. Ferner kann man die Zellwände durch *Detergenzien* mit Hilfe ihrer Wirkung auf die Lipidsubstanzen abbauen.
Unter Anwesenheit von Penicillin können sich bei bestimmten Bakterienarten sog. *L-Formen* bilden. Aus den Bakterienzellen entwickeln sich im Vergleich zur Ausgangsform Riesenzellen, die aber nur noch Reste von Zellwandmaterial besitzen und eigentlich Protoplasten sind. Die Entstehung ist über die diskutierte Zellwandsynthesehemmung des Penicillins unter gleichzeitigem ungestörten Ablauf der anderen Wachstumsprozesse zu verstehen. Äußerlich ähneln L-Formen sehr stark den *Mykoplasmen*. Während erstere sich jedoch wieder in die Normalform zurückverwandeln können, gelingt dies bei Mykoplasmen, zu denen Erreger von Tierkrankheiten, aber auch harmlose Hautschmarotzer gehören, nicht. Man nimmt an, daß es sich bei diesen wandlosen Prokaryonten um sozusagen natürlich vorkommende, stabile L-Formen handelt.
Einige Bakterien (z. B. viele pathogene Staphylokokken, Bakterien der Coligruppe, Pseudomonas) bilden *β-Lactamase (Penicillinase)*, die manche Penicilline inaktiviert. Alle Penicilline haben nämlich eine gemeinsame Grundstruktur: Ein Thiazolidinring ist an einen Beta-Lactamring geknüpft. β-Lactamase spaltet diesen β-Lactamring.
Wir haben bisher von gram-positiven und gram-negativen Bakterien und deren Zellwandaufbau gesprochen. Es ist hier notwendig, noch eine dritte Gruppe von Bakterien entsprechend ihren Anfärbbarkeitsmöglichkeiten zu besprechen. Es sind dies die *Mykobakterien*, die weder gram-positiv noch gram-negativ sind. In diese Gruppe gehören Krankheitserreger wie M. tuberculosis oder M. leprae. Wenn diese Keime einmal mit basischen Farbstoffen angefärbt sind, können sie mit Alkohol nicht mehr entfärbt werden, ganz gleich ob sie vorher mit Jodlösung behandelt wurden oder nicht. Echte Tuberkelbakterien sind durch ihre *„Säurefestigkeit“* gekennzeichnet. Alkohol mit Salzsäurezusatz entfärbt alle Bakterien außer Mykobakterien. Mykobakterien sind besonders reich an einfach und komplex gebauten Lipoproteinen und Lipopolysacchariden. Auch Fettsäuren und Wachse sind von ihnen isoliert worden. Die Besonderheit dieser Strukturelemente bedingt ihre schwierige Anfärbbarkeit.

3.1.4 Sporen

Einige Bakterienarten (Bacillus, Clostridium, Sporosarcina) bilden unter bestimmten Umweltbedingungen charakteristische *Endosporen* (interne Sporen). Sporen sind resistente Dauerformen, die die Bakterien-DNA und wenig Zytoplasma in einer festen Wand enthalten. Sporen sind also Abkapselungen, die einen Teil des Zellinhaltes umfassen und innerhalb der Bakterienzelle gebildet werden. Dabei kann die Spore je nach untersuchter Spezies innerhalb des Bakteriums zentral, terminal oder subterminal gelegen sein. Sporen werden immer unter ungünstigen Vermehrungsbedingungen gebildet. Werden die Lebensbedingungen für eine Vermehrung wieder günstiger, so wächst die Spore aus und bildet eine vegetative Zelle. Früher nahm man an, daß die Sporen keinen Stoffwechsel hätten; dies konnte jedoch vor einigen Jahren durch verfeinerte Untersuchungsmethoden widerlegt werden. Bakterielle Endosporen sind gegenüber toxischen Chemikalien resistent durch die Undurchlässigkeit der Sporenwand. Sie sind daher auch resistent gegen Desinfektionsmaßnahmen. Ihre Hitzeresistenz beruht auf ihrem hochgradig dehydrierten Zustand. Endosporen besitzen eine lange Lebensdauer.

3.1.5 Kapselbildung bei Bakterien

Bestimmte Bakterien, z. B. Pneumokokken, sind in der Lage, *Kapseln* zu bilden. Diese Kapseln bestehen aus ausgeschiedenem Schleim, der im allgemeinen aus Polysacchariden aufgebaut ist, obwohl man auch den Aufbau in einzelnen Fällen aus einem Polypeptid nachweisen konnte. Die Kapselbildung erhöht die *Virulenz* der Keime; sie schützt die Zellen vor Phagozytose und vor Viren, die an der Zellwand anheften müssen, um zu infizieren.

3.1.6 Die Bakteriengeißel

Wir haben nun verschiedene Spezialbildungen bei Bakterien kennengelernt. Es gibt aber noch eine weitere, die bestimmten Bakterien Beweglichkeit beschafft. Gemeint ist die *Bakteriengeißel.* Diese Geißeln sind von denen der Eukaryonten völlig verschieden. Es handelt sich um polymere Strukturen aus einer einzigen Proteinuntereinheit, dem Flagellin. Die tubuläre Struktur der Eukaryontengeißel fehlt also. Die Bewegungsweise ist eine kontinuierliche Drehbewegung, wobei Bakteriengeißeln sehr viel dünner als Eukaryontengeißeln und nicht von einer Zellmembran umschlossen sind. Der Ansatzpunkt der Geißel ist eine sehr komplizierte Struktur, welche den Umsatz von chemischer Energie in eine Drehung des Geißelansatzes innerhalb einer Öse in der Membran bewerkstelligt (Abb. 3.4).

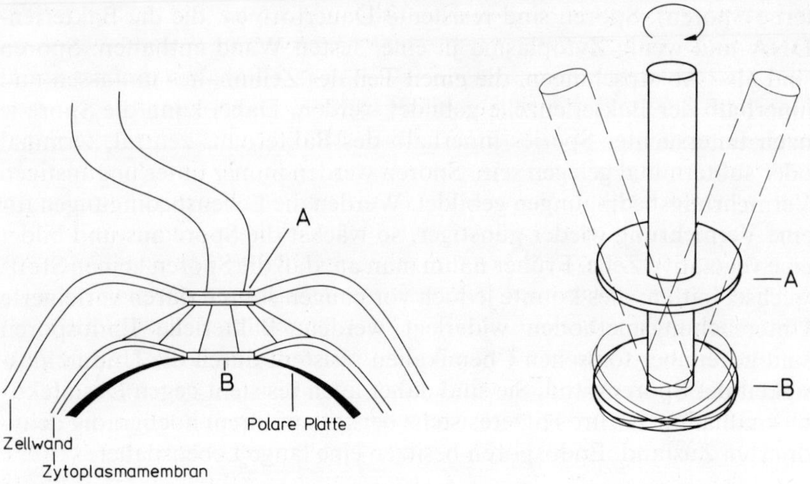

Abb. 3.4. Ansatzpunkt der Bakteriengeißel (Modellvorstellung). Eine distale Scheibe *A* verankert die Geißel in der Zellwand, die proximale Scheibe *B* haftet fest an der Zytoplasmamembran. Durch Kontraktion und Relaxion der polaren Platte kommt es zur Geißelbewegung. (Verändert nach Vaituzis, Z. und Doetsch, R.N.: J. Bact. 100, 512–521, 1969)

3.2 Bakteriengenetik und Plasmide

Unsere Kenntnis über die Natur der DNA, über Transkription, Translation, über Regulationssysteme und vieles andere mehr sind zu einem guten Teil aus Befunden an Bakterien gewonnen worden.
Wir wollen nun noch einige weitere genetische Erkenntnisse beschreiben, die sozusagen bakterienspezifisch sind, d.h. die in dieser Form nur bei Bakterien vorkommen, deren Wissen aber gerade für den Arzt von Bedeutung ist. Vielen Studenten wird bekannt sein, daß Bakterien gegen Antibiotika resistent werden können. In jeder Bakterienkultur, der Antibiotika zugesetzt sind, findet man mit geeigneten Selektionsmethoden einzelne Bakterien, die gegen eines oder mehrere Antibiotika resistent sind, obwohl die Kultur an sich sensibel für diese ist. Dagegen dürfte weniger bekannt sein, daß diese Keime resistent sein können, ohne jemals mit dem betreffenden Antibiotikum in Berührung gekommen zu sein. So hat man Resistenz gefunden gegen Sulfonamide, gegen Streptomycin, Chloramphenicol, Penicillin, Tetracyclin, Kanamycin, Neomycin, Ampicillin, Polymyxin und Radiomycin, um nur einige Antibiotika zu nennen. Die Bakterien können diese Fähigkeit selten durch spontane Mutation, häufig jedoch durch Erwerb neuen genetischen Materials erhalten.

Resistenz durch spontane Mutation mag uns aus unseren bisher erworbenen molekulargenetischen Kenntnissen einleuchten. Aber wie kann eine Resistenz durch „Neuerwerb" von genetischem Material zustande kommen? Dieses Problem gibt zu folgender Vorüberlegung Anlaß: Höhere Organismen erhalten bei der Befruchtung je einen Chromosomensatz vom Vater und einen von der Mutter. Während den darauffolgenden Mitosen der diploiden Zellen finden Rekombinationen zwischen den beiden Chromosomensätzen statt, die eine Neukombination der Gene auf den Chromosomen zur Folge haben. Die haploiden Geschlechtszellen dieses Organismus enthalten dadurch schließlich einen neu zusammengestellten Chromosomensatz. Der sexuellen Neukombination bei Eukaryonten stehen *parasexuelle* Vorgänge bei Prokaryonten gegenüber. Bakterien sind im Gegensatz zu höheren Zellen fast immer haploid und vermehren sich vegetativ durch Teilung. Um das genetische Material jedoch über spontane Mutationen hinaus variabel zu halten, können Teile des genetischen Materials von einem Bakterium in ein anderes übertragen werden. Der Vorgang ist letztlich mit der Bildung einer Zygote vergleichbar, nur handelt es sich hier nicht um eine Verschmelzung von Zellen, sondern ausschließlich um eine Übertragung von DNA. Das übertragene DNA-Stück des Überträgerbakteriums paart schließlich mit dem des Empfängerbakteriums, und es findet Rekombination statt. Nach Art der Übertragung von DNA unterscheidet man bei Bakterien zwischen *Konjugation, Transduktion* und *Transformation.*
Als Konjugation bezeichnet man die eben beschriebene Übertragung von chromosomaler DNA von einem Spenderbakterium in einen Empfänger, wobei das Spenderbakterium einen sog. Fertilitätsfaktor *(F-Faktor)* besitzt, ein DNA-Molekül, das Strukturen der Zelloberfläche *(F-Pili)* determiniert, die zur Durchführung der DNA-Übertragung notwendig sind. Als Transduktion bezeichnet man die Übertragung von DNA aus einem Spender in einen Empfänger mit Hilfe eines bestimmten Virus, eines *Bakteriophagen* (siehe unten). Genübertragung ohne jeglichen Zellkontakt durch freie DNA, die aus einem Spender freigesetzt oder aus ihm extrahiert wurde, nennt man Transformation (man erinnere sich an den Transformationsversuch von Griffith).
Die bei der Konjugation eine Rolle spielenden F-Faktoren können in das Chromosom des Bakteriums integriert sein – und nur dann können sie größere Chromosomenstücke des Bakteriums zur Rekombination übertragen –, sie können sich aber auch aus dem Chromosom lösen und eigenständige kleine übertragbare DNA-Ringe, sozusagen Zusatzchromosomen, bilden. Diese Zusatzchromosomen enthalten manchmal noch kleine benachbarte Chromosomenfragmente, die bei der Herauslösung aus dem Hauptchromosom hängengeblieben sind und die mit den F-

Faktoren in andere Bakterien übertragen werden können. Dieser Vorgang ähnelt der Transduktion oberflächlich und wurde daher als *Sex-Duktion* bezeichnet.
Neben den harmlosen F-Faktoren gibt es aber noch andere, weit gefährlichere Zusatzchromosomen, die ebenfalls entsprechend dem Schema der F-Faktoren in andere Bakterien weitergegeben werden können, also neben anderen Genen auch Konjugationsgene wie F-Faktoren besitzen. Man bezeichnet sie zusammenfassend als *Plasmide* oder *Episomen*. Am wichtigsten sind die Resistenzfaktoren *(R-Faktoren)* gegen Antibiotika, womit wir bei der Erklärung des eingangs erwähnten Phänomens der Antibiotika-Resistenz durch Neuerwerb genetischen Materials angelangt wären. Diese R-Faktoren, die ursprünglich einmal auf seltenen mutativen Ereignissen beruhten, können auch von einer Bakterienart auf eine andere, ursprünglich Antibiotika-sensible, übertragen werden und sich dort wie eine Epidemie ausbreiten, z. B. von harmlosen E. coli-Darmbakterien auf Salmonella, den Erreger des Typhus. Während eine Resistenz von E. coli gegen Antibiotika harmlos für den Träger dieser Keime ist, kann sich eine Übertragung des R-Faktors auf Typhusbakterien sehr gefährlich auswirken, da bei einem mehrfach resistenten Stamm eine wirkungsvolle Antibiotikabehandlung äußerst problematisch und schwierig werden kann.
Dieser rasche Erwerb von Antibiotikaresistenz hat die Biologen zur Zeit der Entdeckung der R-Faktoren überrascht. Inzwischen hat sich herausgestellt, daß viele Resistenzgene nicht für immer an ihren DNA-Träger gebunden sind. Man hat sie daher als „springende Gene" bezeichnet. Sie können mit flankierenden Sequenzen von einem DNA-Molekül in ein anderes transponiert werden. Die übertragene Einheit nennt man *Transposon*. Transposons können von einem Plasmid in ein anderes übertragen werden oder vom Plasmid auf das Hauptchromosom oder auf das Genom eines transduzierenden Phagen. Alle bekannten Transposons tragen an ihren Enden Nukleotidsequenzen, die zueinander komplementär und gegenläufig sind. Bei manchen Transposons werden diese Sequenzen durch sogenannte *IS-Elemente* (Insertionssequenzen) gebildet. Solche IS-Elemente kommen auch im Bakterienchromosom vor. Transposons können neben Resistenzgenen auch Gene für Enzyme enthalten, die den Einbau dieser DNA-Elemente in die Empfänger-DNA durchführen.
Verabreicht man Tieren, die zu Nahrungszwecken gezüchtet werden, Antibiotikazusätze im Futter, wie dies leider geschehen ist und ständig geschieht, so selektiert man damit die gegen das Antibiotikum resistenten Keime heraus, und die sensiblen sterben ab. Diese resistenten Keime können sich dann ungehindert vermehren und Stämme bilden, die mehr-

fache Resistenz auch gegen andere Antibiotika tragen, wenn nur eines der Resistenzgene gegen das verfütterte Antibiotikum schützt. Dies kann eine ernste Gefahr für den Menschen darstellen. Aber auch in der Humanmedizin muß der Gebrauch von Antibiotika auf das medizinisch notwendige Maß eingeschränkt werden, da jede Antibiotikatherapie zur Selektion resistenter Bakterien führt.
Wir haben eingangs erwähnt, daß Resistenz gegen Antibiotika außer R-Faktoren auch spontane Mutationen zur Ursache haben kann. Die Wahrscheinlichkeit für die Mutation zur Resistenz gegen ein Antibiotikum liegt in der Größenordnung von 10^{-6}. Die Wahrscheinlichkeit, daß ein Bakterium zu einer Doppelresistenz mutiert, liegt folglich in der Größenordnung von 10^{-12}, da die Wahrscheinlichkeit für das gleiche Auftreten zweier Ereignisse gleich dem Produkt der Einzelwahrscheinlichkeiten ist. In einer Bakterienpopulation üblicher Größe werden daher Bakterien mit doppelter Resistenz im allgemeinen nicht durch Mutationen neu entstehen.
Vom Standpunkt des Genetikers aus wäre eine Kombinationstherapie mit mehreren Antibiotika wünschenswert, da dieses der effektivste Weg ist, das Auftreten resistenter Bakterien zu verhindern. Neben diesem Gesichtspunkt müssen vom Arzt aber auch klinische, pharmakokinetische, wirtschaftliche und juristische Faktoren berücksichtigt werden.

3.3 Wachstum von Bakterien

Bakterien lassen sich ohne besondere Schwierigkeiten in flüssigen Nährmedien oder auf festen Nährböden züchten. Außer dem zum Wachstum stets notwendigen Wasser müssen für das Medium folgende Grundparameter eingehalten werden: Vorhandensein verschiedener Mineralien wie Schwefel, Phosphor, Kalium, Calcium, Magnesium und Eisen sowie ein richtiger pH-Wert. Bezüglich des pH-Wertes gedeihen die meisten Bakterien am besten, wenn $H^{\pm}$ und OH^{-}-Ionen in etwa der gleichen Konzentration vorliegen, also bei pH 7,0. Viele bevorzugen auch höhere pH-Werte, also leicht alkalisches Milieu, nur wenige pH-Werte, die im sauren Bereich liegen. Für sehr viele Bakterien ist Sauerstoff der notwendige Elektronen-akzeptor. Sie werden als *Aerobier* bezeichnet. In der Kulturatmosphäre darf daher eine gewisse O_2-Konzentration ohne Beeinträchtigung der Zellatmung nicht unterschritten werden. Andere Bakterien gewinnen die lebensnotwendige Energie nicht durch Atmung, sondern durch Gärung. Man nennt sie folglich *Anaerobier*. Für streng anaerobe (es gibt *fakultative* und *obligate* Anaerobier) Bakterien ist daher der Ausschluß von Luftsauerstoff eine notwendige Kulturvoraussetzung. Wie-

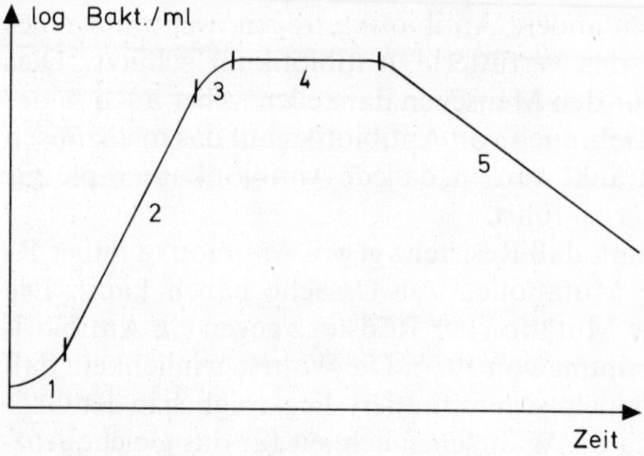

Abb. 3.5. Wachstumskurve von Bakterien in einem flüssigen Nährmedium

der andere Bakterien sind *mikroaerophil*. Sie besitzen ihr Wachstumsoptimum bei reduziertem O_2- und vermehrtem CO_2-Gehalt. Schließlich gehört zu optimalen Vermehrungsbedingungen noch eine geeignete Kultivierungstemperatur. Sie liegt bei vielen Keimen bei 37 °C, bei einigen niedriger, bei anderen höher. Unter Optimalbedingungen teilt sich eine Bakterienzelle durchschnittlich nach ca. 20 min; die entstandenen zwei Tochterzellen teilen sich bereits nach 20 min in vier Zellen usw. Das erinnert an eine Anekdote über den Erfinder des Schachspiels. Dieser soll für das erste Feld des Schachspiels ein Weizenkorn, für das zweite 2, für das dritte 4 Körner usw. von seinem König erbeten haben. Die Erfüllung seines Wunsches wurde ihm leichtfertig zugesagt. Man mußte jedoch feststellen, daß man so viele Weizenkörner niemals hätte auftreiben können. Das Beispiel mag verdeutlichen, welch ungeheuere Populationszahl aus ursprünglich einem Bakterium bei einer Generationszeit von nur 20 min innerhalb kurzer Zeit ereicht werden kann. Es ist aber auch ein beeindruckendes Beispiel dafür, welch beachtliche Syntheseleistung in der Natur in relativ kurzer Zeit erbracht werden kann.
Züchtet man bestimmte Bakterien, z.B. *E. coli* (Generationsdauer 20 min), in einer flüssigen Kultur über Nacht bei geeigneten Bedingungen, so kann man mehr als 10^9 Keime pro Milliliter erhalten. Die Wachstumskurve einer solchen Kultur ist in Abb. 3.5 wiedergegeben.
Wir sehen aus der Abbildung, daß eine frisch mit Bakterien beimpfte Kultur eine gewisse Zeit benötigt, bis sich die Keime auf das Medium umgestellt haben. Man nennt diese Phase, in der relativ wenige Teilungen stattfinden bzw. die einzelnen Teilungsschritte einen verlängerten Zeitraum benötigen, die Anlaufphase (1. *lag-Phase*). Sie ist der einleitende Abschnitt im Wachstum einer Zellpopulation. Nach Überwindung der Anlaufzeit erreicht die Teilungsrate einen festen Wert, und die Kultur geht in eine exponentielle Phase des Wachstums über (2. *log-Phase*). In

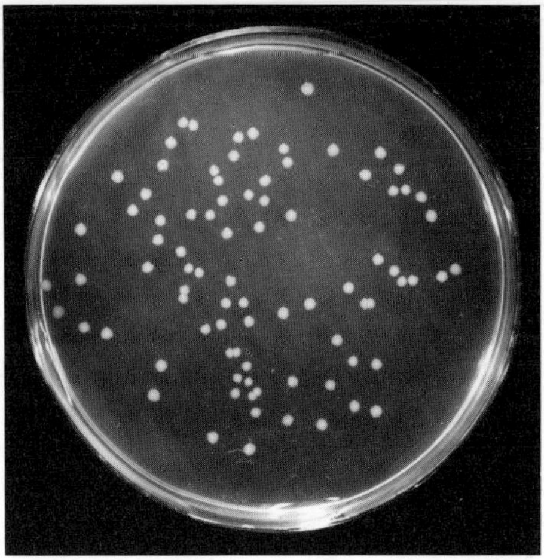

Abb. 3.6. Bakterienkolonien auf festem Nährmedium in einer Petrischale angezüchtet

diesem Stadium nehmen nicht nur die Organismen und die Zellmasse, sondern auch die Proteine, RNA und DNA exponentiell zu. Mit der exponentiellen Vermehrung der Bakterien nimmt aber gleichzeitig die Konzentration der Substrate in der Nährlösung ständig ab, der pH-Wert verändert sich, wachstumshemmende Stoffe können sich anhäufen, und die Sauerstoffkonzentration im Medium sinkt unter einen kritischen Wert. Das Wachstum der Bakterienkultur nimmt dadurch ab (3. *Retardationsphase*) und kommt schließlich zum Stillstand (4. *stationäre Phase*). In der stationären Phase bleibt die Gesamtkeimzahl konstant, weil keine Zellteilungen mehr stattfinden oder weil nur soviel neue Zellen entstehen, wie alte absterben. Danach folgt die Phase des *beschleunigten* und des *exponentiellen Absterbens* (5.).

Bringt man Bakterien auf ein festes Nährmedium, was man durch Zusatz von *Agar-Agar* (Gerüstpolysaccharid aus Rotalgen, das durch Kochen mit Wasser geliert) zu dem obigen Medium erhält, so entwickelt sich aus jedem Bakterium im Laufe einiger Stunden durch ständige Teilung eine Kolonie, die oft ebenfalls mehr als 10^9 Bakterien enthält. Die Bakterien einer Kolonie stammen alle von einem einzigen Bakterium ab und sind daher, von spontanen Mutationen abgesehen, erbgleich. Man bezeichnet sie als *Bakterien-Klon*. Diese Kulturtechnik nutzt man zur Herstellung von *Reinkulturen* (Kulturen, die ausschließlich eine gewünschte Bakterienart enthalten). Hierzu trägt man, entsprechend der Abb. 3.7, auf einen festen Nährboden mit Hilfe einer sog. Impföse eine Zahl von Bakterien einer *Mischkultur* (Kultur, in der sich verschiedene Keime zusammen mit den gewünschten Keimen befinden) auf. Nach

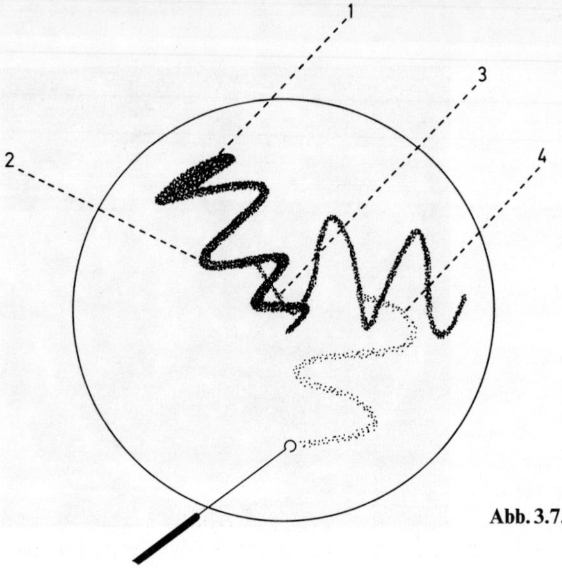

Abb. 3.7. Isolation von Reinkulturen

Ausglühen der Impföse zur Sterilisation fährt man mit dieser quer über den letzten Impfstrich. Diesen Vorgang wiederholt man mehrmals. Durch jedes Ausstreichen verdünnt man die Bakterien und gelangt schließlich zur Verteilung von Einzelbakterien, die nach Bebrüten der Keime zu Kolonien heranwachsen. Die verschiedenen Bakterienarten der Mischkultur befinden sich nun, in verschiedenen Kolonien getrennt, auf dem Nährmedium und können daraus isoliert werden.
Entsprechend ihren Nährstoffbedürfnissen kann man Bakterien auch durch *Selektivnährböden* isolieren. Selektivnährböden enthalten selektiv den Nährstoffbedarf für eine bestimmte Bakterienspezies oder eine bestimmte Mutante. Ein einfaches Beispiel sind Selektivnährböden für Antibiotika-resistente Bakterien. Durch den Zusatz eines bestimmten Antibiotikums können dann nur die gegen dieses Antibiotikum resistenten Keime Kolonien bilden, die anderen werden abgetötet. Andere Bakterien können beispielsweise eine Mutation im Histidinoperon tragen; sie vermehren sich nur, wenn Histidin dem Nährboden zugesetzt ist usw. Die Beispiele ließen sich beliebig fortsetzen.

3.4 Formengruppe von Bakterien

Wie im gesamten biologischen System teilt man auch Bakterien auf Grund bestimmter morphologischer, biochemischer und evtl. pathogenetischer Eigenschaften in *Klassen, Ordnungen, Familien, Gattungen* und

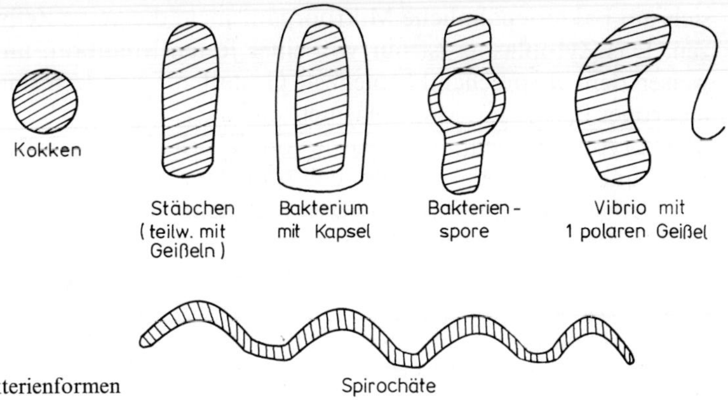

Abb. 3.8. Bakterienformen

Arten ein. Dabei wendet man das binominale System nach Linné an. Die Benennung einzelner Erreger erfolgt in den meisten Fällen nach Krankheiten oder ihren Entdeckern. Wir wollen in diesem Kapitel jedoch dieses System weitgehend außer acht lassen und einzelne, morphologisch interessante Formen von Bakterien besprechen (Abb. 3.8).
Als erste und einfachste Bakterienform sind hier die *Kokken* zu nennen. Unter Kokken versteht man mehr oder weniger kugelförmige, unbewegliche, nicht-sporenbildende Bakterien. Sie können gram-positiv oder gram-negativ sein. Zu ersteren gehören die Staphylokokken, die Streptokokken und die Pneumokokken, zu letzteren die Meningokokken und die Gonokokken. Eine weitere Gruppe sind die *Stäbchenbakterien.* Sie können begeißelt oder nichtbegeißelt sein; es gibt Sporenbildner unter ihnen. Sie können gram-positiv oder gram-negativ sein, sich aber auch säurefest verhalten. Zu ihnen gehören nämlich auch die bereits angesprochenen Mykobakterien, aber auch Escherichia coli oder die Erreger der Diphtherie, um nur drei Vertreter zu nennen. Als dritte, von der Morphologie her interessante Gruppe sollte man die *Vibrionen* nennen. Sie sind gram-negative, kommaförmig gekrümmte Stäbchen mit einer einzigen polar angeordneten Geißel. Ihre Vertreter können Cholera und Sepsis hervorrufen. *Spirochäten* (Schraubenförmige) sind dagegen eine große heterogen zusammengesetzte Gruppe spiralig geformter, langer, dünner, beweglicher, bakterienähnlicher Mikroorganismen. Die spiralförmige Zelle ist mit einem schlanken, kontrahierbaren Faden, der meist aus einer einzigen Fibrille besteht, verflochten. Dabei ist der Mechanismus der Bewegung, auf den hier aus Platzgründen nicht eingegangen werden soll, mit dem der begeißelten Bakterien nicht vergleichbar. Zu ihnen gehören die Erreger des Rückfallfibers, der Syphilis und der Leptospirose. Als fünfte Gruppe seien die *Mykoplasmen* genannt. Es handelt

sich um bakterienähnliche Mikroorganismen, die keine Zellwand besitzen. Das Zytoplasma ist nur von einer festen Membran umgeben. Sie weisen dementsprechend keine feste Gestalt auf, sondern sind von quallenartiger Plastizität. Mykoplasmen sind die Erreger des Syndroms „Primäre atypische Pneumonie“ sowie von fieberhaften respiratorischen Erkrankungen. Sie gehören aber auch zur normalen Flora des Mundes und des Urogenitaltraktes. Sie besitzen insgesamt für die Veterinärmedizin größere Bedeutung als für die Humanmedizin. Als letzte große Formengruppe seien die *Chlamydien* behandelt. Sie sind eine große Gruppe nichtbeweglicher, gram-negativer, obligat intrazellulärer Parasiten, die ähnlich strukturiert sind und ein gemeinsames Gruppenantigen besitzen. Im Zytoplasma der Wirtszelle durchlaufen sie einen besonderen Entwicklungszyklus. Wahrscheinlich haben sich Chlamydien aus gram-negativen Bakterien entwickelt. Sie können als Bakterien angesehen werden, denen einige wesentliche Stoffwechselleistungen zur Energiebildung fehlen; sie sind daher auf eine intrazelluläre Existenz angewiesen. Zu ihnen zählen die Erreger der Ornithose, des Lymphogranuloma venereum, des Trachoms und der Einschlußkörper-Conjunctivitis.

3.5 Pilze

Pilze sind in erster Linie Erreger von Pflanzenkrankheiten. Von Tausenden bekannter Pilzarten sind nur etwa 50 human- oder tierpathogen.

3.5.1 Lebensweise der Pilze

Pilze sind zur Photosynthese nicht fähige Mikroorganismen. Sie gewinnen ihre Baustoffe und die notwendige Stoffwechselenergie vor allem aus dem Ab- und Umbau organischer Verbindungen. Sie haben also eine *obligat heterotrophe* Lebensweise; sie sind *Konsumenten* und auf die Produktion von organischem Material angewiesen. In dieser Beziehung sind sie weitgehend den Bakterien ähnlich. Jedoch gehören die Pilze zu den Eukaryonten. Auch sind ihre Zellen linear ca. zehnmal größer als die Bakterienzellen. Sie besitzen echte Zellkerne mit Chromosomen und einer Kernmembran sowie Mitochondrien. Auch ihre Zellwände sind anders gebaut als die der Bakterienzellen. Sie bestehen vorwiegend aus Chitin oder Zellulose.

3.5.2 Wachstumsformen der Pilze

Pilze wachsen in Massen sich verzweigender und ineinander verschlingender Zellfäden, die man als *Hyphen* bezeichnet. Das gesamte Netz-

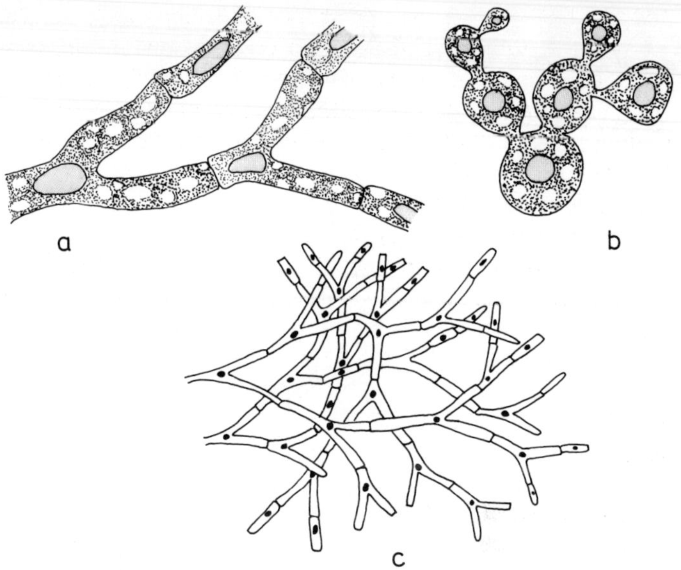

Abb. 3.9 a–c. Pilzformen. **a** Hyphe mit Verzweigungen, **b** Sprossenwachstum, **c** Mycel

werk wird als *Mycel* bezeichnet. Zwar besitzen die Hyphen häufig Querwände, dennoch ist ein freier Durchfluß von Zytoplasma und Zellkernen möglich. Der gesamte Organismus besteht demnach aus einem Röhrensystem, wobei die Stützfunktion der Röhren durch Chitin gewährleistet ist. Es gibt aber auch einige wenige Typen, die man als *Hefen* bezeichnet, die kein Mycel formen. Sie wachsen durch *Sprossung*. Bei der Sprossung bildet sich an einer Mutterzelle eine mit Protoplasma gefüllte Ausstülpung, in die ein Zellkern auswandert, und die sich schließlich als Sproß- oder Tochterzelle abschnürt (Abb. 3.9). Hyphen- und Sprossenbildung hängt jedoch auch von verschiedenen Bedingungen ab. Es gibt Pilze, die sowohl zu der einen oder anderen Wachstumsform wechseln können oder gleichzeitig beide Wachstumsformen zeigen.

3.5.3 Vermehrung und Verbreitung von Pilzen

Die Vermehrung von Pilzen erfolgt durch verschiedenartige *Sporen*. Dabei unterscheidet man zwischen geschlechtlichen und ungeschlechtlichen Sporen. Bei geschlechtlichen Sporen findet eine Kernverschmelzung statt, bei ungeschlechtlichen unterbleibt diese. Die Mehrzahl der Pilze von medizinischer Bedeutung bildet, soweit es bekannt ist, keine geschlechtlichen Sporen. (Man verwechsle diese Sporenbildung nicht mit

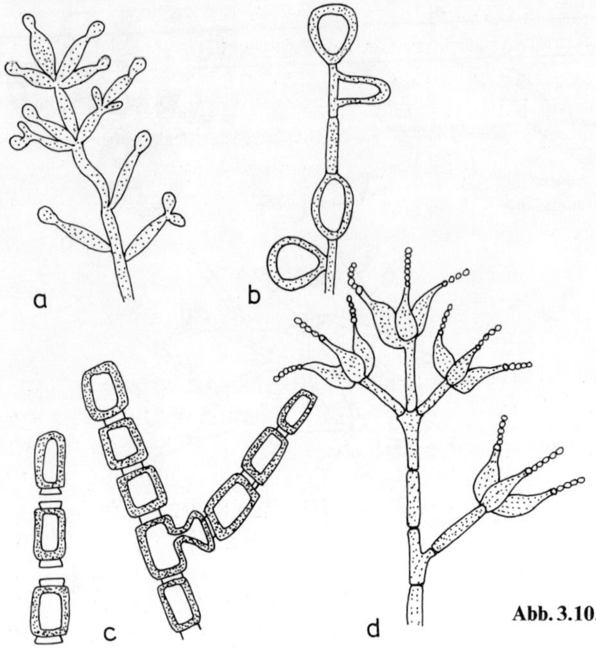

Abb. 3.10. Vermehrung von Pilzen

den Endosporen der Bakterien.) Einfache ungeschlechtliche Sporen entwickeln sich durch *Knospung* und danach folgende Abtrennung von der Mutterzelle (Abb. 3.10a). Bei anderen Pilzen vergrößern sich Zellen einer Hyphe und entwickeln eine dicke Wand (Abb. 3.10b). So ausgestattet sind diese Sporen resistent gegen ungünstige Milieubedingungen und keimen erst wieder aus, wenn günstigere Bedingungen für das vegetative Wachstum herrschen. Wieder andere Pilze können in einzelne Zellen fragmentieren (Abb. 3.10c) oder spezialisierte Hyphen abklemmen (Abb. 3.10d). (Es wird hier bewußt nur eine allgemeine Beschreibung gegeben; bezüglich der mykologischen Terminologie sei auf entsprechende Speziallehrbücher verwiesen.) Pilzinfektionen des Menschen erfolgen durch Einatmung sporenhaltigen Materials, durch Aufnahme infizierter Nahrungsmittel oder durch indirekten oder direkten Kontakt mit lebenden Pilzelementen. Zur Diagnose dienen mikroskopische Untersuchungen in Kombination mit Kulturtechniken.

3.5.4 Synthese von Stoffen durch Pilze

Von vielen Pilzen werden giftige Stoffe produziert, die man als *Mykotoxine* bezeichnet. So produziert der Schimmelpilz Aspergillus flavus das

Kanzerogen *Aflatoxin. α-Amanitin,* welches die RNA-Polymerase hemmt, haben wir bereits als Produkt des Knollenblätterpilzes kennengelernt. Das berühmte *Penicillin,* auch heute noch das therapeutisch am meisten verwendete Antibiotikum, wird von dem Schimmelpilz Penicillium notatum produziert. Andere Pilze produzieren halluzinogene Gifte. So produziert Claviceps purpurea, der Pilz, der meist Roggen befällt und dessen schwarze Pilzkörper als sog. „Mutterkorn" bekannt sind, das Halluzinogen *Ergotamin.*

3.6 Viren

Noch kleiner als Bakterien sind Viren (20–300 nm im Durchmesser), infektiöse biologische Einheiten, die sich im Lichtmikroskop, von seltenen Fällen abgesehen, nicht nachweisen lassen (Abb. 3.11). Sie besitzen im Gegensatz zu allen anderen Lebewesen keine Zellstruktur und unterscheiden sich von diesen in folgenden grundlegenden Eigenschaften: 1. Sie enthalten außer ihrem genetischen Material nur sehr wenig andere Stoffe (Proteine, Kohlenhydrate, Lipide). 2. Sie besitzen nur einen Typ von Nukleinsäure, entweder DNA oder RNA. 3. Zur Reproduktion ist lediglich die Nukleinsäure notwendig. 4. Sie sind für sich weder in der Lage zu wachsen noch sich durch Teilung zu vermehren; sie können sich nur in Wirtszellen vermehren, wobei sie die Enzyme der Wirtszelle benutzen.

Gerade wegen des letzten Punktes gab und gibt es immer wieder unfruchtbare Streitgespräche, ob Viren zu den Lebewesen zählen oder als unbelebte Moleküle anzusehen sind, die nur in der Wirtszelle Lebensäußerungen zeigen. Der Verfasser ist jedoch der Ansicht, daß Viren zu den Lebewesen zu zählen sind, da sie erbliche Merkmale besitzen, auch wenn man sie aus den erwähnten Gründen nicht als selbständige Organismen ansehen will.

Die verschiedenen Virusgruppen differieren in Gestalt und Größe recht erheblich voneinander, besitzen jedoch eine Reihe von charakteristischen Strukturen, die man an kompletten Viruspartikeln, den sog. *Virionen,* studieren kann. Virionen bestehen aus einem Genom, das von einem Proteinmantel *(Capsid)* umschlossen ist. Die Einheit von Nukleinsäure und Capsid bezeichnet man als *Nukleocapsid.* Das Capsid selbst setzt sich wiederum aus Strukturuntereinheiten zusammen, die man als *Capsomeren* bezeichnet. Einfach gebaute Viren bestehen nur aus einem Nukleocapsid. Neben diesen gibt es Viren, die zusätzlich von einer Hülle umgeben sind, die aus Lipoproteinen und teilweise aus Polysacchariden aufgebaut ist (Abb. 3.12).

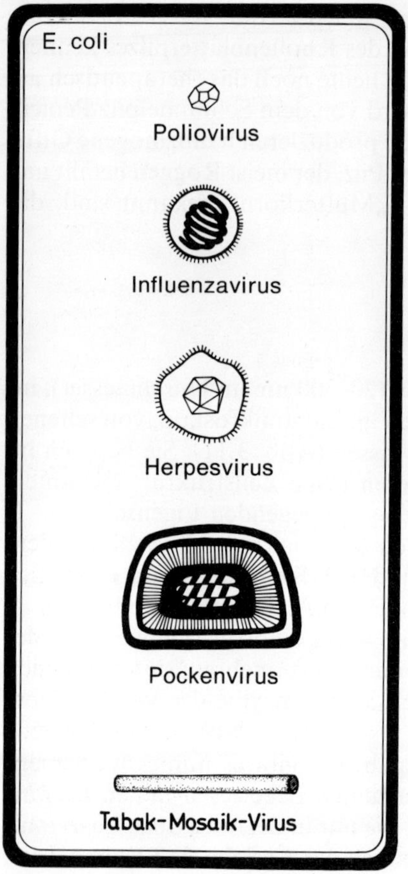

Abb. 3.11. Maßstabsgerechter Größenvergleich zwischen einem Bakterium und verschiedenen Viren

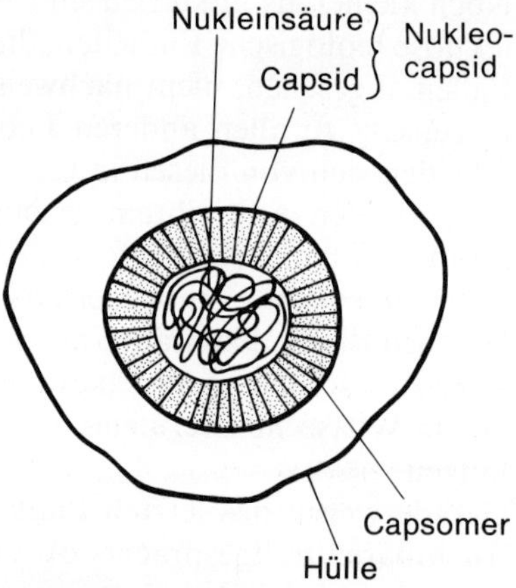

Abb. 3.12. Schema zum Aufbau eines Virions

Zur Klassifikation der Viren können, da diese keine Zelleinheit repräsentieren, nicht die in der Biologie üblichen Gesichtspunkte herangezogen werden. Man benutzt daher relativ willkürlich klinische Merkmale und morphologische und biologische Eigenschaften zur systematischen Gruppierung, wobei die nachfolgend aufgeführten Klassifizierungshilfen längst nicht bei allen Viren bekannt sind. Bei manchen Erregern kennt man nur wenige der aufgeführten Eigenschaften. Zur Klassifizierung benutzt man: 1. Aufbau der Nukleinsäure aus DNA oder RNA. 2. Form der Nukleinsäure (Doppel- oder Einzelstrang), 3. Genomgewicht, 4. Nukleinsäuregehalt im Virion, 5. Form des Virions, 6. Symmetrie des Nukleocapsids, 7. Natürlicher Wirt, 8. Überträger, 9. Immunologische Eigenschaften. Darüber hinaus lassen sich die verschiedenen Virustypen

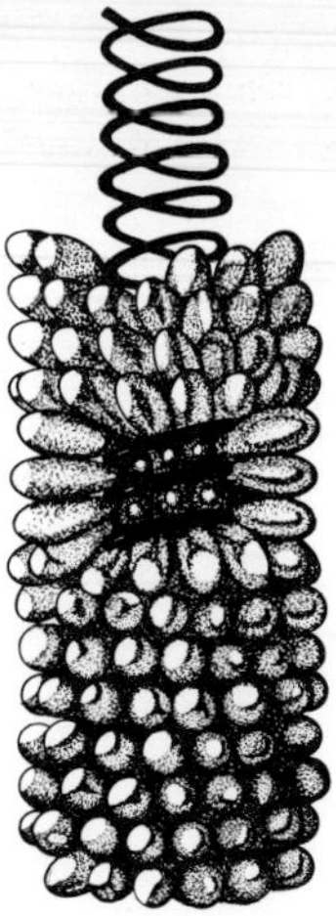

Abb. 3.13. Modell des Tabakmosaikvirus

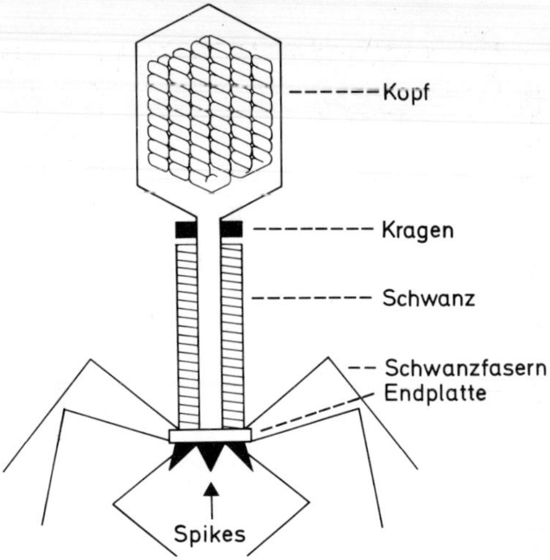

Abb. 3.14. Schematische Darstellung des Aufbaus eines T_2-Phagen

in *animalische* Viren, *Pflanzenviren, Bakteriophagen, Mykoviren* und *Mykoplasmaviren* gruppenweise zusammenfassen.
Man findet die verschiedensten Formen. So sind z. B. die *animalischen* Viren für Poliomyelitis, Schnupfen und für Maul- und Klauenseuche kleine, von 20 gleichseitigen Dreiecken begrenzte RNA-Viren. Das Pokkenvirus, ein DNA-Virus, ist ein abgerundeter Quader. Durch Elektronenmikroskopie und biochemische Methoden war Näheres über den Aufbau dieses Virus zu erfahren: Es besitzt als äußerste Schicht eine umhüllende Membran, dann folgt nach innen eine periphere Proteinschicht, darunter eine proteinhaltige Doppelschicht und schließlich der DNA-haltige innere Raum.
Beim *pflanzlichen* Tabakmosaikvirus, einem RNA-Virus, wie fast alle pflanzlichen Viren, das auf Tabakblättern großen wirtschaftlichen Schaden anrichten kann, finden wir einen helikalen Aufbau. Das Virus besteht aus einem Hohlzylinder, der wiederum aus 2100 Proteinuntereinheiten, die schraubig angeordnet sind, aufgebaut ist. Eine Proteinuntereinheit ist aus 158 Aminosäuren aufgebaut, die Sequenz ist aufgeklärt. Die RNA des Virus ist in die Wand zwischen die Proteinuntereinheiten eingebettet, indem sie den Spiralwindungen folgt (Abb. 3.13).
Als dritte für uns bedeutungsvolle Gruppe von Viren nach den animalischen und pflanzlichen seien die *Bakteriophagen* beschrieben, die bakterienspezifisch sind. Am besten untersucht aus dieser Gruppe sind die T-Phagen von E. coli. Der relativ komplizierte Aufbau dieser Phagen findet sich in Abbildung 3.14 am Beispiel des T_2-Phagen. Wir können ein

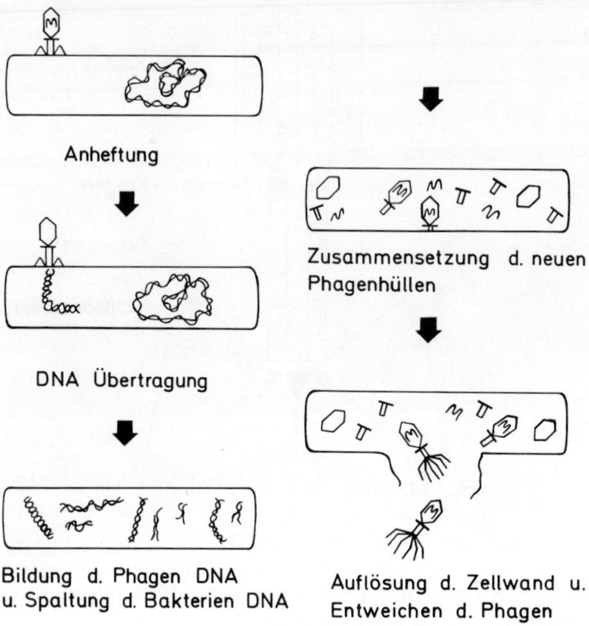

Abb. 3.15. Schema der Vermehrung von Phagen in einem Wirtsbakterium

Kopfstück und ein Schwanzstück unterscheiden. Der hexagonale Kopf besteht aus einer Proteinhülle und enthält im Inneren DNA. Der Schwanz ist ebenfalls aus zahlreichen Proteinmolekülen aufgebaut und ermöglicht die Infektion einer Bakterienzelle mit der DNA des Phagen. Viren vermehren sich im Innern der Zelle, indem sie deren Proteinsynthese-Apparat und viele andere Enzyme für ihre Eigensynthese benutzen, gleich ob dies eine höhere Zelle ist oder eine Bakterienzelle.

Betrachten wir als erstes die Vermehrung eines T_2-Phagen in einer E. coli-Zelle (Abb. 3.15): Zuerst stößt der Phage mit dem Bakterium zusammen. Der Phage heftet sich an den Strukturen der Zelloberfläche mit seinem Schwanz, der kontrahierbar ist, an und löst mit Hilfe eines im Schwanz lokalisierten Enzyms die Zellwand lokal auf. Dann preßt er seine DNA durch den Schwanzteil in das Bakterium hinein. Diese DNA benutzt nun den Proteinsyntheseapparat der Bakterienzelle und entsprechende andere Enzyme, die nach ihrer Vorschrift Proteine des Phagen produzieren, welche zu neuen Phagenhüllen zusammengesetzt werden. Gleichzeitig hat sich auch die DNA des Phagen redupliziert. Außerdem werden Lysozyme produziert, die die Bakterienzellwände von innen auflösen. Durch die aufgelöste Zellwand können dann die neu gebildeten

Phagen entweichen. Der ganze Vorgang dauert im Durchschnitt etwa 20 min.

Der beschriebene Ablauf der Phageninfektion bezieht sich auf die Gruppe der *virulenten* Phagen. Es gibt noch eine andere Phagengruppe, die sog. *temperenten* Phagen. Temperente Phagen haben nach der Infektion eines Bakteriums zwei Möglichkeiten. Sie können in eine virulente Phase übergehen, also in die eben beschriebene Vermehrungsphase unter Zerstörung der Bakteriums oder in eine friedliche Phase, wobei die DNA des Phagen in das Genom des Bakteriums eingebaut wird und sich mit diesem vermehrt. Der so integrierte Phage (man spricht dann von einem *Prophagen*) kann sich aber auch aus dem Genom und damit aus der Kontrolle des Bakteriums wieder befreien und in die virulente Form übergehen.

Betrachten wir nun die Virusvermehrung in eukaryonten Zellen, also in Zellen höherer Organismen. Wir können die Virus-Zellen-Wechselbeziehung in verschiedene Gruppen unterteilen:

a) *Schnell ablaufende Infektion,* verbunden mit Zerstörung der Wirtszellen oder sogar des gesamten Wirts. Beispiele: Polio, Pocken, Influenza, Mumps, Masern-Enzephalitis und Tollwut.
b) *Langsame Infektion.* Zur Ausbildung von Krankheitssymptomen wird eine relativ lange Zeit benötigt. Der Krankheitsbeginn ist charakteristischerweise schleichend, der Verlauf ist chronisch und nicht aufzuhalten und endet fast ausschließlich tödlich. Hierzu gehören viele Erkrankungen des Zentralnervensystems.
c) *Inapparente Infektion.* Infektion, die ohne Krankheitssymptome bzw. ohne erkennbare Schädigung des Wirts abläuft. Sie ist weitverbreitet. Innerhalb der inapparenten Infektionen wird zuweilen in *latente, persistierende, symbiotische, endosymbiotische, okkulente* und *maskierte* Infektionen unterteilt. Latente Infektionen können durch bestimmte Einflüsse in einen akuten Zustand übergehen (z. B. Herpes simplex). Unter persistierenden Infektionen versteht man eine andauernde Virusvermehrung ohne Zerstörung der infizierten Zelle. Der Begriff symbiotische Infektion erscheint dem Autor nur gerechtfertigt, wenn sowohl Virus als auch Wirt aus der Wechselbeziehung Nutzen ziehen. Dies ist bisher nur für einige experimentelle Ansätze in Zellkulturen bekannt. Der Ausdruck endosymbiotische Infektion wird für eine persistierende Infektion, die durch Antibiotika-Behandlung nicht virusfrei wird, benutzt. Auch hier bestehen gegen den Begriff nach Ansicht des Autors wegen der in der Biologie sonst feststehenden Bedeutung für „Symbiose“ Bedenken. Eine okkulente oder maskierte Infektion ist eine inapparente, bei der kein Virus nachgewiesen werden kann.

Der erste Schritt der Virusvermehrung wird als *Adsorption* bezeichnet. Hierbei spielen Rezeptoren eine Rolle, die auch für die Wirts- und Organspezifität der Viren verantwortlich sein mögen. Sie bringen das Virus in Kontakt mit der Wirtszelle. Das darauf folgende aktive Eindringen oder passive Aufnehmen des Virus bezeichnen wir als *Penetration.* Ihr folgt das *Uncoating,* das Freisetzen der Virusnukleinsäure. Die Aufnahme des Virus von der Wirtszelle kann durch Phagozytose bzw. Pinozytose bewerkstelligt werden. Über das Uncoating der Viren gibt es wenig experimentelle Befunde, dafür aber um so mehr Spekulationen. Ohne auf Einzelheiten eingehen zu wollen, können wir festhalten, daß das Freisetzen der Nukleinsäure aus der Virushülle bereits bei der Adsorption und Penetration eingeleitet werden kann und im Zytoplasma weitergeführt wird. Nach der Freisetzung der Nukleinsäure ist das Virus in der Zelle für eine gewisse Zeit nicht nachweisbar. Diese Spanne bezeichnet man als *Eklipse.* Während der Eklipse läuft die *Synthese,* die Vermehrungsphase, ab, die mit Hilfe des Proteinsyntheseapparates und vieler anderer Enzyme der Wirtszelle stattfindet. Danach folgt der Prozeß der *Reifung*, eine Phase, in der die Viren aus neu synthetisierten Untereinheiten zusammengesetzt werden. Die nachfolgende *Ausschleusung* der Viren kann vielfältiger Art sein, je nachdem, wie die Wirtszelle auf die Infektion reagiert. So kann es zum Zellzerfall, zum Durchwandern der Membran oder zur Ausknospung wie z. B. beim Influenzavirus kommen. In vielen Fällen führt eine solche *produktive* Virusinfektion zu Krankheitserscheinungen beim Wirt nach der oben beschriebenen Einteilung. Kommt es nicht zu Krankheitserscheinungen, so spricht man von einer *abortiven* Infektion. Die abortive Infektion wird also der produktiven gegenübergestellt und führt nicht zur Freisetzung infektiöser Viren, sondern von Viruskomponenten.

Es gibt nun Viren, die offenbar ähnlich einem temperenten Phagen in höhere Zellen integriert werden können und zur tumorösen Entartung der Zelle führen. So kann offenbar die DNA des Polyoma-Virus, das für Mäuse krebserzeugend ist, in die Chromosomen geeigneter Wirtszellen eingebaut und als sog. *„Provirus“* an die Tochterzellen weitergegeben werden. Eine Beziehung zwischen Tumor-Charakter der Zellen und Einbau des Provirus ist einwandfrei erwiesen; der molekulare Mechanismus entzieht sich allerdings noch unserer Kenntnis.

Neben den DNA-Tumor-Viren können auch RNA-Tumor-Viren ihr Genom stabil mit der Wirtszelle verkoppeln. Diese Viren enthalten ein spezielles Enzym, die sog. *RNA-directed DNA-polymerase,* die auch den Namen *reverse Transkriptase* trägt. Nach Infektion der Wirtszelle stellt dieses Enzym eine doppelsträngige DNA-Kopie der Virus-RNA her. Die Virus-RNA dient also als DNA-Matrize. Diese DNA kann dann in ein Chromosom der Wirtszelle integriert werden, wobei offenbar immer nur $^1/_{10}$ des RNA-Genoms in DNA übertragen wird. Ein solches RNA-Virus mit reverser Transkriptase ist der „Milchfaktor“, der Mamma-Tumoren bei der Maus erzeugt, die durch Säugen übertragen werden können. In der Milch stillender Frauen, in deren Stammbaum gehäufte Fälle von Brustkrebs vorkamen, konnten ebenfalls teilweise Virus-ähnliche Partikel mit RNA und reverser Transkriptase gefunden werden. Die Bedeutung dieses Befundes steht noch in der Diskussion.

Es gibt noch eine Anzahl weiterer Befunde dafür, daß Viren mögliche Erreger bestimmter Tumoren sind. Der an diesem Problem stärker Interessierte sei hier auf die weiterführende Literatur verwiesen.

Bei der Diagnose von Viruserkrankungen bevorzugt man im allgemeinen aus Zeit- und Kostengründen serologische Methoden. In bestimmten Fällen ist aber eine exakte Isolierung und Typisierung unumgänglich. Als Ausgangsmaterial dient Blut, Sputum, Faeces, Urin, Biopsiematerial, Organe usw. Nach entsprechender Aufarbeitung des Ausgangsmaterials lassen sich Viren entweder in Zellkulturen oder in Versuchstieren kultivieren. Lebloses Nährsubstrat, wie wir es z. B. aus der Bakteriologie kennen, kann nicht verwandt werden, da sich Viren, um es noch einmal zu wiederholen, ausschließlich in lebenden Wirtszellen reproduzieren. Zur Herstellung von Zellkulturen benutzt man meist Organmaterial vom Menschen oder vom Affen, das man durch Trypsinierung dispergiert. Die so gewonnenen Einzelzellen bilden in Kulturgefäßen mit Nährmedien einschichtige Zellrasen. Pathogene Viren erzeugen in diesen Zellkulturen sog. *zytopathische Effekte,* aufgrund derer die Virusreproduktion erkannt wird. Die Art des zytopathischen Effekts, d. h. das morphologische Bild der Zellveränderung, liefert diagnostische Aufschlüsse zur Virusidentifikation.

Zum Nachweis pathogener Viren im Tierreich besitzt man verschiedene Versuchstierspezies, wobei sich die Wahl einer bestimmten Spezies nach der Empfänglichkeit des Tieres für den Erreger richtet. Die am häufigsten gebrauchten Versuchstiere sind der Hühnerembryo und die Säuglingsmaus. Bei ersterem kann z. B. die Chorioallantois, das Amnion oder der Dottersack beimpft werden. Säuglingsmäuse benutzt man, da sie für viele an sich nicht-mäusepathogene Erreger noch sensibel sind, gegen die erwachsene Tiere eine natürliche Resistenz aufweisen. Die Infektion erfolgt durch Injektion. Diagnostische Kriterien sind Tod des Versuchstieres, klinische Beobachtungen sowie autoptische, histologische und serologische Untersuchungen.

Die Therapie der Viruserkrankung gestaltet sich auch heute noch äußerst schwierig. Schien früher die antibakterielle Chemotherapie lange Zeit hindurch ein Traum zu sein, so war – und ist zum Teil heute noch

– die antivirale Chemotherapie ein Alptraum, vor allem wegen der möglichen Schädigung des behandelten Organismus. So gibt es seit einigen Jahrzehnten gewaltige experimentelle Anstrengungen, doch haben sich bisher lediglich Teilerfolge eingestellt. Bakterien vermehren sich in der Regel innerhalb des Körpers in Flüssigkeiten und Höhlen. Eine Substanz, die antibakteriell wirken soll, muß klein genug sein, um diese Orte erreichen zu können. Eine antivirale Substanz jedoch muß nicht nur klein genug sein für das Aufgenommenwerden in Körperflüssigkeiten; sie muß auch in Wechselbeziehungen mit dem Zellgeschehen treten können. Darüber hinaus greift das Virus auch gleichzeitig immer mehr oder weniger die Wirtszelle an. Damit erlangen zelltoxische Probleme bei antiviralen Substanzen eine viel größere Bedeutung als bei antibakteriellen. Hinzu kommen mögliche teratogene, cancerogene und genetische Einwirkungen antiviraler Substanzen auf den Wirt, die um so eher möglich sind, je dichter die Substanzwirkung an der DNA-Replikation liegt.

3.7 Symbiose, Kommensalismus und Parasitismus

Nach der Besprechung einiger Gruppen der niederen und höheren Protisten und der Viren ist es angezeigt, noch einiges über die Wechselbeziehungen zwischen Organismen aufzuzeigen. Der Zielsetzung dieses Textes entsprechend wollen wir uns hier auf die Wechselbeziehungen zwischen dem Menschen und Mikroorganismen beschränken. Hierzu sind Begriffe einzuführen, die aus dem Wissenschaftsgebiet der *Ökologie* stammen. Wir wollen den Körper des Menschen bzw. verschiedene Teile davon und die mit ihnen vergesellschafteten Mikroorganismen als *Biozönosen* beschreiben, als Lebensgemeinschaften, die durch gegenseitige Abhängigkeit und Beeinflussung in Wechselbeziehung stehen. Dabei ist der Rahmen, den eine Biozönose einnimmt, der Lebensraum bzw. das *Biotop*. In einem Biotop haben die Wechselbeziehungen der einzelnen Organismen verschiedene Qualität.

3.7.1 Symbiose und Kommensalismus

Der Kontakt von Populationen verschiedener Arten führt zu sehr unterschiedlichen Beziehungen, die sich in extremer Ausprägung unter dem verallgemeinernden Gesichtspunkt, ob die Beziehungen positiv, negativ oder neutral sind, gut klassifizieren lassen, im allgemeinen aber durch fließende Übergänge miteinander verknüpft sind.
Als *Symbiose* wird eine Positivbeziehung zwischen Organismen bezeichnet, also eine Beziehung zum gegenseitigen Nutzen, die normalerweise

durch wechselseitige Anpassung durch lange Selektionsprozesse charakterisiert ist. In der Biologie lassen sich viele Beispiele für diese Form der Vergesellschaftung finden. Aber auch der Mensch besitzt Symbionten. Dabei müssen wir uns auf einige Beispiele beschränken. So ist das Bakterium *Lactobacillus bifidus* für Säuglinge lebenswichtig. Es ist notwendig zur Vitaminsynthese und macht 90% der Darmflora von Brustkindern aus. Das Wachstum von L. bifidus wird durch eine in Frauenmilch enthaltene Stoffgruppe, den sog. *Bifidus-Faktor* garantiert, der z. B. in Kuhmilch nicht enthalten ist, was zur Überwucherung von L. bifidus durch E. coli und anderen Bakterien bei Kuhmilchernährung führt. Die Darmflora erwachsener Menschen ist in verschiedenen Darmabschnitten sehr unterschiedlich. Während der Magen durch seine Azidität im Normalfall die Mikroben auf einem Minimum hält (10^3–10^5/g Mageninhalt), findet sich mit verstärkter Alkalie des Intestinaltraktes eine verstärkte Flora. Im *Duodenum* finden sich 10^3–10^6 Bakterien/g, im *Jejunum* und im *proximalen Ileum* 10^5–10^8 Bakterien/g. Im *unteren* Ileum und *Caecum* findet man 10^8–10^{10} Bakterien/g Inhalt. Die Keime sind im oberen Intestinaltrakt vorwiegend Lactobazillen und Enterokokken. Im unteren Ileum, im Caecum und im Colon ändert sich das Keimspektrum. Im *Colon* und *Rektum* findet man ca. 10^{11} Bakterien/g Inhalt. Dies sind Anaerobier und Aerobier, wobei hier die E. coli-Bakterien besonders erwähnt werden sollen. Intestinale Bakterien verdauen die für den Menschen unverdauliche Zellulose, und sie sind wichtig bei der Vitaminsynthese von Vitamin K, Biotin, Folsäure und Nikotinsäure. Diese Beispiele mögen den symbiontischen Charakter der menschlichen Darmflora verdeutlichen. Gleichzeitig fügen sich die verschiedenartigen Keime im menschlichen Darm zu einer Biozönose zusammen. Dieses biozönotische Gleichgewicht kann sich im Artenspektrum und in der Häufigkeit der einzelnen Arten der Darmflora durch orale Gabe von Antibiotika verschieben.
Von *Kommensalismus* spricht man als einer anderen Vergesellschaftungsform als der Symbiose, wenn die Vergesellschaftung nicht zum gegenseitigen Nutzen ist, sondern es sich eher um eine Duldung nicht eingeladener Gäste handelt. Die auf der Oberfläche des Körpers siedelnden Keime des Menschen sind beispielsweise kommensale Keime.

3.7.2 Parasitismus

Der *Parasitismus* wird auch als *Schmarotzertum* bezeichnet. Bei dieser Vergesellschaftungsform lebt eine Art (Parasit) auf oder im Körper von Individuen einer anderen Art (Wirt) und ernährt sich von deren organischer Substanz. Man unterscheidet zwischen Ekto- und Endoparasitis-

mus. Parasiten können eine obligate oder fakultative parasitäre Lebensweise besitzen. Als Beispiele wären verschiedene Würmer des Menschen als Endoparasiten und Zecken und Milben als Ektoparasiten zu nennen. Die Liste der Beispiele ließe sich noch beliebig fortsetzen.
Natürlich sind die Übergänge zwischen Kommensalismus und Symbiose einerseits und zwischen Kommensalismus und Parasitismus andererseits fließend. Häufig ist es schwierig zu entscheiden, ob nur Duldung oder eine gegenseitige Nutzung vorliegt oder die Duldung bereits in parasitäre Zustände übergeht.

3.8 Beteiligung von Mikroorganismen an Stoffkreisläufen

Wir haben Mikroorganismen als Erreger von Erkrankungen und als Symbiont des Menschen kennengelernt und einiges über Zwischenstufen erfahren. Die Bedeutung von Mikroorganismen wäre aber nicht annähernd umrissen, wenn wir nicht auf ihre Beteiligung in *Nahrungsketten* und *Stoffwechselkreisläufen* eingingen.
Praktisch jede Art steht mit anderen taxonomisch verschiedenen Arten eines Ökosystems in einer Nahrungsbeziehung, d. h. sie ernährt sich von bestimmten Organismen und dient ihrerseits anderen wieder als Nahrung. Solche Nahrungsbeziehungen lassen sich in Nahrungsketten zusammenfassen. Grundsätzlich fängt eine Nahrungskette immer mit einer grünen Pflanze an, die wir als *Produzenten* bezeichnen. Sie ist die Grundquelle aller Nahrung für alle Tiere, indem sie durch die Photosynthese die Energie der Sonne benutzt und aus kleinen Molekülen große schafft. Da die Pflanze ihre Energie ausschließlich von der Sonne bezieht und nicht aus organischen Stoffen, wird sie als *autotroph* bezeichnet. Den Pflanzen folgen in der Nahrungskette die pflanzenfressenden Tiere *(Herbivoren)*, die bei der Verdauung und bei ihrem Zellstoffwechsel die großen pflanzlichen Moleküle zerbrechen und damit Energie gewinnen. Sie werden als *Konsumenten* bezeichnet und sind, da sie organische Verbindungen abbauen, *heterotroph.* Dieser Stufe folgen als Sekundärkonsumenten die Fleischfresser *(Carnivoren),* die sich von dem Fleisch der Herbivoren ernähren und damit ebenfalls die Energie benutzen, die in den großen Molekülen ihrer Nahrung liegt. Als tertiäre Konsumenten kommen dann noch Carnivoren in Frage, die sich von Carnivoren ernähren. Schließlich sind, als den Kreislauf der Stoffe schließend, noch die *Destruenten* (Bakterien, Pilze, kleine Insekten und sonstige winzige Organismen) zu nennen, die ihre Energie aus den organischen Rückständen und toten Teilen von Pflanzen und Tieren beziehen und damit die Elemente für eine pflanzliche Aufnahme wieder bereitstellen.

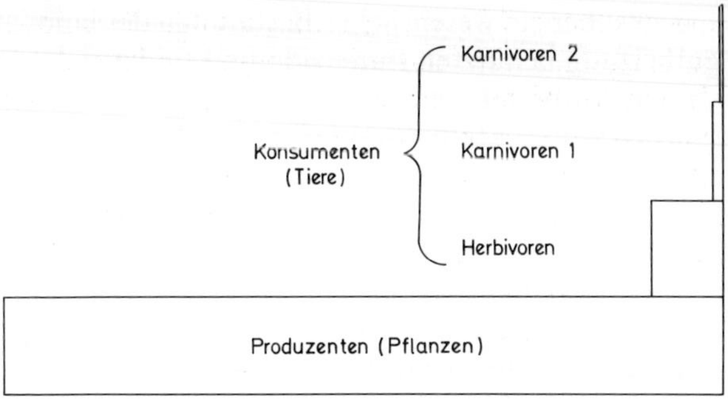

Abb. 3.16. Energieabfall in einer Nahrungskette. (Verändert nach Ehrlich, P. R., Ehrlich, A. H., Holdren, J. P.: Humanökologie. Berlin Heidelberg New York: Springer 1975)

Innerhalb einer Nahrungskette befindet sich also der Stofffluß in einem Kreislauf, die Energie, die von der Sonne stammt, fließt hindurch, wobei die zum Leben nutzbare Energie von Stufe zu Stufe abfällt, der Differenzbetrag wird in unverwertbare Energieformen überführt. So tritt nur $^1/_{10}$ der Energie der Pflanzen in Primärkonsumenten auf, davon wieder $^1/_{10}$ in Sekundärkonsumenten usw. In einem stark vereinfachten Rechenbeispiel sieht dies so aus: 10000 kg Getreide produzieren 1000 kg Rindfleisch und diese wiederum 100 kg Mensch. Lebt der Mensch jedoch ausschließlich von Getreide, so können 10000 kg Getreide 1000 kg Mensch ernähren.
Zusammenfassend gestaltet sich also jede Nahrungskette aus autotrophen Produzenten, heterotrophen Konsumenten und Destruenten, die für einen Stoffkreislauf und einen Energiedurchlauf sorgen, wobei die nutzbare Energie von Stufe zu Stufe abnimmt.

3.8.1 Beteiligung von Mikroorganismen an der Einschleusung von Schadstoffen in Nahrungsmittel

Die Kenntnis von Nahrungsketten kann durchaus nicht als akademisch-biologische Spielerei betrachtet werden, sondern sie gewinnt im Zusammenhang mit der zunehmenden Verschmutzung unserer Umwelt eine besondere Bedeutung, um nur ein Anwendungsbeispiel zu nennen. Betrachten wir die Umweltverschmutzung durch Schwermetalle und die Auswirkungen davon in Nahrungsketten, den Beispielen des Gegenstandskatalogs folgend an Quecksilber und Kadmium. Quecksilber kommt in mannigfaltiger Weise in unserer Umwelt vor. Zu erwähnen sind hier die Produktion von Chlor, die Sodaproduktion und die Papierherstellung als industrieller Quecksilberanfall. Weiterhin ist

Quecksilber ein wesentlicher Bestandteil der landwirtschaftlich zur Saatgutbeizung benutzten Fungizide und findet sich auch in fossilen Brennstoffen. Während elementares Quecksilber für den Menschen relativ ungefährlich ist, ist Methylquecksilber hoch toxisch. Nun gibt es bestimmte Mikroorganismen, die diese Umwandlung von der nichtgiftigen in die giftige Form vollziehen. Da ein großer Teil der Quecksilberabfälle in unsere Flüsse gelangt, finden wir in den Flachmeeren und Küstengewässern ein bedenkliches Ansteigen des Quecksilbergehaltes, das in Form von Methylquecksilber von den Organismen aufgenommen wird und im Verlauf der Nahrungsketten sich von Stufe zu Stufe konzentriert. Gerade die Küstengewässer liefern aber einen Großteil unserer Speisefische. Diese scheinen Methylquecksilber in sich zu konzentrieren, und ihre Körper können mehr als das Tausendfache der Konzentration im Wasser aufweisen. Bei Fischen, die an der Spitze der marinen Nahrungsketten stehen, wie z. B. Thunfisch, fand man sehr hohe Quecksilberkonzentrationen, ebenso bei Seeadlern und Fischadlern, die an manchen Küstengewässern aus diesem Grund bereits ausgestorben sind. Die Folgen von Quecksilbervergiftung beim Menschen sind Blindheit, Taubheit, Verlust des Koordinationsvermögens, Idiotie und auch Tod. Neben der allgemeinen Belastung des Menschen kennen wir heute auch lokale Katastrophen, wie die von Minamata (1953), wo durch eine Produktionserhöhung einer chemischen Fabrik der Ausstoß an Quecksilber stieg. Das Ergebnis war die *Minamata-Krankheit*. Von der weitgehend von Meerestieren lebenden Bevölkerung starben über 100 Menschen oder erlitten schwere Schäden ihres Nervensystems. Aufgrund von Katastrophen wie dieser hat man die gefährliche Anreicherung von Quecksilber in Nahrungsketten heute erkannt und verschiedene Schritte unternommen, um den Quecksilberausstoß in die Umwelt zu limitieren.

Der Tagespresse waren in den letzten Jahren immer wieder Berichte zu entnehmen, die eine gesundheitliche Belastung durch Kadmiumkontamination in Nahrungsmitteln beschreiben. Danach soll es in der Bundesrepublik bereits 10000–100000 Fälle von Nierenerkrankungen geben, die auf eine Ablagerung von Kadmium in der Niere zurückzuführen sind. Diese Befürchtungen basieren im wesentlichen auf Berichten aus Japan, wonach der Verzehr von Reis mit überhöhtem Kadmiumgehalt für das endemische Auftreten der *„Itai-Itai"-Krankheit* verantwortlich war. Grubenwässer einer u. a. wegen ihres Kadmiumgehaltes abgebauten Mine wurden jahrelang in einen Fluß abgeleitet, der zur Bewässerung von Reisfeldern genutzt wurde. Zwischen 1939 und 1945 erkrankten etwa 200 Personen der ortsansässigen Bevölkerung. Allerdings stimmte das Krankheitsbild nicht völlig mit dem bei eindeutiger Kadmium-Intoxikation beobachteten überein. Auch traten nach 1955 neue

Fälle von Itai-Itai nicht mehr auf, obwohl der Kadmiumgehalt bis Anfang der 60er Jahre vermutlich gleich blieb. In der Zeit, in der die überwiegende Zahl der Erkrankungen auftrat, war in dem betroffenen Gebiet bedingt durch schlechte Ernährungslage die Kalzium- und Vitamin-D-Zufuhr gering. Auch andere Faktoren, wie häufige Schwangerschaften, waren offenbar mitbeteiligt, da meist Frauen zwischen 50 und 60 Jahren erkrankten. Dennoch besteht ein Zusammenhang zwischen der Erkrankung und einer erhöhten Kadmiumkontamination, wenn auch andere Faktoren als Auslöser und Verstärker mitbeteiligt waren. Dies führte zu einer weltweiten Besorgnis über mögliche Folgen einer wachsenden Umweltkontamination durch Kadmium und der Initiierung umfangreicher Forschungsprogramme. Ein zusammenfassender Bericht der Bundesforschungsanstalt für Ernährung (1981) kommt zu der Schlußfolgerung, daß der Kadmiumgehalt in der Bundesrepublik etwa im gleichen Bereich liegt wie in vielen anderen Staaten, und daß es keine Hinweise auf eine allgemeine Zunahme des Kadmiumgehalts der Nahrung gibt. Die eingangs erwähnten Behauptungen der Presse werden als unbegründet interpretiert. Dennoch empfiehlt das Bundesgesundheitsamt für bestimmte Nahrungsmittel Beschränkungen des Verzehrs. So zeichnen sich einige wild wachsende Pilzarten, und hier besonders der *Wiesenchampignon,* durch besonders hohe Kadmiumgehalte aus, die um eine bis zwei Zehnerpotenzen über denen anderer Lebensmittel pflanzlicher Herkunft liegen. Diese Anreicherungen sind artspezifisch, werden aber z. B. bei Zuchtchampignons wegen der Zucht in abgeschlossenen Räumen nicht gefunden. Auch sollen Gerichte aus Nieren von Rind und Schwein nur gelegentlich verzehrt werden. Es wurde eine Aufklärung von Verbrauchern und Ärzten in dieser Richtung eingeleitet bzw. durchgeführt. Auch dieses Beispiel mag die Bedeutung ökologischer Zusammenhänge und das Wissen darüber für den angehenden Arzt hervorheben und fordert den Autor zu einer allgemeinen Schlußbemerkung für dieses Kapitel auf.

Man beschäftigt sich auf vielen Gebieten der Medizin mehr mit den Auswirkungen von Gesundheitsstörungen, deren frühestmöglicher Erkennung und Heilung als mit den Ursachen und somit mit der Vorbeugung von Krankheiten. In unserer modernen Industriegesellschaft werden aber die, der Ausdruck sei mir verziehen, „klassischen Krankheiten" mehr und mehr durch moderne Behandlungsmethoden an Schrecken und damit an Bedeutung verlieren. Geradezu erschreckend wachsen dagegen die Krankheitssymptome an, die ihren Ursprung in einer gestörten Beziehung des Menschen zu seiner natürlichen Umwelt haben.

In den paar tausend Jahren, in denen der Mensch durch seine ungeheure Vermehrungsrate und auch durch die Fortschritte der Medizin die Seuchen bannen und damit die Lebenserwartung und, von ihr abhängig, auch die Fortpflanzungsrate erhöhen konnte, wobei sich gleichzeitig die Kindersterblichkeit verringerte, die Oberhand auf diesem Planeten gewonnen hat, hat er unablässig seine Umwelt modifiziert und ausgebeutet. So rodet er Wälder und ersetzt sie durch ihm genehme Monokulturen, er treibt Bergbau und baut Staudämme, er domestiziert Tiere und züchtet sie nach seinen Bedürfnissen, und er verändert durch seinen Müll praktisch alle Lebensräume dieser Erde.

Dennoch kann der Mensch im letzten Drittel des 20. Jahrhunderts nicht behaupten, daß er das System unserer Umwelt, von dem er abhängig ist, verstanden oder gar unter Kontrolle hat. Ja, er ist sich dieser Abhängigkeit, in der er steht, häufig noch nicht einmal bewußt, sieht er sich doch so gerne als Meister der Natur und nicht als ein Teil von ihr, der er immer noch ist und es auch immer bleiben wird. Zwar hat der Mensch mehr Macht und mehr Gewalt über natürliche Systeme als jeder andere Einfluß vor ihm, dies ist jedoch nicht gleichzusetzen mit Kontrolle oder Beherrschung.

Die Betrachtung ökologischer Fragen ist also, weit ab von einer Weltanschauung und weit ab von Naturliebe oder, um ein moderneres Wort zu gebrauchen, weit ab von jeder nostalgischen Betrachtung der Natur, gerade für den Mediziner absolute Notwendigkeit. Denn nur durch die Dechiffrierung der komplexen Beziehungen des Menschen zu seiner Umwelt wird es möglich, für den Menschen gefährliche und irreversible Eingriffe in die natürlichen Systeme zu erkennen und zu steuern und damit in einem höheren medizinischen Sinne dem gesunden Menschen zu dienen und so Krankheiten, vor allem auf dem psychischen Sektor, und ihre somatischen Auswirkungen gar nicht erst weiter anwachsen zu lassen bzw. vorhandene Krankheiten exakter zu therapieren.

3.8.2 Bedeutung des Abbaus organischer Substanzen durch Mikroorganismen

Mikroorganismen beziehen ihre Energie aus organischen Rückständen und toten Teilen von Pflanzen und Tieren. Dieser Umsatz organischer Substanz spielt eine entscheidende Rolle beim Selbstreinigungsprozeß – dieses nichtwissenschaftliche Wort für Stoffkreislauf sei an dieser Stelle erlaubt – der Natur. Wir alle kennen die Probleme der Ableitung von Abfallstoffen in unsere Flüsse, Seen und Meere. Der Selbstreinigungsprozeß von Gewässern erfolgt durch eine aerobe Zersetzung organischer Substanzen. Zur Erhaltung der Selbstreinigung spielt die Konzentration der im Wasser gelösten Substanzen, wie organische Moleküle, Schwermetalle, O_2, CO_2, H_2S usw. eine entscheidende Rolle. Durch unsere In-

tensivlandwirtschaft kommt es häufig zu einer Überdüngung von Böden mit der Folge, daß im Boden nicht gebundene Düngemittel, vor allem Phosphate und Nitrate, über das Grundwasser in die Gewässer einfließen. Dies führt zu einer *Eutrophierung* der Gewässer. Starke pflanzliche und tierische Produktion in den oberen Wasserschichten kann durch bakteriellen Abbau des abgesunkenen Materials zu Sauerstoffarmut führen. Damit werden alle Tiere, die einen hohen Sauerstoffbedarf haben, getötet. Die Folge davon ist Fäulnis und der Übergang von der aeroben zur anaeroben Zersetzung des organischen Materials. Hierdurch kann es zum Umkippen des biologischen Gleichgewichts kommen. Die Konsequenz hieraus ist die Zerstörung jeden Lebens in den Gewässern; der Fluß oder See ist biologisch tot.
Die aerobe Zersetzung von organischer Substanz wird technisch bei der Abwasserreinigung genutzt. In modernen Kläranlagen ist eine biologische Wasseraufbereitung Bestandteil der Wassergesamtreinigung.

4. Zellvermehrung und Keimzellbildung

4.1 Somatische Zellen: Zellzyklus, Mitose und Zellteilung

4.1.1 Intermitosezyklus

Die Voraussetzung zur Entstehung eines höheren Organismus ist die Zellvermehrung. Dabei durchläuft die wachsende Zelle bis zur Teilung in zwei Tochterzellen eine Folge von physiologisch unterschiedlichen, nicht umkehrbaren Phasen, die man als *Intermitosezyklus* zusammenfaßt (Abb. 4.1).
Man unterteilt in: G_1-Phase, S-Phase, G_2-Phase.

G_1-Phase. Die *G_1-Phase* ist die Wachstumsphase der Zelle und dient der Vorbereitung auf die Zellteilung. Nach Abschluß der vorhergehenden Zellteilung wird die Proteinsynthese, die während der Kernteilung stark reduziert war, wieder aufgenommen. So werden die Proteine für den Verteilungsapparat der Chromosomen (Spindel) in der Mitose als *subunits,* die Enzyme für die Vermehrung der DNA und die Histone und nicht-basische Proteine zur Umschließung der DNA gebildet. Weiter findet eine Neubildung der Zentriolen statt. Auch die RNA-Synthese steigt rasch an. Dagegen findet zunächst in den meisten Fällen keine DNA-Verdoppelung statt.

S-Phase. Nach der G_1-Phase folgt die *S-Phase*. In ihr findet die Replikation der DNA statt, die wir im einzelnen bereits in Kapitel 2 kennengelernt haben. Wir erinnern uns an die Enzyme der Replikation, RNA-Polymerase, DNA-Polymerase und DNA-Ligase und an den semikonservativen Charakter der Replikation.

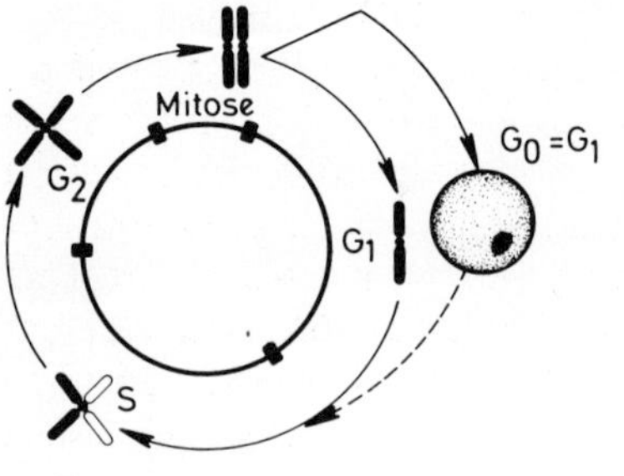

Abb. 4.1. Intermitosezyklus

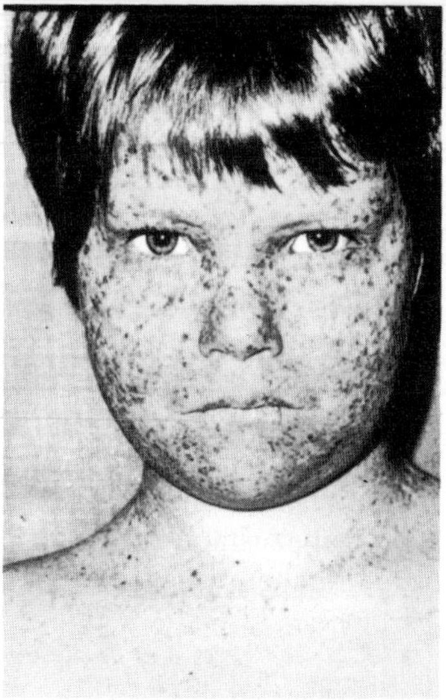

Abb. 4.2. Xeroderma pigmentosum

Nach Abschluß dieses Prozesses, der bei einem Säugetier konstant etwa 7–8 Std in Anspruch nimmt, während die Länge der G_1-Phase sehr variabel sein kann, liegt das gesamte genetische Material der Zelle verdoppelt vor. Jedes Chromosom besteht aus zwei identisch aufgebauten Untereinheiten, den Chromatiden, die in der nächsten Mitose getrennt und auf die beiden entstehenden Tochterkerne verteilt werden. Die Replikation der DNA erfolgt jedoch nicht, wie man annehmen könnte, von einem zum anderen Ende des Chromosoms, sondern nach einem für jedes Chromosom charakteristischen Synthesesystem, d.h. die DNA-Synthese beginnt an mehreren Stellen des Chromosoms, und die Stücke werden anschließend verknüpft. Ein solcher Abschnitt des DNA-Moleküls, an dem von einem Startpunkt aus die DNA-Synthese als Einheit durchgeführt wird, ist ein *Replikon*. Diese stückweise Synthese mit anschließender Verknüpfung bezeichnet man als *asynchrone* DNA-Synthese.
Während der Replikation können bestimmte Umwelteinflüsse, wie *ultraviolettes Licht, ionisierende Strahlen* und *bestimmte Chemikalien* den Aufbau der neuen DNA stören, d.h. es können Mutationen induziert werden. Nach der S-Phase werden bestimmte kleinere Replikationsfehler im DNA-Molekül durch Reparaturenzyme wieder beseitigt. Liegt ein genetischer Defekt in einem Reparaturmechanismus vor, so können dadurch für den Menschen schwere Erbleiden verursacht werden. Ein Beispiel hierfür ist *Xeroderma pigmentosum*. Diese Krankheit ist autosomal

rezessiv erblich, und homozygote Träger müssen vor jedem Sonnenlicht geschützt werden, da durch den UV-Anteil induzierte genetische Defekte zu Haut-Tumoren führen (Abb. 4.2).

G_2-Phase. Nach Abschluß der DNA-Replikation, also nach dem Ende der S-Phase, verstreicht meistens noch eine relativ kurze Zeitspanne (etwa 3 Stunden) bis zum Eintritt in die Kernteilung *(Mitose)*. In dieser *G_2-Phase* sind in der Zelle alle Voraussetzungen vorhanden, sofort in die Kernteilung einzutreten. Diese kann auch durch Außenfaktoren wie z. B. Temperaturschock stimuliert werden. Solche Verfahren werden experimentell angewandt, um eine Synchronisation von Zellen in Kultur zu erreichen. Zellen, die ihre Teilungsaktivität einstellen und in einen Dauerzustand übergehen, oder solche Zellen, die für längere Zeit in einem Ruhezustand verharren, ohne ihre Regenerationsfähigkeit aufgegeben zu haben, verbleiben in der G_1-Phase, die man dann als *G_0-Phase* bezeichnet.

4.1.2 Mitose

Nach Durchlaufen der beschriebenen Intermitosephasen ist die sich reproduzierende Zelle bereit, in die Kernteilung *(Mitose)* (Abb. 4.3 und 4.4) einzutreten. Bei der Mitose handelt es sich ausschließlich um die Vertei-

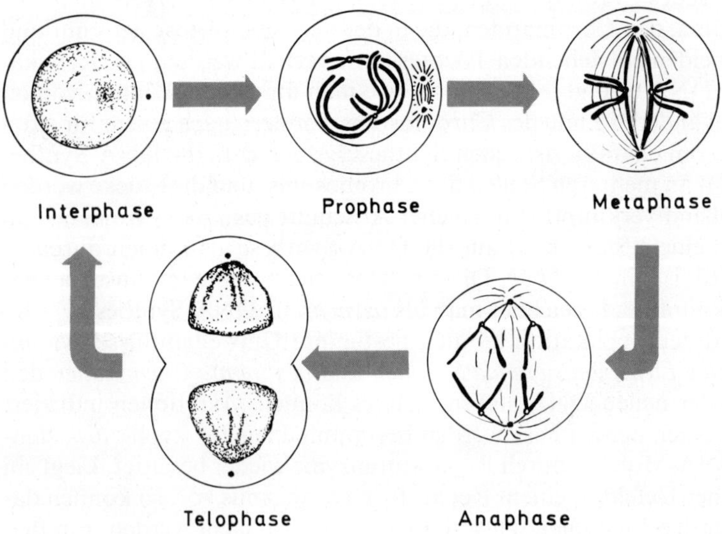

Abb. 4.3. Schema der Mitose

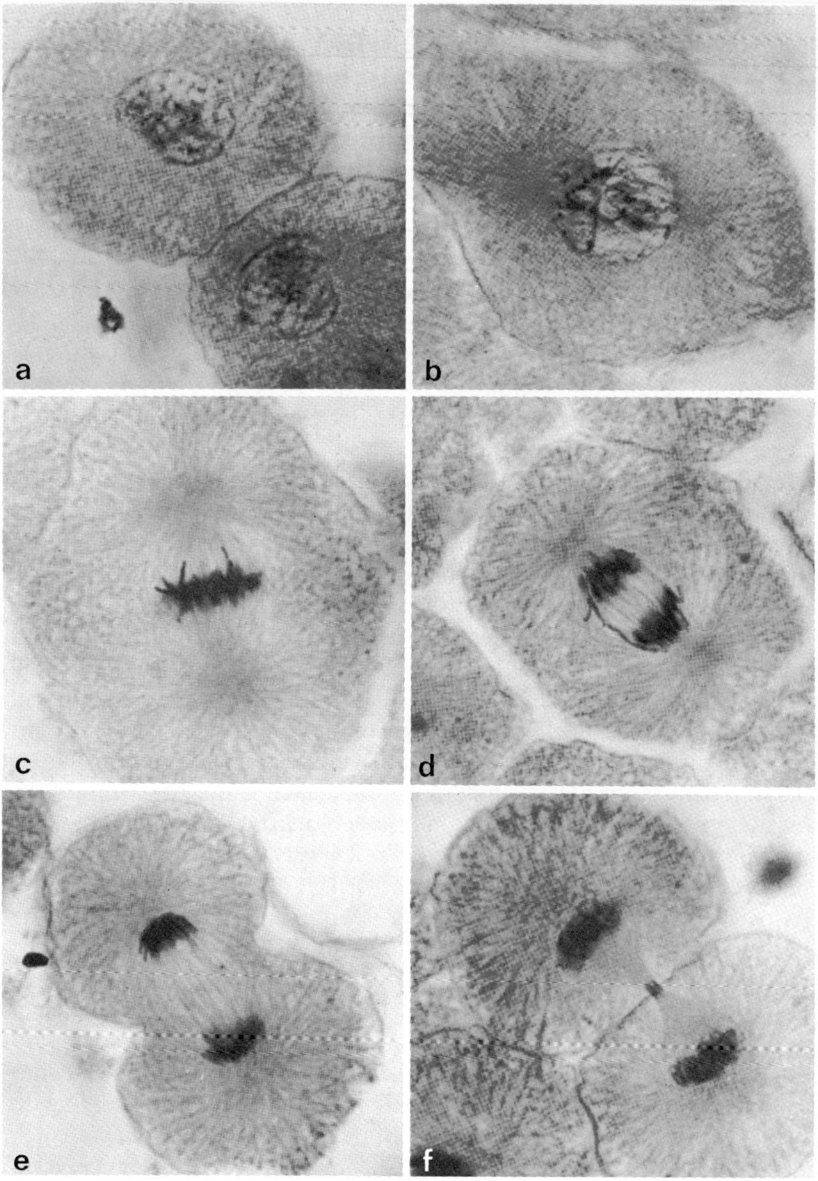

Abb. 4.4a–f. Mitose in einer Fisch-Blastula. **a** Interphase, **b** Prophase, **c** Metaphase, **d** frühe Anaphase, **e** späte Anaphase, **f** Telophase. (Nach Macleod, A.: Cytology. The Upjohn Company, Kalamazoo, Michigan, 1973)

lung des in der Intermitose replizierten DNA-Materials auf die beiden Tochterzellen, es findet jetzt keine DNA-Synthese mehr statt. Die Mitose ist exakt erbgleich, d. h. die beiden Tochterzellen enthalten infolge exakter Chromatidenverteilung die gleiche genetische Information. Der Ablauf der Mitose läßt sich in verschiedene Teilschritte aufspalten:

Prophase. Die *Prophase* bereitet die Kernteilung vor, indem sich die Chromosomen durch Spiralisierung verdichten. Am Ende der Prophase liegen die Chromosomen in einer physiologisch inaktiven „Transportform" vor. Wir wollen uns dabei erinnern, daß jedes Chromosom hier aus den beiden in der Intermitose entstandenen Tochterchromatiden besteht. Außerdem wandern die beiden Zentriolen zu den Zellpolen und legen damit bereits die Teilungsrichtung der Zelle im Gewebe fest. Die Prophase erstreckt sich über einen Bereich von 0,5–4,5 Stunden.

Metaphase. Die sich an die Prophase anschließende *Metaphase* kündigt sich durch die Auflösung der Kernhülle an. Die Chromosomen liegen frei etwa in der Mitte des Zytoplasmas. Es bildet sich ein Spindelapparat in Form von zahlreichen Spindel-Mikrotubuli aus, der aus den in der G_1-Phase gebildeten subunits polymerisiert und sich zwischen den Zentriolen organisiert. Aus seinem Bereich werden alle größeren Zellorganellen verdrängt. Auch die Nukleolen werden meist aus dem Spindelbereich eliminiert und lösen sich im Grundplasma auf. Ein Teil der Tubuli greift nun an einer präformierten Spindelfaseransatzstelle des Chromosoms, dem *Zentromer,* an. Im Verlauf von wenigen Minuten gelangen die Spindelfaseransatzstellen der Chromosomen in die Äquatorialebene (Symmetrieebene zwischen beiden Spindelpolen). Die Chromosomenarme ragen in dieser Phase gewöhnlich polwärts aus der Äquatorialebene heraus. In jedem Chromosomenarm wird nun ein Längsspalt sichtbar (teilweise ist dieser auch schon in der Prophase erkennbar), und zuletzt hängen die beiden identischen Spalthälften des Chromosoms, die Chromatiden, nur mehr in der Zentromerregion zusammen.
Durch mutative Ereignisse ist es möglich, daß der Zentromerbereich eines Chromosoms verlorengeht. Die Deletion entsteht in diesem Fall durch zwei Bruchereignisse im Zentromerbereich, Verlust des Chromosomenstückes zwischen den Bruchstellen und Wiederverschmelzung der beiden Chromosomenarme. Da die Spindelfasern jedoch nur an einem Zentromer ansetzen können, dieser Chromosomenbereich jedoch verlorengegangen ist, ist nun eine ordnungsgemäße, exakt erbgleiche Verteilung der Chromosomen auf die beiden Tochterkerne nicht mehr möglich. Das Chromosom mit der Deletion wird zufallsgemäß bei der Zellteilung in eine der beiden Tochterzellen geraten. Damit tritt eine zahlen-

mäßige Veränderung im Chromosomenbestand in den beiden Tochterzellen auf, die entweder zum Zelltod oder zu abnormalen Zellinien führt.

Anaphase. Wie die Metaphase, so dauert auch die darauffolgende *Anaphase* nur relativ kurz (2–20 min). Als erstes teilen sich die Zentromeren, die in der Metaphase die beiden Chromatiden eines Chromosoms noch zusammenhielten, in der Längsachse der Chromosomen und geben damit die Chromatiden für eine Trennung frei. Dann erfolgt mit Hilfe der Spindelfasern eine Trennung der Chromatiden und ihr Transport zu den entgegengesetzten Zellpolen.

Telophase. Die letzte Phase der Kernteilung, die *Telophase,* fällt gewöhnlich mit der Zellteilung zusammen. Die bei der Kernteilung dicht geballten Chromosomensätze lockern sich durch Entfaltung und Entschraubung der Chromatiden auf. Mit der Bildung einer neuen Kernhülle und neuer Nukleolen wird ein neuer Arbeitskern gebildet. Mit der Entspiralisierung steigt die RNA-Syntheseleistung im Kern wieder meßbar an, wodurch die Proteinsynthese im Zytoplasma wieder zunimmt.
Die Dauer der Telophase ist bei verschiedenen Organismen und Geweben sehr unterschiedlich.

4.1.3 Hemmung der Mitose

Die Mitose kann in der Metaphase gehemmt, sozusagen arretiert werden. Man benutzt diese Möglichkeit zur Untersuchung des menschlichen Karyotyps, der ja in Kapitel 2.2 von der Chromosomenmorphologie her bereits besprochen wurde. Eine solche Analyse wird heute in der Regel an *Lymphozyten* des strömenden Blutes vorgenommen. Dies hat den Vorteil, daß das Untersuchungsmaterial vom Arzt leicht gewonnen werden kann. Die aus dem Blut gewonnenen Lymphozyten werden in einer Kurzzeitkultur mit *Phytohämagglutinin,* einem pflanzlichen mitoseanregenden Stoff, künstlich zur Teilung angeregt und mit dem synthetischen pflanzlichen Produkt *Colchizin* in der Metaphase – der günstigsten Analysephase – arretiert. Das Colchizin hemmt die Polymerisation der Mikrotubuli und verhindert damit die Ausbildung der Spindel. Nach entsprechender Anfärbung *(Bänderung)* können die Chromosomen unter dem Mikroskop betrachtet werden. Natürlich ist eine Chromosomenanalyse auch an Zellen von anderen Geweben möglich. Erwähnt seien hier *Fibroblastenkulturen* und Zellen des *Knochenmarks,* die durch Punktion gewonnen werden können.

4.1.4 Fehlverteilung von Chromosomen

Durch falschen Ansatz der Spindelfasern an den Chromosomen kann es zu Fehlverteilungen von Chromosomen auf die Tochterzellen kommen *(mitotisches Nondisjunction)*. Man beobachtet solche Fehlverteilungen, die man nicht mit dem in Kapitel 2.7.5 besprochenen meiotischen Nondisjunction verwechseln darf, in Zellstämmen, etwa in künstlicher Kultur von malignen Zellen. Mitotisches Nondisjunction findet aber auch als seltener Prozess in Somazellen des Menschen statt. Man beobachtet dann ein Mosaik in Zellstämmen. Auch hierauf wurde in Kapitel 2.7.5 bereits hingewiesen.

4.1.5 Zellteilung

Schon während der Schlußphase der Kernteilung setzt gewöhnlich die Zellteilung (Zytokinese) ein. Sie ist jedoch keine notwendige Folge der Kernteilung. So können durchaus mehrkernige Zellen entstehen, die sowohl physiologisch normal (wie z. B. *Osteoclasten*) als auch pathologisch sein können *(Fremdstoff-Riesenzellen)*.
Während der Telophase löst sich der Spindelapparat auf. (Wenn auch die Spindeltubuli nicht vollständig erhalten bleiben, so bleibt doch vermutlich das Tubulin für die nächste Teilung in der Zelle.) Zwischen den neu gebildeten Tochterkernen bildet sich der *Phragmoplast* aus, ein Bereich, der zahlreiche Tubuli enthält. Bei vielen tierischen Zellen wird er durch eine äquatoriale Ringfurche, die von der Oberfläche der Zelle nach Art einer Irisblende immer tiefer einschneidet, zu einem dichten *Flemming-Körper* zusammengedrängt und schließlich ganz durchtrennt. Die trennende Zellmembran entsteht schließlich durch Fusion von Vesikeln. Reste der Spindel können im Zentrum der Zelle die vollständige Durchschnürung behindern und so eine Zellbrücke bilden, die die Tochterzellen weiterhin verbindet. Dies kann zu einer Synchronisation der weiteren Entwicklung der Zellen führen, wie wir sie z. B. bei der Reifung der Geschlechtszellen vorfinden.
Während die Kernteilung eine exakte Äquationsteilung ist, kann die Zellteilung durchaus inäqual sein, d. h. es können zwei zwar genetisch identische, jedoch verschieden große Tochterzellen entstehen. Außer den Chromatiden und Zentriolen werden alle anderen Zellorganellen, wie z. B. die Mitochondrien, durch die Zuschnürung des Mutterzelleibes zufällig verteilt. Um eine physiologisch ausgeglichene Zelle zu erreichen, müssen daher in der G_1-Phase der Intermitose normalerweise Zellorganellen wieder ergänzt werden. Im Falle der Mitochondrien geschieht dies durch Teilung, andere Zellorganellen werden unter der Regie des Zellkerns neu synthetisiert.

4.1.6 Zytostatika

Aus medizinischen Gründen kann es wichtig sein, die Zellvermehrung zu hemmen. So wendet man in der Tumortherapie neben ionisierenden Strahlen, die auf mutativem Wege durch Zerstörung der DNA eine Zellvermehrung hemmen, Chemotherapeutika an, um das Wachstum und die Ausbreitung eines Tumors einzudämmen. Stoffe, die geeignet sind, eine solche Hemmung herbeizuführen, werden als *Zytostatika* bezeichnet. Dabei kann die zytostatische Wirkung auf einer Hemmung des Mitoseablaufs durch Mitosegifte beruhen oder direkt an den Chromosomen angreifen, z. B. durch die Induktion von Mutationen. Wir erinnern uns an den beschriebenen Mechanismus alkylierender Agentien, der in diesem Zusammenhang auf molekularer Basis ganz besonders gut verstanden ist. Letztlich wird durch Zytostatika, die auf mutativem Wege wirken, die DNA-Replikation gehemmt. Aber auch andere Wege zytostatischer Wirkung sind bekannt, wie die Hemmung der Nukleinsäurebiosynthese durch *Antimetabolite*. Zusammenfassend sei bemerkt, daß zwar für eine Reihe von zytostatisch wirkenden Stoffen der Wirkmechanismus relativ gut aufgeklärt ist, daß dies jedoch keineswegs für alle Substanzgruppen gilt. Bei manchen wird empirisch der erwünschte Effekt beobachtet, der zugrundeliegende Mechanismus liegt jedoch im dunkeln.

4.2 Polyploidie

4.2.1 Endomitose

In besonders spezialisierten Zellen oder auch unter pathologischen Bedingungen kann es zu einer Vermehrung der Chromosomen innerhalb der intaktbleibenden Kernmembran ohne Ausbildung einer Spindel kommen. Man bezeichnet diesen Vorgang als *Endomitose*. Die Folge ist eine Vervielfachung des Chromosomensatzes, eine *Polyploidie*. Üblicherweise werden durch Polyploidisierung alle Chromosomen einer Zelle verdoppelt, vervierfacht usw. Es können aber auch nur einzelne Chromosomen betroffen sein *(partielle Endomitose)*. Als Beispiele wurden bereits Osteoclasten und Fremdstoffriesenzellen angesprochen.
Ein weiteres Beispiel sind die Knochenmarksriesenzellen *(Megakaryozyten)*. Weiterhin finden wir beim Menschen in 4% der Leberzellen eine Verdoppelung des Chromosomensatzes. Die Endomitose führt zu einer Vergrößerung des Kernvolumens, was eine Vergrößerung der Zelle nach der in Kapitel 1.3 diskutierten Kern-Plasma-Relation möglich macht.

Die Zelle wird dadurch zu höheren Transkriptions- und damit zu höheren Syntheseleistungen befähigt.

4.2.2 Zellfusion

Bei der *Zellfusion* findet eine Auflösung von Zellmembranen und die Bildung mehrkerniger Komplexe statt. Man bezeichnet solche Komplexe als *Synzytien*. Das bekannteste Beispiel hierfür ist die Fusion von *Myoblasten* zur Bildung der quergestreiften Muskelfasern. Während also das Ergebnis einer Endomitose ein Unterbleiben der Zellteilung ist, ist die Zellfusion ein sekundärer Prozess der Verschmelzung von Zellen.

4.3 Amitose

Während die Endomitose eine Chromosomenvermehrung ohne Zellteilung ist, bezeichnet man eine Zellteilung ohne Chromosomenvermehrung als *Amitose*. Ohne Ausbildung einer Teilungsspindel und ohne Auflösung der Kernhülle wird durch sie der Kern hantelförmig durchschnürt und die Zelle geteilt. Diese Form der Zellteilung kommt vor allem in bestimmten ausdifferenzierten, spezialisierten Zellen vor, bei denen sich eine Funktionsunterbrechung, wie sie durch die normale Mitose gegeben wäre, für den Organismus ungünstig auswirken würde, oder in pathologischen Fällen. Als Beispiele wären Ziliaten und bestimmte Protisten zu nennen.

4.4 Regeneration und funktionelle Veränderung von Zellen

In einem Organismus behalten keineswegs alle Zellen ihre Teilungsfähigkeit bei. Im Gegenteil, die meisten Zellen sind differenzierte Spezialisten, die gleichzeitig mit der Ausdifferenzierung ihre Fähigkeit zur Mitose verloren haben. Dabei wird die Stabilität des Zellphänotyps durch die Blockierung bestimmter Gene erreicht. Es sind nur wenige Fälle bekannt, wo dieser Zustand rückgängig gemacht werden kann und es zu einer *Entdifferenzierung* kommt. Bei sehr vielen spezialisierten Zellen wird daher eine Gruppe von Zellen bereitgehalten, die man als *Stammzellen* bezeichnet und die teilungs- und entwicklungsfähig sind. Ein Zusammenschluß derartiger teilungsfähiger Zellen in Form einer Zellschicht nennt man *Blastem*. Stammzellen können pluripotent sein. So müssen Knochenmarkszellen im Rahmen der *Hämatopoese* (Blutbildung) zahlreiche Zelltypen liefern, weil die roten und ein Teil der weißen

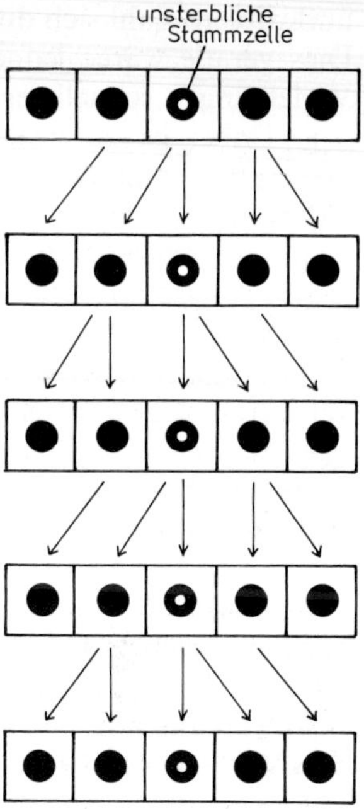

Abb. 4.5. Proliferationseinheit bei einer differentiellen Zellteilung mit Erhaltung einer Stammzelle von Generation zu Generation

Blutkörperchen nicht mehr zu einer Teilung befähigt sind. Auch in der noch zu besprechenden Spermatogenese wird der Nachschub der Zellen durch Stammzellen gewährleistet. Bei den Epithelien beim Menschen erfolgt die Vermehrung bzw. *Regeneration* durch ein Blastem, das *Stratum germinativum*. Grundsätzlich hat bei der Zellteilung einer Stammzelle jede Tochterzelle die Wahl, entweder eine Stammzelle zu bleiben oder eine ausdifferenzierte Zelle zu werden. Man bezeichnet dies als *differentielle Zellteilung*. Betrachten wir dies anhand der Epidermis.

Bei der Zellteilung sind grundsätzlich zwei denkbare Möglichkeiten gegeben: Eine einfache Möglichkeit wäre, daß bei der Teilung einer „unsterblichen" Stammzelle grundsätzlich eine Asymmetrie herrscht. Die Tochterzellen wären dann eine Stammzelle, die wiederum die Unsterblichkeit geerbt hat und eine Zelle, die in die Differenzierung geht, mit der Folge abzusterben. Die zweite Möglichkeit ist die höherer Flexibilität, daß nämlich aus einer Stammzelle je nach Bedarf auch zwei Stammzellen werden können. Nach diesem Mechanismus ist es möglich, die *Proliferationseinheiten* schnell zu vermehren, während nach dem ersten Beispiel die Zellzahl der Stammzellen immer gleich bliebe und damit abhängig von der fixen Zahl der Stammzellen auch nur eine unflexiblere Zahl sich differenuierender Zellen gebildet werden könnte. Dies gerade wäree jedoch für die Epidermis, die beispielsweise nach Verletzungen schnell regeneriert werden muß, außerordentlich ungünstig. Dabei ist zu beachten, daß jede Proliferationseinheit in jeder Generation mindestens eine „unsterbliche" Stammzelle bilden muß (Abb. 4.5).

4.5 Adaptation von Zellen auf Umwelteinflüsse

Durch funktionelle Belastung eines Organs oder Gewebes kann es zu einer kurzfristig einsetzenden lokalen Zellvermehrung kommen *(numerische Regeneration)*. Die daraus resultierende Organ- oder Gewebevergrößerung bezeichnet man als *Hyperplasie*. Bei der *Hypertrophie* werden im Gegensatz zur Hyperplasie keine Zellen vermehrt, sondern es findet eine Vergrößerung der Zellen statt. Dies kann mit einer Polyploidisierung ganzer Chromsomensätze oder einzelner Chromosomen (Aneuploidie) einhergehen. Die Vergrößerung der Zellen dient normalerweise der Vermehrung von Funktionsstrukturen in der Zelle. Wir finden einen solchen Vorgang z. B. bei Muskeltraining. Es kommt hier zu einer Vermehrung der Myofibrillen.

Von einer *Metaplasie* spricht man, wenn eine Gewebeart in eine andere umgewandelt wird. Es werden differenzierte Zelltypen umgewandelt, normalerweise durch inadäquate Reizung von Geweben. Das bekannteste Beispiel ist die Umwandlung des Epithels in Bronchien, in denen sich normalerweise hochprismatische Zellen entwickeln. Durch Kettenrauchen entwickeln sich typische Plattenepithelzellen, die die hochprismatischen Zellen in diesem Bereich verdrängen. Ein anderes Beispiel ist die Verschleimung von Epithelien bei Überdosierung von Vitamin A.

Eine andere Adaptation von Zellen auf Umwelteinflüsse ist die *Atrophie*. Es handelt sich um eine erworbene Abnahme der Größe eines Organs oder Gewebes durch Verkleinerung von Zellen *(einfache Atrophie)* oder durch Verminderung der Zellzahl. Ein Beispiel für einfache Atrophie ist die Muskelatrophie bei Minderbelastung bzw. Nichtgebrauch. Es handelt sich hier um einen Abbau von Funktionsstrukturen zur Muskelbewegung. Bei der *zellulären Atrophie* liegt üblicherweise ein pathologischer Regenerationsmangel vor. Die teilungsfähigen Zellen sind geschädigt. So sind Strahlen, Toxine (z. B. Benzol) und Medikamente (z. B. Zytostatika) in der Lage, eine pathologische Atrophie der blutbildenden Zellen des Knochenmarks herbeizuführen. Die Folgen sind *Leukozytopenie, Thrombozytopenie* und *Anämie*. Eine entsprechende Schädigung der teilungsfähigen Zellen nach Zytostatika kennt man in Haarwurzeln und der Dünndarmschleimhaut.

4.6 Keimzellbildung: Reifeteilung (Meiotische Teilung)

Wenn die Zahl der Chromosomen durch die Generationen hindurch konstant bleiben soll, so muß der diploide Chromosomensatz (2n), der in jeder Körperzelle des Menschen vorhanden ist, in den Geschlechtszellen auf die Hälfte reduziert werden (1n), bevor die haploide Eizelle und das haploide Spermium zur Zygote verschmelzen, die dann wieder einen diploiden Chromosomensatz besitzt (Abb. 4.6).

Diesen Vorgang bezeichnet man als *Meiose* (Reifeteilung). In der Meiose werden im Gegensatz zur Mitose homologe Chromosomen voneinander getrennt und damit der Chromosomensatz auf die Hälfte reduziert. In der Mitose werden dagegen Chromatiden getrennt, und der Chromosomensatz wird nicht reduziert.

Die Entwicklung der Geschlechtszellen wird als *Spermatogenese* und *Oogenese* bezeichnet. Beide Vorgänge stimmen hinsichtlich der Teilungsfolge und Verteilung der Chromosomen grundsätzlich überein (Abb. 4.7). Die *Urkeimzellen* sind wie Körperzellen diploid. Sie führen zunächst zahlreiche mitotische Teilungen durch und produzieren eine große Zahl von *Spermatogonien* und *Oogonien*. Diese entwickeln sich weiter zu *Spermatozyten I. Ordnung* und *Oozyten I. Ordnung,* beides noch diploide Stadien. Diese Stadien treten nun in die Reduktionsteilung ein, die sich in zwei Reifeteilungen (R I und R II) aufgliedert, und entwickeln sich über *Spermatozyten II. Ordnung* und Oozyten II. Ordnung entweder zu reifen *Spermien* oder zu *Eizellen* und *Polkörpern*. Dabei bildet jede diploide Spermatogonie 4 haploide Spermien, jede diploide Oogonie eine Eizelle und 3 Polkörper.

Bevor wir nun auf die speziellen Verhältnisse, die wir beim Menschen vorfinden, genauer eingehen, ist es notwendig, den entscheidenden Schritt in der Keimzellenentwicklung, die *Meiose,* detailliert zu besprechen.

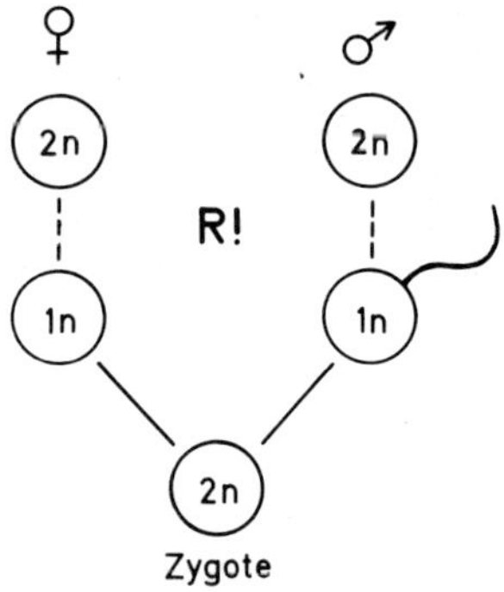

Abb. 4.6. Stark vereinfachtes Schema zur Reifeteilung und Befruchtung

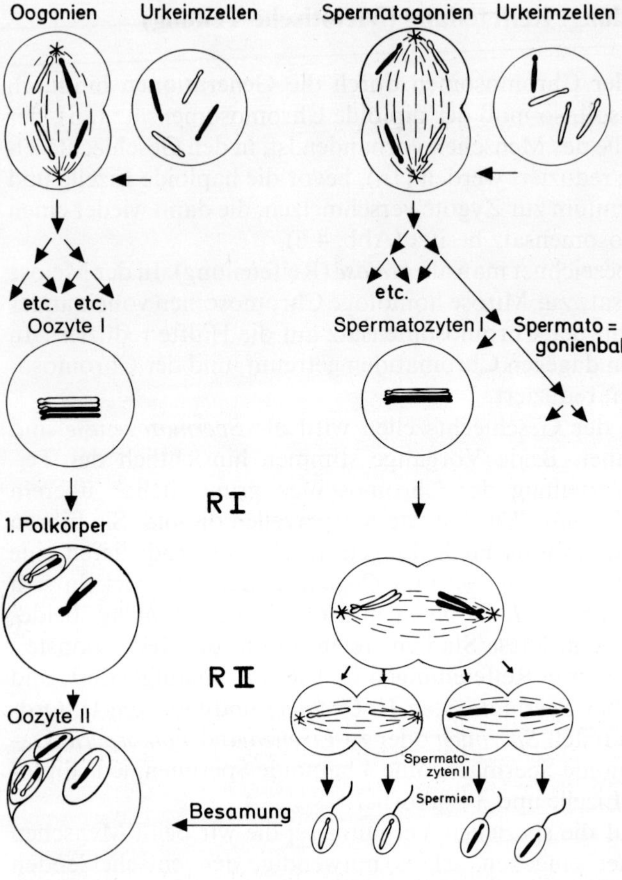

Abb. 4.7. Vergleichendes Schema der Oogenese und der Spermatogenese

4.6.1 S-Phase

Bevor die Geschlechtszellen in die Meiose eintreten, durchlaufen sie eine ähnliche Entwicklung wie gewöhnliche Körperzellen in der Interphase vor einer Mitose. Auch hier finden wir während der letzten prämeiotischen Interphase eine *S-Phase,* in der die Replikation der DNA stattfindet. Die so vorbereiteten Zellen treten nun in die erste Reifeteilung ein.

4.6.2 Verlauf der 1. Reifeteilung

Die Verteilung der Chromosomen in der Meiose läuft, wie bereits erwähnt, in zwei Teilschritten ab. In der *ersten Reifeteilung* (R I) werden

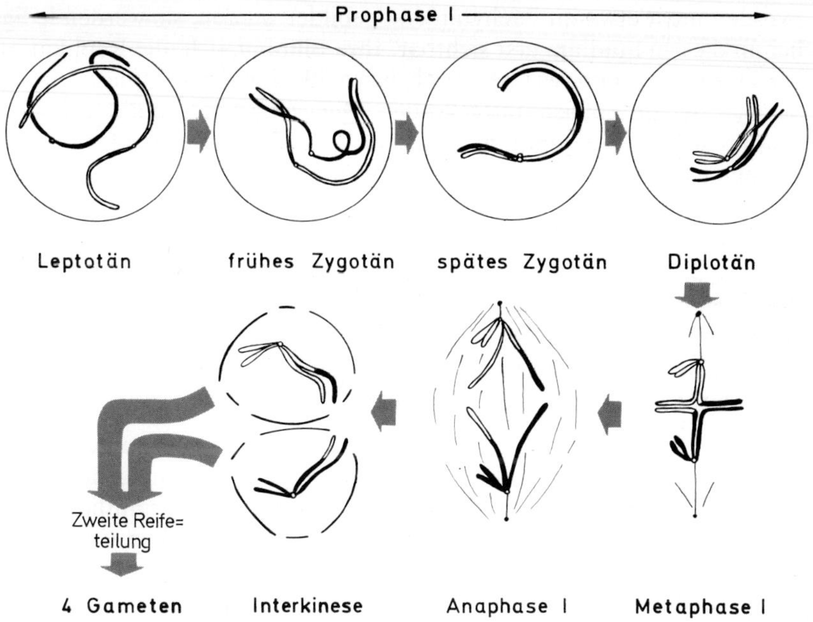

Abb. 4.8. Erste Reifeteilung der Meiose

die homologen Chromosomen, die aus zwei Chromatiden bestehen, voneinander getrennt (Abb. 4.8). Die *zweite Reifeteilung* (R II) entspricht prinzipiell einer Mitose, in der die beien Chromatiden voneinander getrennt werden.

Prophase I. Die *Prophase 1* läßt sich in mehrere Teilschritte aufteilen:

Leptotän. Die Chromosomen spiralisieren sich und werden als feine Fäden sichtbar. Die Spiralisierung verstärkt sich von dieser Phase bis in die Metaphase hinein weiter. Eine Zweiteilung der Chromosomen in die Chromatiden ist noch nicht sichtbar.

Zygotän. Im *Zygotän* beginnen sich die homologen Chromosomen (oft von den Enden her fortschreitend) parallel aneinander zu lagern. Dieser Vorgang wird als *Synapsis* bezeichnet und stellt den entscheidenden ordnenden Vorgang in der Meiose dar. Die Chromosomenpaare liegen nun mit den einander entsprechenden Genorten exakt nebeneinander.

Pachytän. Es wird erkennbar, daß jedes Chromosom aus zwei Chromatiden aufgebaut ist, so daß insgesamt 4 parallele Stränge sichtbar werden, die sich paarweise umeinander winden. Man beachte, daß die Chromatiden nicht etwa im Pachytän erst gebildet werden, sie werden lediglich in diesem Stadium erst sichtbar. Ihre Bildung, d.h. die Replikation der DNA hat schon, wie beschrieben, vor Beginn der Prophase I in der S-Phase der Interphase stattgefunden. Die gepaarten homologen Chromosomen bezeichnet man als *Bivalente*. Da sich diese Bivalente aus 4 Chromatiden zusammensetzen, spricht man von einem *Tetradenstadium*.

Diplotän. Die Parallelkonjugation lockert sich allmählich wieder. Dabei ist an bestimmten Stellen noch eine Verbindung zwischen den homologen Chromosomen zu erkennen. An dieser Verbindung beteiligt sich in der Regel je eine Chromatide des anderen Chromosoms. Die Chromatiden scheinen sich zu überkreuzen, und man spricht daher von *Chiasmata* (Singular: *Chiasma*).

Diakinese. Die homologen Chromosomen weichen noch weiter auseinander, wobei sich in vielen Fällen die Chiasmata an die Enden der Chromosomen verlagern. Diese Terminalisierung entsteht vermutlich unter dem Zug der auseinanderweichenden Chromosomen. Die Chiasmata können dann ganz abreißen oder werden noch bis in die Metaphase aufrecht erhalten. Mit der Diakinese ist die Prophase I beendet.

Metaphase I. Die Chromosomen formieren sich in der Äquatorialplatte, und die Kernmembran hat sich inzwischen aufgelöst. Die Zentromeren der Chromosomen eines Bivalents richten sich nach einem der Spindelpole aus. Da diese Orientierung zufallsgemäß erfolgt, kann sich durchaus in einem ersten Bivalent beispielsweise das Zentrometer des väterlichen Chromosoms zu dem einen, in einem zweiten Bivalent zu dem anderen Spindelpol hin orientieren.

Anaphase I. Die gepaarten Chromosomen trennen sich und wandern, das Zentromer voraus, aus der Äquatorialplatte polwärts.

Interkinese. Es bilden sich zwei haploide Tochterkerne.

4.6.3 Verlauf der 2. Reifeteilung

Bei der *zweiten Reifeteilung* handelt es sich um eine mitotische Teilung. Sie schließt sich ohne zwischengeschaltete S-Phase unter Umgehung einer Intermitose und einer ausgedehnten Prophase direkt an die Interkinese der ersten Reifeteilung an und trennt die Chromatiden des haploiden Chromosomensatzes der in der ersten Reifeteilung entstandenen beiden Tochterzellen. Die Abbildung 4.9 zeigt den gesamten Verlauf der Spermatogenese im zytologischen Bild.

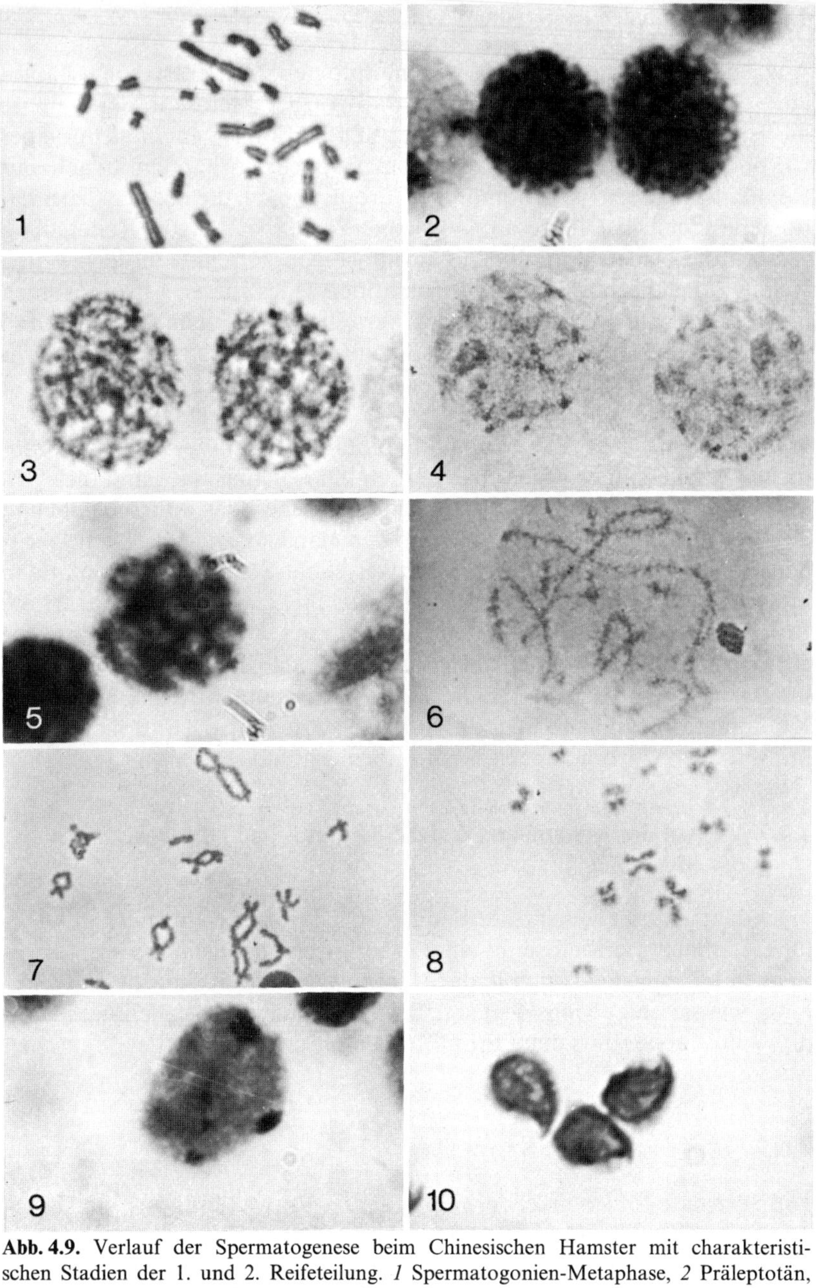

Abb. 4.9. Verlauf der Spermatogenese beim Chinesischen Hamster mit charakteristischen Stadien der 1. und 2. Reifeteilung. *1* Spermatogonien-Metaphase, *2* Präleptotän, *3* Leptotän, *4* Zygotän, *5* Pachytän, *6* Diplotän, *7* Metaphase I, *8* Metaphase II, *9* Spermatiden, *10* Spermien

4.6.4 Funktion der Reifeteilung

Aus jeder in die Meiose eintretenden diploiden Zelle entstehen 4 haploide Zellen. Wir haben beschrieben, daß vor der Meiose in der S-Phase das Erbgut repliziert wird. Vor dieser Replikation ist jedes aus nur einer Chromatide bestehende Chromosom doppelt vorhanden. Nach der Replikation haben wir 2 homologe Chromosomen, die aus je 2 Chromatiden bestehen, also insgesamt 4 Chromatiden. In der ersten Reifeteilung werden die beiden homologen Chromosomen getrennt, in der zweiten Reifeteilung die homologen Chromatiden jedes dieser Chromosomen und letztlich auf 4 Meioseprodukte verteilt. Dabei bleibt es dem Zufall überlassen, aus welchen Chromosomen (der väterlichen oder mütterlichen Linie) die vier haploiden Chromosomensätze zusammengestellt werden.

Weiter haben wir gesehen, daß im Diplotän Chiasmata zwischen homologen Chromosomen erkennbar werden. Diese Chiasmata sind die zytologisch sichtbaren Folgen eines Stückaustausches, der wahrscheinlich in der Prophase I stattgefunden hat und den man als *Crossing over* bezeichnet. Beim Crossing over findet in zwei Nicht-Schwester-Chromatiden homologer Chromosomen an den gleichen Stellen ein Bruch statt. Diese Bruchstellen vereinigen sich dann über Kreuz. Crossing over-Prozesse ermöglichen also eine Neuverteilung der Gene innerhalb der Kopplungsgruppe Chromosom. Durch diesen Vorgang wird die genetische Kombinationsfähigkeit über die zufällige Verteilung der väterlichen und mütterlichen Chromosomen hinaus noch erhöht.

4.6.5 Verlauf der Reifeteilung in der Spermato- und Oogenese des Menschen

Nachdem wir nun den entscheidenden Schritt in der Keimzellenentwicklung, nämlich die Meiose, in einer theoretisch allgemeinen Form abgehandelt haben, ist es sinnvoll, die *Morphogenese* der Keimzellenentwicklung, wie sie beim Menschen stattfindet, genauer zu beleuchten, zumal dies zum Verständnis der Chromosomenfehlverteilungen des Menschen wesentlich beiträgt.

4.6.5.1 Entwicklung des Spermiums

Die Spermatogonien machen während ihrer Entwicklung zu reifen Spermien eine räumliche Wanderung im Hoden durch. Querschnitte des Säugerhodens (Abb. 4.10) zeigen eine konzentrische Zonierung von Samenkanälchen, wobei die Spermatogonien hier eine periphere Lage einneh-

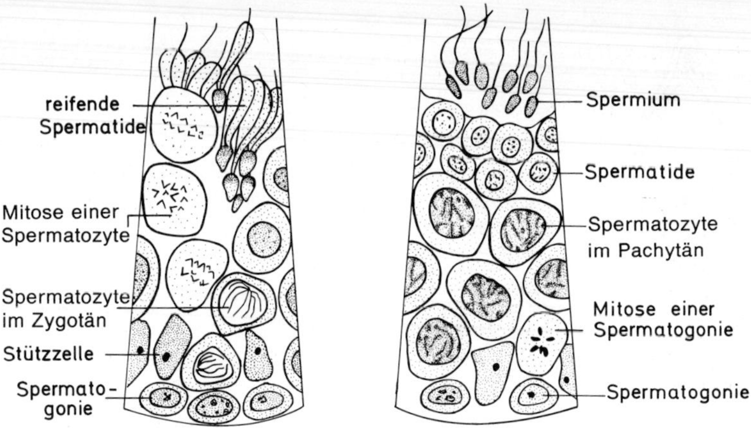

Abb. 4.10. Querschnitt durch einen Säugerhoden

men und ihre die Spermatogenese durchlaufenden Abkömmlinge fortschreitend von der Wand der Kanälchen abdrängen. Da bei der Teilung einer Spermatogonie immer nur ein Abkömmling zur Spermatozyte I wird, während der andere den Charakter einer Spermatogonie beibehält, findet bis zum Erlöschen der Geschlechtsfunktion eine Vermehrung der primordialen Geschlechtszellen statt, und die Anzahl der insgesamt erzeugten Spermien ist folglich sehr groß.
Beim Menschen sind alle Stammspermatogonien bereits bis zur Pubertätszeit gebildet. Beim geschlechtsreifen Mann treten jede Sekunde eine große Anzahl diploider Spermatozyten in die wenige Stunden dauernde Reduktionsteilung (Meiose) ein und führen zu je 4 Spermatiden (runde Zellen mit Plasma). Die Spermatiden entwickeln sich dann ohne weitere Zellteilung zu reifen Spermien. Hierbei machen sie einen bemerkenswerten Differenzierungsprozeß durch. Aus den relativ undifferenzierten Spermatidenzellen entwickeln sich hochdifferenzierte, bewegliche Zellen, die Spermien, die aus einem Kopf, einem Mittel- und einem Schwanzstück bestehen. Der Spermienkopf läßt sich in ein *Akrosom* und einen *Kern* unterteilen. Der Kern enthält das genetische Material in Form eines haploiden Chromosomensatzes mit extrem kondensierten Chromosomen. Im Mittelstück liegen zwei Zentriolen sowie Mitochondrien, die eine Rolle bei der Bewegung des Schwanzstückes spielen, das als *Geißel* ausgebildet ist (Abb. 4.11).

4.6.5.2 Entwicklung der Oozyte

Wie Abbildung 4.7 zeigt, sind Spermatogenese und Oogenese genetisch identische Prozesse. Sie dienen beide der Reduktion des Chromosomen-

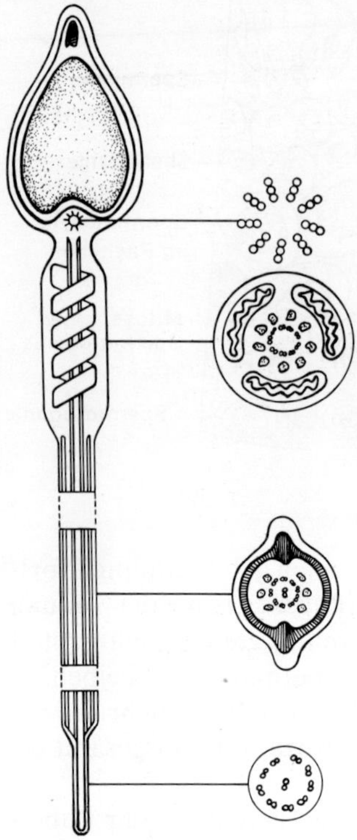

Abb. 4.11. Schematischer Aufbau eines reifen Spermiums

bestandes von 2n auf 1n und damit der Produktion befruchtungsreifer Geschlechtszellen. Dennoch zeigen beide Prozesse im meiotischen Geschehen eine ganze Reihe von prinzipiellen Unterschieden, wie das Studium der Oogenese des Menschen zeigt (Abb. 4.12).

Die weibliche Meiose beginnt im Gegensatz zu der männlichen bereits während der Embryonalentwicklung und endet erst Jahrzehnte später nach der Befruchtung der Eizelle. Etwa bis zum 3. Monat der Embryonalentwicklung finden sich in der Keimbahn ausschließlich mitotische Zellteilungen. Dann tauchen die ersten meiotischen Kerne auf. Pachytän- und Diplotänstadien werden im 7. Monat beobachtet. Gleichzeitig beginnen bis zum 7. Monat immer neue Oogonien die Meiose. Nach dem Diplotänstadium entwickelt sich die Meiose nicht wie üblich weiter. Die Chromosomen-Tetraden, die sich nun eigentlich in der Äquatorialplatte anordnen sollten, strecken sich stattdessen und lockern sich unter Erhaltung der Chiasmata wieder auf. Die Zellen gehen in ein Wartestadium über *(Diktyotän)*. Kurze Zeit nach der Geburt befinden sich alle Geschlechtszellen eines Mädchens, das sind etwa 400 000 bis 500 000, in die-

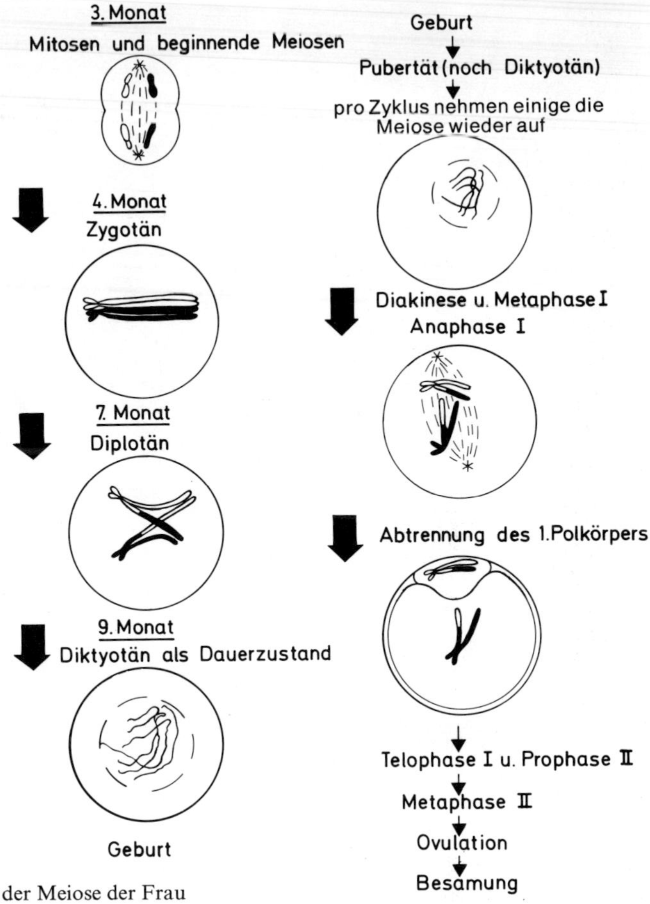

Abb. 4.12. Schema der Meiose der Frau

sem Oozytenstadium. In diesem Ruhestadium können nun die Oozyten für viele Jahre, ja Jahrzehnte, verbleiben. Bis zum Beginn der Pubertät degenerieren 90% der angelegten Oozyten. Mit Eintritt der Geschlechtsreife nehmen von den verbliebenen Oozyten in der ersten Hälfte jedes Monatszyklus ca. 10–50, angeregt durch Hormone, die Meiose wieder auf. Es folgen die Diakinese, die die Prophase I der ersten meiotischen Teilung beendet, dann die Metaphase I, die Anaphase I, die Telophase I und im Abstand von wenigen Minuten die Prophase II und Metaphase II. In diesem Stadium kommt die Entwicklung erneut zum Stillstand. Zytologisch findet man eine ungleiche Plasmaverteilung zwischen Eizelle und 1. Polkörper. Beide Zellen bleiben jedoch umschlossen von einer

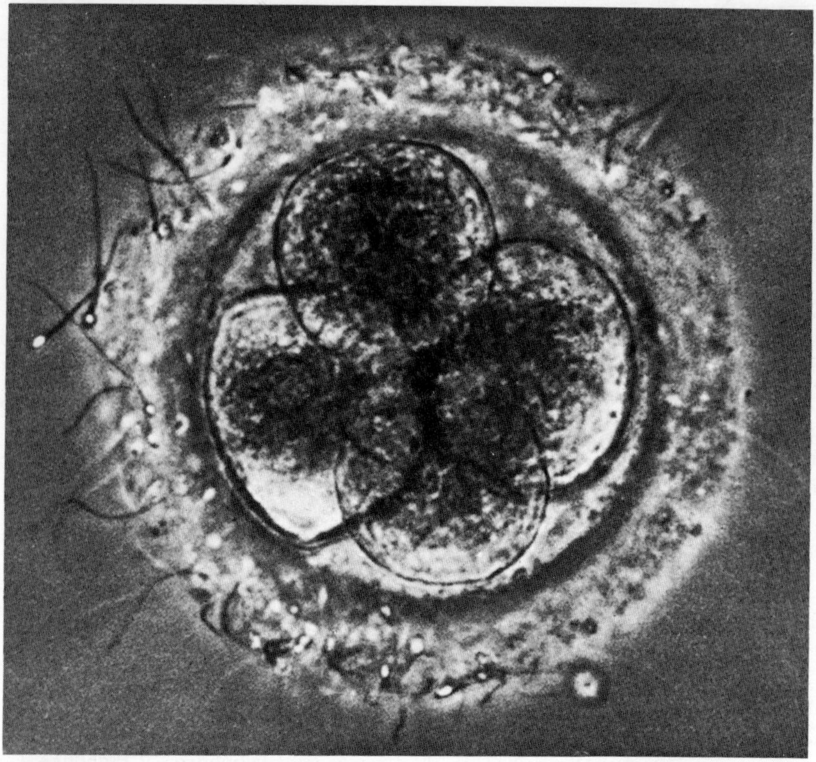

Abb. 4.13. Befruchtete menschliche Eizelle im Vierzellstadium. Gut zu erkennen ist die *Zona pellucida* und eine größere Anzahl von Spermien. (Nach Edwards, R. G.: Scientific American 226)

dicken Proteinhülle *(Zona pellucida)*. Einige Stunden nach Erreichen der Metaphase II findet, durch Hormone induziert, die *Ovulation* statt. Üblicherweise verläßt nur eine Oozyte den Eierstock und wird vom Eileiter aufgefangen. Die anderen im gleichen Zyklus herangereiften Oozyten degenerieren. Im Eileiter kann nun das Eindringen des Spermiums und damit die Besamung der Metaphase-II-Oozyte stattfinden. Erst danach führt die Metaphase-II-Oozyte die Meiose zu Ende, wobei der 2. Polkörper abgetrennt wird. Das jetzt vorliegende Stadium wird als *Pronukleusstadium* bezeichnet, da sich jeweils um die haploiden Chromosomensätze der Oozyte und des Spermiums eine Kernmembran ausbildet und so jeweils ein *Pronukleus* entsteht. Anschließend verschmelzen die beiden Pronuklei zum diploiden Zygotenkern, der sich in schneller Folge mitotisch weiterteilt (Abb. 4.13).

5. Evolution, Morphologie und Physiologie der ein- und mehrzelligen Organismen

5.1 Evolution

Die Frage nach der Entstehung des Lebendigen, nach dem Ursprung des Lebens, dem Ursprung ihres eigentlichen Seins hat die Menschen seit langer Zeit beschäftigt. So glaubte Aristoteles (384–322 v. Chr.) an eine Entstehung höherer Organismen, wie Fische und Insekten, aus Schlamm und faulenden Stoffen. Auch der Philosoph Descartes (1596–1650 n. Chr.) sowie der bedeutende Physiker Newton (1643–1727) hielten die Entstehung des Lebendigen auf diese Weise für möglich, und van Helmont gab 1667 ein uns heute kurios anmutendes ausführliches Rezept für die Erzeugung von Mäusen aus Getreide und schmutziger Wäsche. Vor 1800 erkannte man dann schließlich, vor allem durch Arbeiten von Linné (1707–1778), daß sich viele Typen von Lebewesen nach ihren phänischen und anatomischen Merkmalen in verschiedene Gruppen zusammenfassen lassen; 1809 deuteet Lamarck diese Zuordnungen richtig durch seine Annahme, daß sich die verschiedenen Arten der Lebewesen im Laufe vieler Generationen auseinander entwickelt haben. Einander ähnliche Arten hatten einen gemeinsamen Vorfahren, der seine Merkmale an die Nachfahren vererbt hatte. Die Unterschiede zwischen den Arten, Gattungen usw. sind durch schrittweise Erbänderungen im Verlauf der Generationen entstanden. Lamarck nahm jedoch noch an, daß dieser Weiterentwicklung der Organismen innerhalb eines Stammbaums eine „strebende Kraft" zugrunde läge, die gezielte Erbänderungen im Sinne einer zweckmäßigen Weiterentwicklung steuere. Darwin (1809–1882) widerlegte diese Ansicht, indem er für diese zweckmäßige Weiterentwicklung eine natürliche und heute überall anerkannte Erklärung fand:

Die Theorie Darwins ging von dem allgemein zu beobachtenden Phänomen aus, daß in der Natur eine große Zahl von Nachkommen z. B. von Eiern oder Samen produziert wird, von denen jedoch nur ein kleiner Bruchteil wieder zur Befruchtung gelangt. Nimmt man an, daß sich unter der Menge der Individuen verschiedenste Erbvarianten befinden, so werden sich diejenigen häufiger vermehren, die sich in der gegebenen Umwelt aufgrund ihrer erblichen Konstitution besser anpassen können. Bessere Anpassung bedeutet aber auch schnellere Vermehrung im gegebenen Milieu. Auf diese Weise werden weniger günstige Erbvarianten

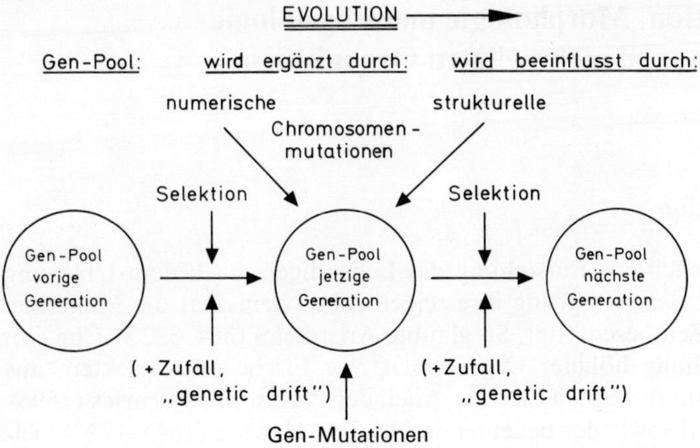

Abb. 5.1. Mutation und Selektion als die treibenden Kräfte der Evolution

von zweckmäßigeren im Laufe von vielen Generationen zahlenmäßig überwuchert. Eine zweckmäßige Weiterentwicklung ergibt sich von selbst einfach durch ein Spiel von Irrtum und Treffern, d. h. von zufällig nachteiligen und zufällig vorteilhaften Mutationen. Die Mutation als Ursache der ungerichteten Erbänderung hatte Darwin nicht kennen können, und das machte seine Theorie anfangs schwer akzeptabel. Erst die seit etwa 1900 aufkommende experimentelle Genetik konnte die Ursache der Erbänderungen als eine Folge spontaner Mutationen erklären und damit die Theorie Darwins glänzend bestätigen. Der treibende Mechanismus der Evolution ist also die ungerichtete, zufällige Mutation, die sich entweder im positiven Sinne bewährt oder, falls dies nicht der Fall ist, aus dem Genpol wieder herausverdünnt wird. Die Steuerung erfolgt über eine natürliche Auslese (Abb. 5.1).

Lamarck und Darwin gründeten ihre Theorien auf dem rein *morphologischen* Vergleich der Lebewesen. Wir können heute die Evolution auch an vielen *physiologischen* Merkmalen, wie *Stoffwechsel*, und an *Verhaltensmerkmalen* ablesen, ja wir können den Gang der Evolution an den Aminosäuresequenzen der Proteine ableiten und auf diese Weise evolutionäre Verwandtschaftsprozesse studieren, wobei der Verwandtschaftsgrad verschiedener Organismen um so enger ist, je höher die Ähnlichkeit der Proteine und damit, indirekt zu schließen, der Gene ist. Als Beispiel von Proteinverwandtschaften sei hier das Insulin-Molekül von Pferd, Rind, Schaf, Ratte, Kaninchen, Hund, Schwein und Mensch genannt (Abb. 5.2).

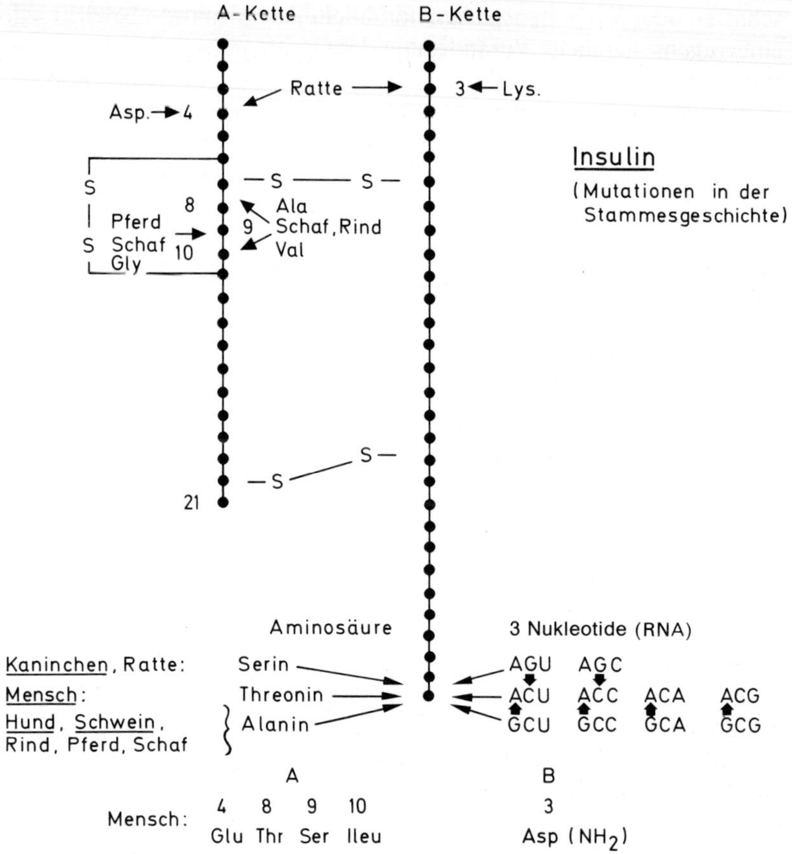

Abb. 5.2. Das Insulin-Molekül verschiedener Säugetierspezies. Alle Aminosäuren, die nicht durch Zahlen und Hinweispfeile gekennzeichnet sind, sind für die 8 aufgeführten Spezies gleich. (Nach Renold und Cahill, 1966, Zit. aus Lenz, W.: Medizinische Genetik. Stuttgart: Thieme 1979)

5.1.1 Mutation, Selektion und Isolation

Der historischen Entwicklung der Evolutionstheorie folgend, haben wir bereits die wesentlichsten Faktoren der Evolution angesprochen. Betrachten wir jedoch nun die Wirkung dieser Faktoren etwas detaillierter.

Mutationen sind die Motoren der Evolution, sie liefern zunächst jedoch nur ein ungerichtet anfallendes Rohmaterial. Beim Studium des Buches konnte man bereits erkennen, daß Mutationen alle Merkmale der Form, Größe, Struktur usw. ebenso verändern können wie Stoffwechseleigen-

schaften oder Verhaltensparameter. Nicht jede Mutation bewirkt jedoch eine augenscheinliche Veränderung des Organismus. Sehr viele Genmutationen haben kaum faßbare Veränderungen und keine primäre Funktionsbedeutung zur Folge, sie sind neutral. Sie erhöhen jedoch die Varianzbreite des Genbestandes einer Art und damit ihre adaptive Plastizität. Dieser Vorgang wird durch die mit der sexuellen Fortpflanzung verbundene Rekombination noch erhöht. Der Genbestand einer Art ist also kein statisches Gebilde, sondern eine Summation von Probierzuständen, deren Qualität zur Weiterentwicklung an der Umwelt geprüft wird.
Die *Selektion* entscheidet über das Überleben und über die Verbreitung von Mutationen. Selektionswirksam sind vor allem ökologische Faktoren, wie Klima, Nahrungserwerb, Überleben bei der Verfolgung durch natürliche Feinde, Erfolgschancen als Paarungspartner usw., wobei die Selektion jedoch nur bei nicht neutralen Mutationen angreift. Sie schafft direkte Vorteile oder Nachteile für den entsprechenden Phänotypus eines Individuums, wirkt jedoch in Richtung einer Verschiebung der Genfrequenz nur indirekt, nämlich dann, wenn sich eine Mutation auf die Zahl der Nachkommen und/oder auf die zeitliche Generationsfolge auwirkt. Hier führen jedoch bereits geringe Fortpflanzungsvorteile bei gleichgerichteten Selektionsbedingungen zu einer systematischen Zunahme eines vorteilhaften Allels und verdrängen weniger günstige Allele aus der Population.
Für den heutigen Menschen muß noch erwähnt werden, daß er sich den klassischen Selektionsfaktoren weitgehend entzogen hat, wobei diese durch andere ersetzt wurden, deren Diskussion jedoch nicht Gegenstand dieses Textes sein kann.
Mutation und Selektion sind für die Entstehung neuer Arten noch nicht ausreichend. Als weiterer Evolutionsfaktor muß die *Isolation* mitwirken. Sie erst stabilisiert den Genotyp einer entstehenden Art. Dabei unterscheidet man zwischen *geographischer, ökologischer* und *sexueller* Isolation. Erstere bedarf keiner weiteren Erklärung. Die ökologische Isolation entsteht durch Besiedelung verschiedener Biotope des gleichen geographischen Areals, und die sexuelle Isolation durch mutative Änderung des Sexualverhaltens. Allen drei Isolationsformen ist gemeinsam, daß sie eine reproduktive Isolation einleiten und damit einen Genaustausch mit anderen Subpopulationen der Ausgangsart blockieren.

5.1.2 Entstehung von Alloenzymen

Um das oben Beschriebene zu verdeutlichen, wollen wir die Auswirkungen von Mutationen an einem Genort betrachten. Durch Mutationen eines Genlocus für ein Enzym können verschiedene Allele entstehen, die

zu Enzymvarianten führen, welche sich in ihrer Aminosäuresequenz unterscheiden. Es handelt sich bei solchen Enzymvarianten im Prinzip um *Isoenzyme,* wobei allerdings, wie weiter unten klar wird, Isoenzyme üblicherweise evolutionär nach einem etwas anders gearteten Mutationsprozeß entstehen. Um nach dem Entstehungsmechanismus zu unterscheiden, nennt man auf verschiedenen Allelen desselben Genortes basierende Enzymvarianten *Alloenzyme.* Ein Individuum einer Population kann, falls es heterozygot ist, zwei verschiedene Allele eines Gens tragen. Der Genpool einer Population kann jedoch Allele für mehrere oder viele Alloenzyme aufweisen. Man spricht dann von einem *genetischen Polymorphismus.* Je ausführlicher man in den vergangenen Jahren solche möglichen Polymorphismen mit elektrophoretischen Methoden untersuchte, desto mehr stellte man fest, daß die genetische Variabilität einer Art oder Population recht erheblich ist. Man kann dies als Produkt von Selektionsprozessen ansehen. Individuen mit unterschiedlichen Alloenzymen könnten nämlich bei den verschiedenen Umweltbedingungen ihrer differenzierten Biotope unterschiedlichen Selektionsdrucken ausgesetzt sein. Dies wäre eine Erklärung für die unterschiedlichen Häufigkeiten der einzelnen Allele. Auch könnte Heterozygotie eine größere ökologische Anpassungsfähigkeit bedingen. Ganz allgemein ist aber mindestens eine Interpretation plausibel. Durch Alloenzyme steht der Selektion ein reiches Ausgangsmaterial zur Verfügung.
Beispiele für Alloenzyme ließen sich in großer Zahl anführen. Dem Gegenstandskatalog entsprechend seien hier zwei regulatorische Enzyme der Glykolysekette von Erythrozyten erwähnt, die *Pyruvatkinase* und die *Hexokinase.* Für beide findet man eine Reihe verschiedener Allele, die in ihren Auswirkungen vom phänotypisch neutralen bis zu hämatologischen Syndromen mit deutlich reduzierter Enzymaktivität führen.

5.2 Reparatur der DNA

Wir haben im Laufe dieses Textes mehrfach von mutativen Prozessen und ihren auslösenden Mechanismen gelesen. Nun haben wir kennengelernt, daß Mutationen den Motor der Evolution darstellen. Aber auch dieser Motor benötigt eine Regulation, eine gewisse Führung, da sonst Mutationen in unkontrolliert hohem Maße nicht die Variationsbreite steigern würden, sondern dem Organismus keine Chance zum Überleben gäben. Wir wollen einige dieser *Reparaturmechanismen* kennenlernen.
Ultraviolette Strahlen (auch kosmische Strahlung) führen zu einer Reihe von Veränderungen in den Nukleotidbasen. Dabei ist die biologische

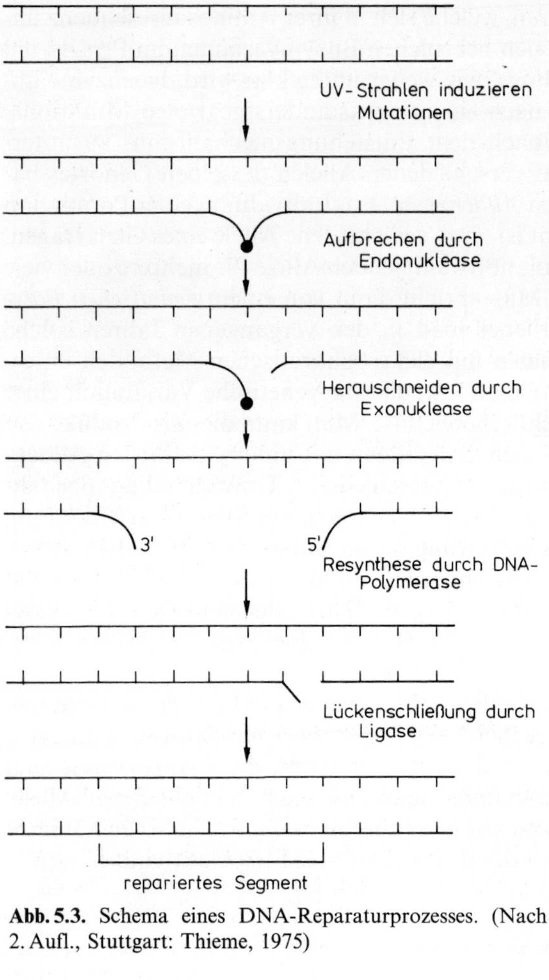

Abb. 5.3. Schema eines DNA-Reparaturprozesses. (Nach Habers, E.: Nucleinsäuren, 2. Aufl., Stuttgart: Thieme, 1975)

Hauptwirkung die Bildung von Zyklobutandimeren zwischen benachbart in der DNA liegenden Pyrimidinen. Dies führt zu einer Veränderung in der Geometrie der DNA-Doppelhelix. Bei *E. coli*-Zellen konnte man ein Enzym nachweisen, das sich an das Pyrimidindimer bindet und, nach Aktivierung durch sichtbares Licht, das Dimer spaltet. Somit repariert dieses photoreaktivierende Enzym zum ursprünglichen Zustand, wobei für die Reaktion sichtbares Licht notwendig ist.

Es finden aber auch im Dunkeln Reparaturprozesse statt. Der wichtigste davon ist die *Exzisionsreparatur*. Bei der Exzisionsreparatur erkennt ei-

ne spezifische Endonuklease das Pyrimidindimer und spaltet es auf der 5'-Seite des Dimers. Nach dieser Öffnung schneidet eine Exonuklease das Dimer und einige benachbarte Nukleotide heraus. Die DNA Polymerase repariert die entstandene Lücke und durch Ligase wird die Kontinuität des Polynukleotidstranges wieder hergestellt (Abb. 5.3).
Ein weiterer Reparaturweg ist die *Postreplikationsreparatur*. Durch UV-Strahlen entstandene Pyrimidindimere stören die Replikation. Die DNA-Polymerase kommt über ein Dimer im Matrizenstrang nicht hinweg. Daher setzt sie erst 100–1 000 Nukleotide später wieder ein, was durch den diskontinuierlichen Replikationsmechanismus erklärt werden kann. Dadurch enthält der replizierte Tochterstrang eine entsprechende Lücke, während der zweite Tochterstrang intakt ist. Durch rekombinationsähnliche Vorgänge kann es nun zu einem Austausch von DNA-Material zwischen beiden Replikationsprodukten kommen und damit zur Herstellung der Strangkontinuität. Beschädigungen der DNA bedingen, wie an Bakterien gezeigt werden kann, eine Reihe von sofortigen Schutzmaßnahmen. Man spricht deshalb von *SOS-Reparatur*. Hierzu gehören die Synthese eines Inhibitors der Zellteilung, die Synthese eines Inhibitors für eine Exonuklease, die beschädigte DNA abbaut, aber auch fehlerhafte Reparatur, auf die hier einzugehen den Rahmen des Textes sprengen würde.

5.3 Folgen der Evolution am genetischen Material

Im Laufe der Evolution ist es zu sehr erheblichen Umbauvorgängen innerhalb des genetischen Materials gekommen, gepaart mit einer bedeutenden Vermehrung der DNA. Vergleicht man z. B. die DNA-Menge niedriger Organismen wie *Escherichia coli*-Bakterien mit der des Menschen, so stellt man fest, daß eine E. coli-Zelle $4{,}5 \times 10^{-15}$ g DNA enthält (haploides Genom), während eine diploide menschliche Zelle 1 200–1 500 mal mehr, nämlich $6–7 \times 10^{-12}$ g, besitzt. Wie läßt sich diese Entwicklung erklären? Die bedeutende Vermehrung an DNA beruht neben uns unbekannten Faktoren hauptsächlich auf *Duplikationen* von Genen. So sind vor allem die Gene für t-RNA und für r-RNA bei Eukaryonten hoch *redundant,* d. h. sie sind vielfach im Chromosomensatz vorhanden. Darüber hinaus entwickelten sich während der Evolution größere Proteinmoleküle, was durch ein Hinzufügen neuer Basen an vorhandene kürzere Gene bewerkstelligt wurde. Auch dadurch stieg der DNA-Gehalt.
Neben diesen Prozessen zur Vermehrung des genetischen Materials haben auch *Polyploidisierungen,* d. h. Vervielfachung ganzer Chromosomensätze in der Entwicklung von niederen zu höheren Lebewesen eine

Rolle gespielt. In der Abstammungsreihe finden sich deutliche Hinweise hierfür selbst noch bei Fischen. Innerhalb der Säugetiere ist es dann zu keiner bedeutenden Vermehrung der DNA mehr gekommen. Dafür läßt sich hier ein anderer für die Evolution des Menschen sehr wesentlicher Prozeß beobachten, nämlich ein schrittweiser struktureller Umbau von Chromosomen. Dies zeigt sich besonders eindrucksvoll in der Primatenentwicklung. So gibt es z. B. Halbaffen, deren Vorfahren als Ausgangsform für die Entstehung der höher entwickelten Affen gelten, die eine sehr große Zahl von Chromosomen (2n = 80) besitzen. Näher in der Evolutionsreihe zum Menschen stehende Affen haben zunehmend weniger Chromosomen. So besitzt der Gibbon 44 Chromosomen, und unsere nächsten Verwandten, Schimpanse (Abb. 5.4), Orang-Utan und Gorilla 48 Chromosomen. Schon aufgrund der DNA-Menge ist es nun sicher nicht richtig anzunehmen, daß bei der Entwicklung zum Menschen mit seinen 46 Chromosomen Chromosomen verlorengegangen sind.

Es spricht jedoch vieles dafür, daß es in mehreren Entwicklungsreihen durch Vereinigung bestimmter Chromosomen zur Verminderung der Chromosomenzahl, nicht jedoch der Menge des genetischen Materials gekommen ist. So zeichnen sich gerade diejenigen Säugetierarten, die sehr viele Chromosomen besitzen, durch meist akrozentrische Chromosomen aus. Auch die erwähnten Halbaffen besitzen akrozentrische Chromosomen. Die Arten mit relativ wenigen Chromosomen, wie der Mensch und die Menschenaffen, haben dagegen zu einem hohen Prozentsatz metazentrische Chromosomen.

Den Mechanismus der Vereinigung zweier akrozentrischer Chromosomen zu einem metazentrischen haben wir bei den „Translokationen" (Kap. 2.7.4) im Prinzip bereits kennengelernt. Ein ähnlicher Prozeß hat nach einer heute allgemein verbreiteten Ansicht bei der Artenentwicklung der Säugetiere bis zum Menschen eine wesentliche Rolle gespielt, wurde aber auch bei Vertretern anderer Tierstämme nachgewiesen, wie z. B. bei Taufliegen, Spinnen, Heuschrecken und Eidechsen.

Die Bedeutung einer solchen Verringerung der Chromosomenzahl ist nicht völlig klar. Eine Möglichkeit wäre, daß sich geringere Chromosomenzahlen bei der Zellteilung besser geordnet verteilen lassen. Jedenfalls besitzen auch beim Menschen die kleinen akrozentrischen Chromosomen eine Tendenz, miteinander zu verschmelzen. Wir haben bereits die Translokationen 21/21, 21/22 und 21/15 kennengelernt, die eine seltene Ursache für Mongolismus darstellen.

Bei *zentrischen Fusionen* oder *Robertsonschen Translokationen* können einerseits nicht-homologe akrozentrische Chromosomen verschmelzen, z. B. beim Menschen bei der 21/22 und 21/15 Translokation. Nur so kann es zu einer beständigen und vererbbaren Verringerung der Chro-

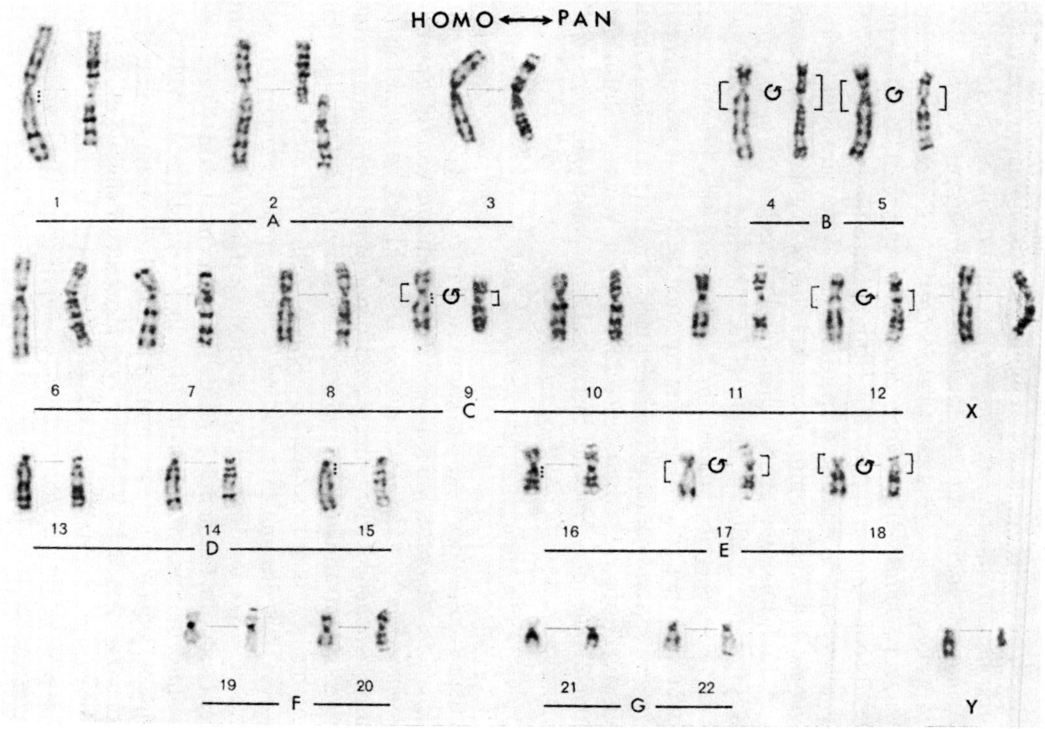

Abb. 5.4. Chromosomensatz von Schimpanse und Mensch im Vergleich (↻ bezeichnet wahrscheinliche Inversionen). (Nach Turleau, C., Grouchy, J. de: Humangenetik 20, 151–157, 1973)

mosomenzahl kommen. Würde nämlich ein Spermium vom Typ 1 in der Abbildung 2.48 eines Translokationsheterozygoten mit 45 Chromosomen mit einer ebensolchen Eizelle verschmelzen, so würde daraus wahrscheinlich ein gesunder Mensch mit 44 Chromosomen entstehen, der 2 akrozentrische Chromosomenpaare weniger und dafür ein metazentrisches bzw. korrekter ein submetazentrisches mehr besitzen würde.
Andererseits können auch homologe akrozentrische Chromosomen verschmelzen, z. B. beim Menschen bei der Translokation 21/21. Das entstandene Chromosom wird, da es aus Homologen aufgebaut ist, als *Isochromosom* bezeichnet. Würde ein Sperma eines solchen Translokationsheterozygoten mit 45 Chromosomen, das das Translokationschromosom 21/21 trägt, mit einer ebensolchen Eizelle verschmelzen, so würde daraus keine zahlenmäßige Reduktion der Chromosomen resultieren, sondern das entstehende Individuum hätte wieder 46 Chromosomen. Zudem würde es mengenmäßig sogar zu einer Vermehrung des genetischen Materials kommen, denn jedes der beiden metazentrischen Chromosomen würde aus 2 Chromosomen 21 bestehen. Wir hätten also eine Tetrasomie 21, die mit ziemlicher Sicherheit embryonal letal wäre.

5.3.1 Repetitive DNA und ungleiches crossing over

Wie aus dem Studium des Textes bekannt ist, darf man sich den Gesamt-DNA Gehalt des Zellkerns nicht als geballte Sammlung von Informationen vorstellen. Die Nukleotidsequenz der DNA-Moleküle kodiert nicht eine ununterbrochene Reihenfolge von Informationen, wie man noch bis vor wenigen Jahren annahm. Wir wissen inzwischen, daß ein großer Teil des menschlichen Genoms aus *repetitiven Sequenzen* besteht (Kap. 2.1.4), wobei über die Funktion der meisten dieser Sequenzen noch wenig gesicherte Erkenntnis existiert. Auch diese DNA hat sich aber im Laufe der Evolution beträchtlich vermehrt, vielleicht auch als Träger zukünftiger Informationsinhalte. Wir haben bisher lapidar von DNA-Vermehrung gesprochen. Nach welchem genauen Mechanismus sollte aber eine solche Vermehrung stattfinden, wenn man von einfach zu verstehenden Vorgängen wie der Polyploidisierung einmal absieht? Betrachten wir also den Vorgang der *Genverdopplung* detaillierter. Die Duplikation von Genen kann durch ungleiches crossing over geschehen.
Ein solches Ereignis einer Genverdopplung ist zwar sicher ein relativ seltener Prozeß, da auf mehrere hundert Stellen möglicher ungleicher crossing over nur eine einzige kommt, die den Zusammenhang zwischen zwei nebeneinanderliegenden Genen zerreißt. In den meisten Fällen werden durch ungleiches crossing over Gene irgendwo in der Mitte des Gens auseinandergerissen werden. Gleichzeitig wird aber eine Mutante

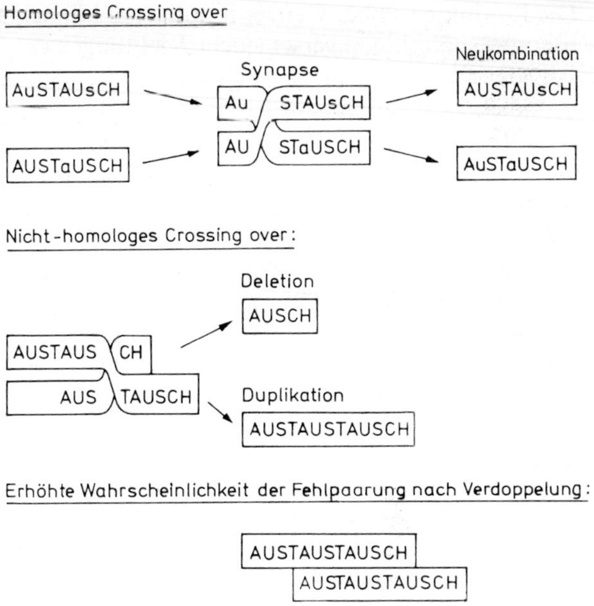

Abb. 5.5. Homologes und inhomologes crossing over. (Nach Lenz, W.: Medizinische Genetik. Stuttgart: Thieme 1979)

mit einem intakt verdoppelten Gen mit wesentlich größerer Wahrscheinlichkeit funktionelle Vollwertigkeit besitzen als eine solche mit einem fragmentarischen Gen oder einem Gen, das durch ein Genfragment verlängert ist, d. h. sie wird einen größeren Selektionsvorteil besitzen.

Im Normalfall paaren sich homologe Chromosomen zu Beginn der Meiose sehr exakt, und durch crossing over werden nur homologe Gene ausgetauscht. Es kann jedoch in seltenen Fällen vorkommen, daß sich nichthomologe Abschnitte paaren. Dies ist vor allem zwischen solchen Abschnitten möglich, die in einer Reihe von Nukleotidpaaren übereinstimmen, z. B. durch repetitive Sequenzen. Dabei wird im crossing over-Verlauf durch Stückverdopplung der eine DNA-Strang mehr oder weniger verlängert, der andere um das entsprechende Stück verkürzt (Abb. 5.5).

Ist einmal ein Gen verdoppelt, so ist eine weitere Verdopplung erleichtert, d. h. es ist eine erhöhte Wahrscheinlichkeit der Fehlpaarung gegeben als bei der ersten Duplikation, da nach Replikation des Chromosoms und damit des verdoppelten Gens eine größere Zahl von homologen Nukleotidpaaren an inhomologen Stellen zur Verfügung steht.

Die Produkte solcher Genverdopplungen können sich durch Punktmutationen späterhin in verschiedene Richtungen entwickeln und auch verschiedene Funktionen übernehmen. Es können so Stoffwechselketten stammesgeschichtlich schrittweise aufgebaut werden.

5.3.2 Vervielfältigung von Genen, Großgene, Pseudogene

Ein gut bearbeitetes Beispiel für durch Genverdopplung entstandene Genprodukte ist das *Hämoglobin*. Das Hämoglobinmolekül (Molekulargewicht 68 000) besteht aus vier Peptidketten mit je einem Fe^{2+}-haltigen Porphyrinring (Häm), der über Nebenvalenzbindungen O_2 aufnehmen kann. Dabei sind je zwei der vier Ketten einander gleich. Das Hämoglobin des erwachsenen Menschen besteht zu 98% aus HbA_1. Es ist aus 2α- und 2β-Ketten aufgebaut. HbA_1 hat also den Aufbau $\alpha\alpha/\beta\beta$. Zu 2% finden wir im Blut von Erwachsenen HbA_2, das aus je 2 α- und 2 δ-Ketten aufgebaut ist. Bei Feten findet man das HbF, das sich aus 2 α- und 2 γ-Ketten zusammensetzt. Säuglinge besitzen ein Gemisch von HbA_1 und HbF. Es gibt also insgesamt vier verschiedene Peptide, die zum Aufbau des Hämoglobins beitragen, nämlich die α-, β-, γ-, δ-Ketten. Die α-Kette besteht aus 141, die β-, γ- und δ-Kette aus je 146 Aminosäuren. Jede dieser Ketten besteht aus längeren helikalen Abschnitten und kürzeren nicht-helikalen Bereichen, die die Umkehrpunkte der Schleifen bilden. Die Konfiguration der vier Peptidketten in der *Quartärstruktur* ist in Abbildung 5.6 dargestellt. Die Hämgruppen sind dabei als flache Scheiben dargestellt und liegen in taschenförmigen Einbuchtungen, in die der Sauerstoff eingelagert wird.
Man hat heute gute Gründe anzunehmen, daß aus einem einzigen ursprünglichen Gen bei den Vorfahren der heute lebenden Wirbeltiere einerseits ein Gen für *Myoglobin,* andererseits ein solches für ein *einfaches Hämoglobin* entstanden ist, welches aus einer einzigen Polypeptidkette bestand und durch ein einziges Gen determiniert war. Aus diesem einzigen Gen, das vor ca. 600 Millionen Jahren existiert haben muß, haben sich aller Wahrscheinlichkeit nach durch Duplikation Gene für die α-, β-, γ- und δ-Ketten des menschlichen Hämoglobins gebildet.
Die Übereinstimmung der vier Polypeptidketten ist nämlich zu groß, um durch Zufall erklärt werden zu können. Wie wir der Abbildung 5.7 entnehmen, stimmen α-, β-, γ- und δ-Kette in 50 Aminosäuren überein, γ, β- und δ-Kette in 103 und β- und δ-Kette in 136. Nach Schätzungen haben sich die α- und γ-Kette vor etwa 600 Milionen Jahren getrennt, die β- und δ-Kette vor 44 Millionen Jahren. Man kann weiter abschätzen, daß eine Aminosäuresubstitution in der evolutionären Proteinentwicklung durchschnittlich alle 14,5 Millionen Jahre vorkommt.

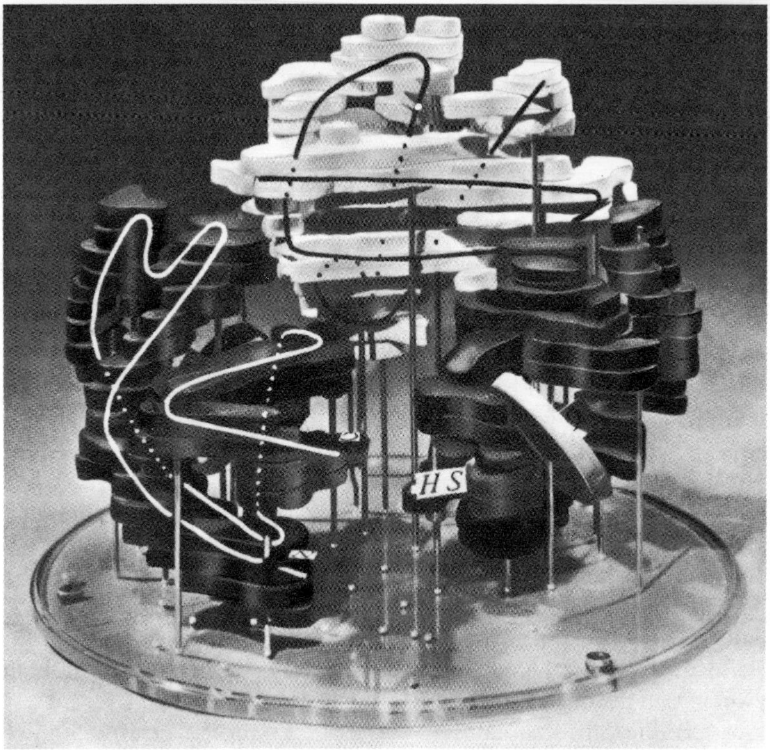

Abb. 5.6. Modell eines Hämoglobinmoleküls. (Nach Perutz, H.F., Rossmann, M.G., Culis, A.F., Muirhead, H., Will, G.: Structure of Haemoglobin. Nature 185, 416, 1960)

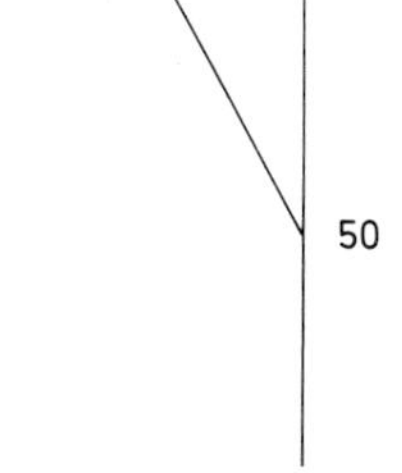

Abb. 5.7. Stammesgeschichtliche Entwicklung der Polypeptidketten des Hämoglobins

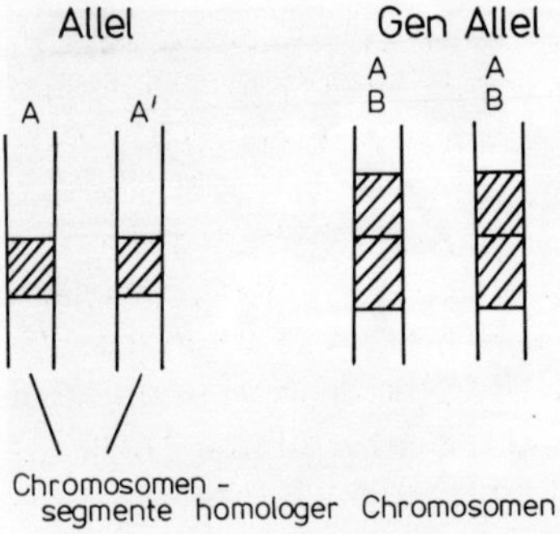

Abb. 5.8. Unterschied der Entstehung von Allo- und Isoenzymen auf Chromosomenebene

Die Entwicklung des Hämoglobinmoleküls läßt sich durch die Evolution der Tiere verfolgen. So haben relativ frühe Entwicklungsformen auch ein einfacheres Hämoglobin. Wir finden solche einfachen Hämoglobine z. B. beim Neunauge oder bei Schleimfischen. Bei Knochenfischen findet man HbF, das ja auch als fetales Hämoglobin bei den Plazentaliern einschließlich des Menschen vorhanden ist. HbA_2 ($\alpha\alpha/\delta\delta$), das zu 2% im Blut des Menschen vorhanden ist, besitzen nur höhere Primaten, nicht jedoch niedere Affen. Interessanterweise haben Schimpanse und Mensch eine identische Aminosäurenzusammensetzung der α- und β-Ketten. Beim Gorilla weicht die α-Kette in einer Aminosäure, die β-Kette in zweien von der menschlichen Aminosäuresequenz ab.

Der tetramere Molekülaufbau unseres „modernen" Hämoglobins hat, gegenüber dem einfachen ursprünglichen Hämoglobin und gegenüber dem Myoglobin, die aus jeweils nur einer Kette bestanden bzw. bestehen, den Vorteil, daß es sich mit gleichzeitig vier O_2-Molekülen beladen kann, da es ja 4 Hämgruppen besitzt. Auch wird durch den Übergang vom fetalen HbF ($\alpha\alpha/\gamma\gamma$) zu adultem HbA_1 ($\alpha\alpha/\beta\beta$) um die Zeit der Geburt ein weiterer Anpassungsvorteil an die Bedingungen der O_2-Bindung erreicht.

Ähnlich wie beim Hämoglobin sind auch bestimmte Enzymproteine durch Duplikationen von Genen entstanden. Man findet nämlich bei allen höheren Spezies einschließlich des Menschen Enzyme, die sehr ähnliche bzw. identische Enzymaktivitäten am Substrat ausüben, in ihrem Molekülaufbau jedoch mehr oder weniger stark verschieden sind. Man nennt sie *Isoenzyme* oder *Isozyme*. Mutationen in den duplizierten Genen sind dann für die Unterschiede im Molekülaufbau der Enzymproteine verantwortlich.

Man vergegenwärtige sich den Unterschied in der Entstehung von Alloenzymen und Isoenzymen. Bei letzteren ist immer eine Genverdopplung notwendig (Abb. 5.8).

Offenbar macht u. a. die Differenzierung von solchen Genen Gebrauch, die zwar sehr funktionsähnliche, aber doch verschiedene Enzyme bilden. Bei der *Laktatdehydrogenase (LDH)* findet man z. B. in Zellen verschiedener Organe verschiedene Enzymspektren. Man beobachtet 5 verschiedene Formen der Laktatdehydrogenase, die durch Methoden der Enzymchemie z. B. durch Elektrophorese voneinander getrennt werden können. Die 5 Formen lassen sich auf zwei verschiedene, genetisch determinierte Untereinheiten zurückführen, A und B. Da das Enzymmolekül aus jeweils vier Untereinheiten besteht, sind die 5 Kombinationen A_4, A_3B, A_2B_2, AB_3 und B_4 möglich. Unbekannt ist noch das steuernde Prinzip, das die Art der Kombination bestimmt.
Zusammenfassend können also ganze *Genfamilien* durch Duplikationen entstehen. Dabei müssen solche Genfamilien nicht vollständig am Ort ihrer Entstehung verbleiben. Durch Translokationen können neue Kopplungsgruppen entstehen. So wurden das Hämoglobin α-Gen und das Hämoglobin-β-Gen auf verschiedenen Chromosomen lokalisiert. Das Hbβ-Gen liegt auf Chromosom 11, wie Hbγ und Hbδ und das Hbα-Gen auf Chromosom 16. Es hat also nach der Duplikation auf demselben Chromosom eine Translokation stattgefunden, die die beiden Gene auf verschiedene Kopplungsgruppen verbracht hat. Da die Genprodukte im Hämoglobinmolekül vereinigt sind, muß ein Mechanismus existieren, der die Proteinbiosynthese koordiniert. Der Mechanismus hierzu ist allerdings noch unbekannt.
Durch Verschmelzung von zwei oder mehr Genen können auch *Großgene* entstehen. So kennen wir Enzymmoleküle mit mehreren Moleküldomänen als Wirkungsregionen als Ergebnis solcher Genverschmelzungsprozesse.
Als Spezialfall kann die Transkription von Strukturgenen nachträglich wieder unterbunden werden. Man bezeichnet solche Gene, wie in Kapitel 2.7.3 bereits erwähnt, als *Pseudogene*. Es gibt menschliche Hämoglobinmutanten, die durch verminderte Produktion oder Abwesenheit einer Hämoglobinkette charakterisiert sind. Man nennt diese Gruppe von Erkrankungen *Thalassämien*. Bei einer Thalassämie hat eine Deletion zu einem solchen Pseudogen mit entsprechend schwerwiegenden Folgen geführt.

5.4 Morphologie und Physiologie der ein- und mehrzelligen Organismen

Nach der Diskussion der Evolution auf der Ebene der Gene, der Chromosomen und der Proteine scheint es angebracht, sich die morphologischen Folgen solcher Vorgänge an einigen exemplarischen Beispielen zu vergegenwärtigen. Der Leser erwarte unter der Überschrift dieses Kapitels allerdings keine breiten Streifzüge durch das Tierreich. Dies kann nicht der Sinn eines biologischen Textes für Medizinstudenten sein und ist auch wohl für die Medizinerausbildung nicht notwendig. Das Nachfolgende soll im wesentlichen vergegenwärtigen, wie im Verlauf der Evolution ein einmal eingeführtes Grundprinzip erweitert und abgewandelt wird. Dabei wird das bestehende System im Prinzip beibehalten und fortentwickelt, ja man kann geradezu ganz allgemein von einem konservativen Prinzip der Evolution sprechen. Geeignet für eine solche Betrachtung sind drei Beispiele aus ganz verschiedenen Bereichen, die sich jedoch über weite Strecken der Evolution verfolgen lassen. Es sind dies *Zellbewegungsvorgänge,* das Prinzip der *Chemotaxis* und die Evolution eines Organsystems am Beispiel des *Blutkreislaufs der Vertebraten.*

5.4.1 Amöboide Zellbewegung

Wir haben bereits in den Kapiteln 1.4.4 und 1.4.15 ausführlich über Bewegungsvorgänge von Zellen gelesen. Auch kennen wir bereits die Strukturen des Zytoskeletts, die solche Bewegungen steuern. Wir wollen nun einen Bewegungstyp kennenlernen, der durch Veränderung der Zellform zustandekommt. Wir finden ihn bereits bei einem einfach gebauten Einzeller, der *Amöbe,* und wir werden kennenlernen, daß dieser Bewegungstyp in gleicher Form selbst noch von menschlichen Zellen beibehalten wird. Dieser Bewegungsvorgang ist also ein Beispiel für die Universalität des vorgestellten Prinzips.

Die Amöbe bewegt sich unter Veränderung ihrer Zellform fort, indem sie in Fortbewegungsrichtung Zytoplasmafortsätze *(Pseudopodien)* bildet (Abb. 5.9). Wie kommt es jedoch zur Bildung dieser Zytoplasmafortsätze? Hierzu müssen wir wissen, daß das Zytoplasma der Amöbe in zwei Zuständen vorliegen kann, in einem flüssigen *Sol*- und einem festen *Gel*-Zustand. Die Gelform umhüllt quasi als Mantel die Zelle und verleiht ihr ihre Festigkeit. Man bezeichnet den Gelmantel als *Ektoplasma,* den von ihm umschlossenen inneren Raum als *Entoplasma.* Als Mechanismus für die Ausbildung von Zytoplasmafortsätzen und damit für die Bewegung der Zelle werden heute aktive Kontraktionsprozesse im Ektoplasma der Amöbe diskutiert, durch die das Entoplasma, das ja im Sol-Zustand vorliegt, in der Bewegungsrichtung verlagert wird. Die kontraktilen Elemente sind Filamente wie die Myosin- und Aktinfilamente bei einem Muskel. Sie sind, wie man elektronenmikroskopisch feststellen kann, im Ektoplasma und in der äußeren Zone des Entoplasmas dichter und strenger geordnet als im übrigen Zytoplasma. Die Universalität des

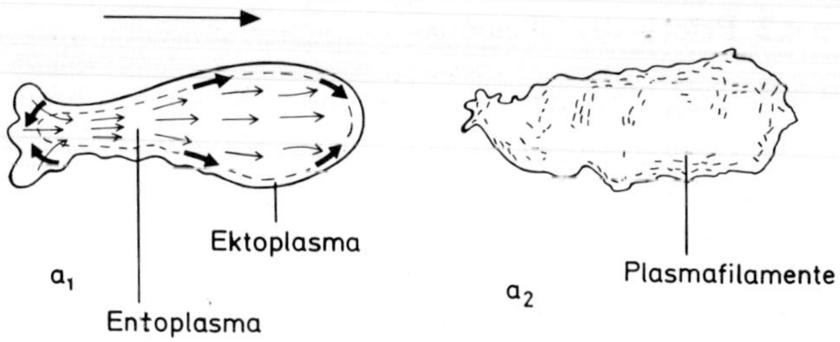

Abb. 5.9. Bewegung einer Amöbe. Die Bewegungsrichtung (*langer Pfeil*) entspricht dem physiologischen Vorderende der Zelle. *a* Schema zum Bewegungsmechanismus. *Punktiert:* Grenze zwischen Ekto- und Entoplasma; *dünne Pfeile:* Strömungsrichtung des Entoplasma-Sols. *Dicke Pfeile:* mögliche Orte der Kontraktionsprozesse; a_2 Verteilung der Plasmafilamente nach elektronenmikroskopischen Aufnahmen. (Nach Hadorn, E., Wehner, R.: Allgemeine Zoologie. Stuttgart: Thieme 1971)

Systems wird dadurch noch erhärtet, daß die aktinartigen Filamente der Amöbe Myosin aus Säugermuskeln in der gleichen charakteristischen Weise anzulagern vermögen wie Aktin-Filamente aus Säugermuskeln. Auch lassen sich Glyzerinextrakte von Amöben ähnlich wie solche von Muskelzellen mit ATP zur Kontraktion bringen. Extrahiert man die Proteine, so gleichen sie in der Aktivität des ATP-spaltenden Enzyms dem Myosin der Muskeln.

Nicht nur Amöben, sondern auch bestimmte Zellen spezialisierter Gewebe des Menschen und der Säugetiere bewegen sich unter Veränderung ihrer Zellform *amöboid* fort. Zu nennen wären hier Wanderzellen wie Leukozyten und Makrophagen. Weiter besitzt dieser Vorgang eine Bedeutung in der Embryonalentwicklung, da die Zellen zum Aufbau von Gewebekomplexen gleichfalls Bewegungen auf dieser Grundlage ausführen, wie Richtungskriechen bzw. Formveränderung. Auch wird die Zerschnürung des Zytoplasmas bei der Zellteilung mit dem gleichen System aus Aktin- und Myosin-Filamenten vorgenommen.

Kleine Zellen wie Amöben decken ihren Nahrungsbedarf durch Endozytose während des Kriechvorgangs. Leukozyten und Makrophagen phagozytieren Mikroben wie Bakterien, die in die Lymphwege, die Lunge, ins Knochenmark oder den Blutstrom gelangen. Auch hier zeigt sich ein universelles System der Nahrungsaufnahme, das in höheren Organismen zur Infektionsabwehr dient. Dabei bilden viele Mikroben Faktoren, die eine anziehende Wirkung auf die Phagozyten ausüben. Phagozytose kann in Abwesenheit von *Serumantikörpern* vor sich gehen, ist jedoch in Gegenwart von Antikörpern sehr viel wirksamer. Die Antikörper bedekken die Oberfläche der Bakterien und erleichtern die Aufnahme der Bakterien durch den Phagozyten.

5.4.2 Prinzip der Chemotaxis

Die letzten Sätze des vorhergehenden Kapitels führen uns zu einem weiteren Phänomen, das wir bereits bei Protozoen, z. B. Entamoeba histolytica, Erreger der Amöbenruhr, aber auch z. B. bei Leukozyten finden, nämlich gerichtete Bewegungen auszuführen. Gerichtete Bewegungen können durch verschiedene Reize angeregt werden. Einer davon ist die chemische Reizung. Man spricht dann von *Chemotaxis*. Dabei ist der Bewegungsmechanismus, der uns in diesem Zusammenhang interessiert, wiederum die amöboide Zellbewegung. Bei Leukozyten entsteht die chemotaktische Aktivität vor allem durch Aktivierung des *Serumkomplementsystems*. Durch Antikörper werden die Antigene, die sich z. B. auf Bakterien befinden, neutralisiert. An die Neutralisierung schließt sich dann der Abbau durch Phagozytose und anschließende Zellverdauung an.

5.4.3 Entwicklung des Herzens

5.4.3.1 Vergleichend morphologische Betrachtung

Ein gut funktionierender Kreislauf benötigt als zentrales Element eine leistungsfähige Pumpe. Während diese Aufgabe bei niederen Tieren durch häufig viele kontraktile Elemente gelöst ist, ist bei den Wirbeltieren das *Herz* ein einziges Organ, das ventral und ziemlich vorn im Rumpf gelegen ist. Es besteht aus einem morphologisch wie funktionell besonderen Typ von quergestreifter Muskulatur. Für ein einwandfreies Funktionieren eines solchen Organs ist nämlich eine nahezu gleichmäßige Kontraktion großer Teile des Herzmuskels notwendig, was einen schnellen Übergang der Erregung von einer Zelle zur anderen notwendig macht. Spezielle Kontaktstellen zwischen den Zellen, die sog. *Glanzstreifen,* ermöglichen dies, indem sie einen besonders geringen elektrischen Widerstand besitzen. Dadurch arbeitet das ganze Organ wie eine einzige Muskelzelle. Die zur Pulsierung notwendige Erregung wird von besonderen Zellgruppen des Muskels selbst gebildet *(myogenes Schrittmachersystem),* die in regelmäßigen Abständen Aktionspotentiale erzeugen, die sich über den gesamten Herzmuskel ausbreiten.

Das ursprüngliche Herz ist, wie man von den Fischen herleiten kann, ein schlauchförmiger Gefäßabschnitt, der morphologisch und funktionell in 4 Untereinheiten gegliedert ist (Abb. 5.10). Wir können unterteilen in: 1. den die großen, aus dem Körper kommenden Venen aufnehmenden *Sinus venosus,* 2. die schwach muskulöse Vorkammer *(Atrium)*, 3. die Herzkammer *(Ventrikel)*, die einen massiven Hohlmuskel darstellt und 4. den Ventilklappen tragenden *Herzbulbus* oder *Herzconus (Bulbus-*

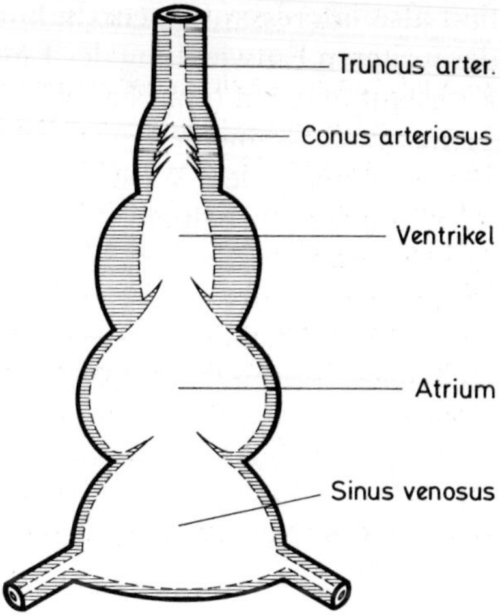

Abb. 5.10. Das ursprüngliche Herz. (Nach Ihle, J. E. W., Kampen, P. N. van, Nierstrasz, H. F., Versluys, J.: Vergleichende Anatomie der Wirbeltiere. Berlin: Springer 1927)

oder *Conus arteriosus*). An ihn schließt sich der *Truncus arteriosus* an, der auch als *Aorta ventralis* bezeichnet wird. Von ihr zweigen ursprünglich 6 *Arterienbogen* ab. Jeder dieser 6 Bogen fächert sich bei den kiemenatmenden Ahnformen der Säugetiere an den Kiemenlamellen in Kapillaren auf, in deren Bereich die Aufnahme des Sauerstoffs in das Blut erfolgt. Dorsal gehen aus den Arterienbogen paarige dorsale *Aortenwurzeln* hervor, Längsblutleiter, die sich zur *Aorta descendens* (*Aorta dorsalis*) vereinigen, die das Blut zu den Organen des Körpers zurückführt. In der Ontogenese aller Wirbeltiere einschließlich des Menschen (Abb. 5.11) wird embryonal dieser ursprüngliche Zustand mit Herzschlauch und 6 Arterienbogen vorübergehend angelegt. Die Ontogenese rekapitu-

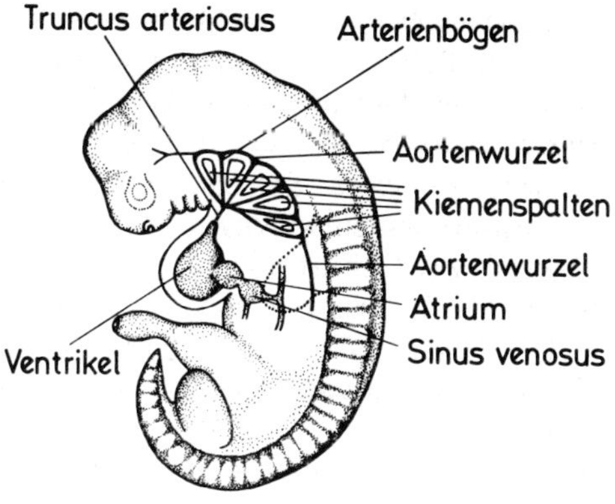

Abb. 5.11. Embryo des Menschen (halbschematisch) als Beispiel der Rekapitulation der Phylogenese in der Ontogenese. (Verändert nach Hadorn, E., Wehner, R.: Allgemeine Zoologie. Stuttgart: Thieme 1974)

liert also interessanterweise in kurzen Schritten die Phylogenese. Erst in der weiteren Entwicklung des Embryos wird z. B. beim Menschen dieser Kreislauf in einen typischen Säugerkreislauf, wie wir ihn im Verlauf des Textes noch kennenlernen werden, umgebaut. Bereits Haeckel (1834–1919) erkannte diese Wiederholung der Evolution in der Embryonalentwicklung der Wirbeltiere, ein konservatives Prinzip letztlich des genetischen Materials, das besagt, daß einmal eingeführte Strukturen zwar fortentwickelt, aber doch vom Grundplan her beibehalten werden. Bei den meisten Fischen werden die ersten 2 Bogen zurückgebildet. Die verbleibenden Bogen 3–6 bilden in den Kiemen Kapillarnetze. Die zurückgebildeten Bogen 1 und 2 werden als *Carotiden* bei der Blutversorgung des Kopfes verwandt (Abb. 5.12). Bei den Amphibien findet sich der Übergang von der Kiemen- zur Lungenatmung. Vor der Metamorphose sind bei den Larven in den Bogen 3–5 Kiemenkapillaren eingeschaltet, und der Bogen 6 führt zu der noch nicht funktionierenden Lunge. In der Metamorphose werden die Kiemen zurückgebildet. Der Bogen 3 versorgt dann die Carotiden, 4 wird zu den paarigen Aorten, 5 beginnt zu rudimentieren, 6 wird zur Lungenarterie *(Arteria pulmonalis),* welche durch den sog. *Ductus arteriosus (D. Botalli)* noch mit den ursprünglichen Aortenwurzeln in Verbindung steht. Alle 4 Bogen zweigen von einem gemeinsamen Arterienstamm ab, der z. T. mit dem Truncus arteriosus der Fische homolog ist. Eine Veränderung erfährt auch das Herz, das fortschreitend einen Doppelkreislauf, nämlich einen Körper- und einen Lungenkreislauf ausbildet. Wir finden zwei Atrien, wobei der linke Vorhof durch Lungenvenen, der rechte durch Körpervenen gespeist wird. Der Ventrikel ist noch ungeteilt (dreikammeriges Herz), so daß arterielles und venöses Blut teilweise durchmischt wird. Der Sinus venosus der Fische wird nur noch embryonal angelegt und beim adulten Tier in die rechte Vorkammer integriert. Bei Reptilien wird der ursprüngliche Truncus arteriosus in die Arterienstämme 3, 4 und 6 aufgeteilt, der Bogen 5 ist endgültig rudimentiert. Gleichzeitig entwickelt sich in der Kammer eine Scheidewand *(Ventrikelseptum),* die venöses und arterielles Blut trennt. Bei Vögeln und Säugern rudimentiert einer der Bogen 4 (bei Vögeln der linke, bei Säugern der rechte), der andere bildet sich als Verbindung zur Aorta descendens aus. Der Ductus Botalli wird während der Embryonalentwicklung der Säuger zunächst noch angelegt und führt bis zur Geburt noch Blut von der Lungenarterie zur Aorta, dann bildet er sich zurück. Der Ventrikel ist in eine linke (arterielle) und eine rechte (venöse) Kammer getrennt und damit eine völlige Trennung von Körperkreislauf und Lungenkreislauf erreicht (Abb. 5.12).

Das *Herzmuskelgewebe* ist ein Sonderfall der quergestreiften Muskulatur. Große Ähnlichkeit besteht aber auch mit der glatten Muskulatur.

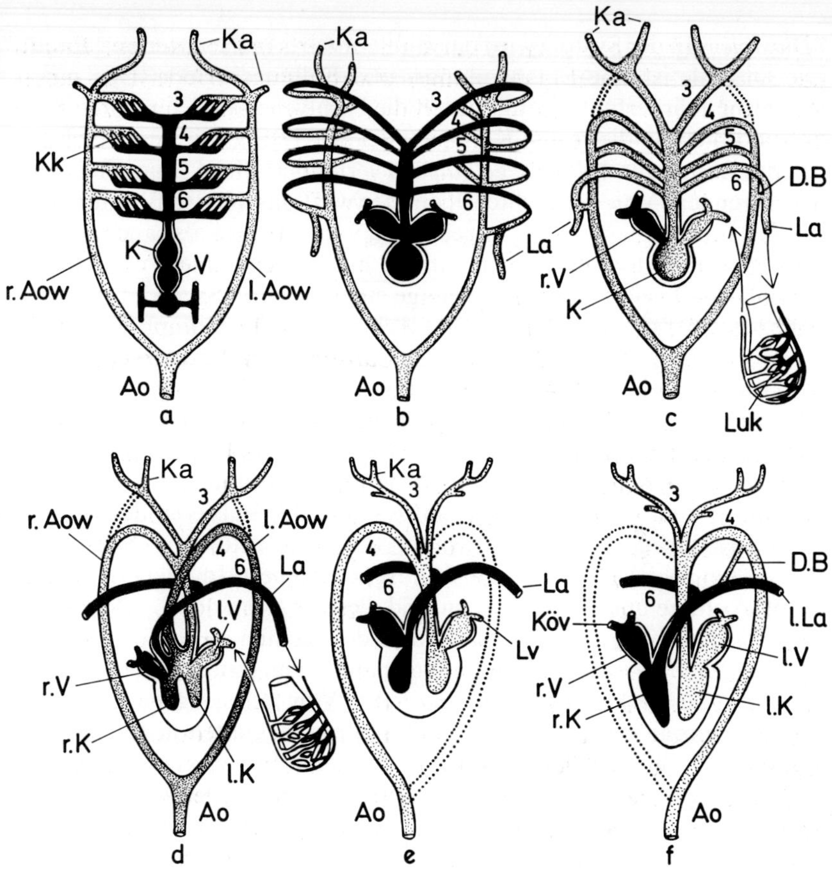

Abb. 5.12 a–f. Die Entwicklung des Herzens und der Arterienbogen in den Wirbeltierklassen. **a** Fische, **b** Amphibienlarven, **c** Amphibien nach der Metamorphose, **d** Reptilien, **e** Vögel, **f** Säuger. Die paarigen Teile sind als rechts und links (vom Tier aus) mit *r.* und *l.* bezeichnet. *Ao* = Aorta, *Aow* = Aortenwurzel, *Ka* = Karotiden, *D. B.* = Ductus Botalli, *K* = Herzkammer, *Kk* = Kiemenkapillaren, *Köv* = Körpervene, *La* = Lungenarterie, *Luk* = Lungenkapillaren, *Lv* = Lungenvene, *S. v.* = Sinus venosus, *V* = Vorhof. (Nach Hadorn, E., Wehner, R.: Allgemeine Zoologie. Stuttgart: Thieme 1974)

Im Herzmuskel liegen die Zellen in einem Netzwerk verbunden. Die Lücken dieses Netzwerks sind mit lockerem Bindegewebe und zahlreichen Blutgefäßen ausgefüllt.

5.4.3.2 Konsequenzen der Trennung von Lungen- und Körperkreislauf

In der pulsierenden Tätigkeit des Herzens kann man zwei Phasen unterscheiden, die Kontraktionsphase *(Systole)* und die Erschlaffungsphase

(Diastole). In der Systole wird das Blut vorwärts in die Arterien gepreßt. Die Diastole ist eine Entspannungs- und Füllungsperiode. Das sauerstoffarme Körperblut gelangt durch die Hohlvenen in den rechten Vorhof und fließt in die rechte Kammer. Bei der Systole wird ein Rückfließen des Blutes durch sog. *Segelklappen* verhindert, die Atrium und Ventrikel trennen. Von der rechten Kammer wird das venöse Blut über die Lungenarterien in die Lungen gepumpt, von denen es als sauerstoffreiches Blut über die Lungenvenen in die linke Vorkammer zurückfließt. Anschließend gelangt es nach Passage einer weiteren Segelklappe in die linke Kammer und wird bei der Systole in die Aorta gepumpt. Ein Rückfluß von Blut in der Diastole aus der Lungenarterie und aus der Aorta wird durch sog. *Taschenklappen* verhindert.

Die koordinierte Tätigkeit der Klappensysteme ermöglicht zusammen mit der pulsierenden Tätigkeit des Herzens und mit der ausgleichenden Dehnbarkeit der Gefäße eine gleichmäßige, kontinuierliche Strömung des Blutes durch das gesamte Gefäßsystem. Das Pulsieren des Motors Herz wird dabei, wie anfangs erwähnt, durch ein autonomes Schrittmachersystem spezifischer Herzmuskelfasern gesteuert. Im Herz der höheren Wirbeltiere und des Menschen sind dies vor allem der sog. *Sinusknoten,* ein Gewebekomplex in der Wand des rechten Vorhofes, und der *Atrioventrikularknoten,* wobei im Normalfall dem Sinusknoten die Aufgabe der Gesamtkoordination zukommt. Von ihm ausgehend werden die Erregungsimpulse über den Atrioventrikularknoten in einem weitverzweigten nervösen Netzwerk auf die gesamte Kammermuskulatur übertragen, was zu einer Synchronkontraktion führt. Neben diesem autonomen lokalen Schrittmachersystem wird die Herzfrequenz und der Füllungszustand des Herzens durch ein differenziertes System zentralnervöser Regulationszentren gesteuert, die die zahlreichen Aufgaben des Blutkreislaufes und seine hohe Anpassungsfähigkeit an verschiedene Funktionszustände ermöglichen. Als Beispiel der Anpassungsfähigkeit des Herzens an eine funktionelle Belastung sei die Veränderung der Herzfrequenz durch die Lungenventilation kurz beschrieben: Bei körperlicher Tätigkeit steigt der Sauerstoffbedarf des Organismus. Durch ansteigende Herzfrequenz beantwortet das Herz diese Bedarfsmeldung, womit die in der Zeiteinheit transportierte Blutmenge und damit die transportierte Sauerstoffmenge zunimmt. Der erhöhte Bedarf ist somit in gewissen Grenzen deckbar.

Bei der Betrachtung der Evolution des Blutkreislaufes der Wirbeltiere soll noch ein weiteres Phänomen beschrieben werden, das durch die Trennung von Körper- und Lungenkreislauf entsteht. Das Kreislaufsystem läßt sich nämlich nach den Druckverhältnissen in zwei funktionelle Unterabschnitte gliedern, in ein *Nieder-* und ein *Hochdrucksystem,* wo-

bei die Unterschiede zwischen beiden Systemen auf den Eigenschaften der zu ihnen gehörenden Gefäße beruhen. Das Niederdrucksystem umfaßt die Kapillaren, die Venen, die rechte Herzhälfte, den Lungenkreislauf und die linke Herzhälfte. Der Blutdruck ist in diesem Kreislaufabschnitt geringer. Demgegenüber erreicht der Blutdruck im arteriellen oder Hochdrucksystem wesentlich höhere Werte. Zu ihm gehören die linke Herzhälfte, die Arterien und die Arteriolen. In der linken Herzhälfte überschneiden sich Hoch- und Niederdrucksystem. Während der Diastole rechnet man die linke Herzkammer dem Niederdrucksystem zu, in der Systole dem Hochdrucksystem.
Insgesamt muß man die Evolution des Blutkreislaufes der Wirbeltiere als eine durch Selektionsdruck entstandene Höherentwicklung ansehen, die zu einer verbesserten Sauerstoffversorgung von Organen und Muskeln geführt und damit die Möglichkeit zur Entwicklung größerer Landtiere geschaffen hat.

5.4.3.3 Abwandlung der ursprünglichen Anlagen durch neue Merkmale

Es bleibt noch eine wichtige Frage zu beantworten, nämlich die nach Unterschieden im *prä-* und *postnatalen* Kreislauf. Solche Unterschiede müssen vorhanden sein, weil ja der Embryo durch die Plazenta atmet, nach der Geburt aber durch die Lungen.
Durch die Nabelvene (Abb. 5.13) fließt beim Embryo von der Plazenta aus mit Sauerstoff und Nährstoffen beladenes Blut nach Passage der Leber und nach Durchmischung mit verbrauchtem Blut aus Bauch und Beinen in das rechte Atrium des fetalen Herzens ein. Von diesem tritt das teils oxidierte, teils bereits reduzierte Blut durch eine sekundäre Perforation, eine vorübergehende Aufhebung der Scheidewand zwischen den beiden Atrien, direkt in das linke Atrium über. Man bezeichnet diese sekundäre Perforation als *Foramen ovale*. Vom linken Atrium gelangt das Blut über die linke Kammer in die Carotis, wodurch eine optimale Sauerstoffversorgung des Kopfes und der oberen Extremitäten des Embryos gewährleistet ist. Das durch die entsprechenden Venen von dort zurückfließende Blut gelangt wieder in das rechte Atrium, wo aber durch die verschiedenen Strömungsrichtungen keine wesentliche Durchmischung mit dem unverbrauchten Blut aus der Nabelvene erfolgt. Über die rechte Kammer gelangt nun das Blut zur Lungenarterie. Da die Lungen aber noch nicht entfaltet sind, nehmen sie kaum Blut auf; dieses fließt vielmehr durch den *Ductus arteriosus (D. Botalli)* direkt in die absteigende Aorta. In ihr gelangt das schon sauer- und nährstoffarme Blut in die Beine und von dort aus über die Nabelarterien teilweise zur Plazenta, zum geringeren Teil fließt es direkt wieder in den Kreislauf ein und vermischt

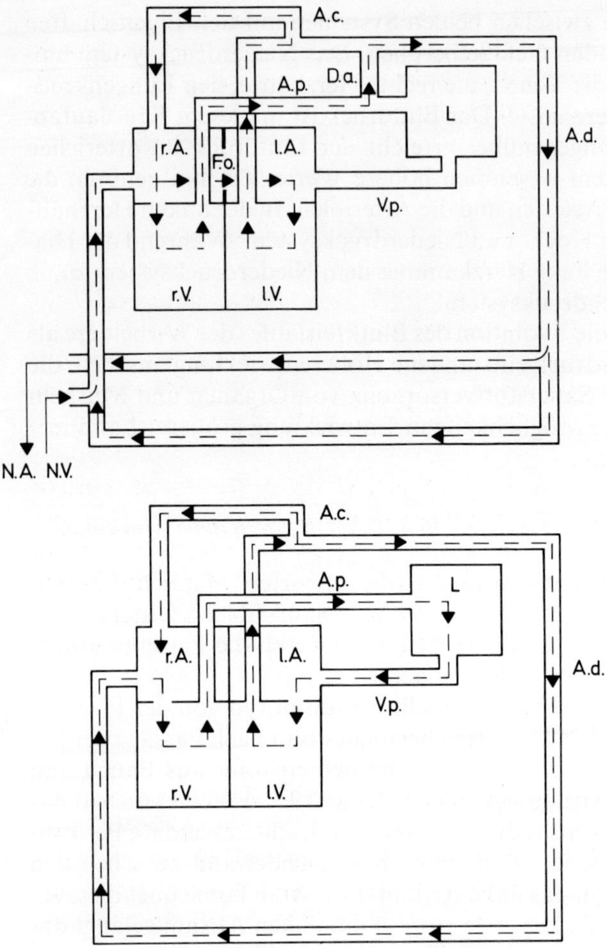

Abb. 5.13. Schematischer, stark vereinfachter Vergleich von prä- und postnatalem Kreislauf (*oben*: pränatal, *unten*: postnatal). *NA* = Nabelarterie, *NV* = Nabelvene, *rA* = rechtes und *lA* = linkes Atrium, *rV* = rechter und *lV* = linker Ventrikel, *Fo* = Foramen ovale, *Da* = Ductus arteriosus, *Ac* = Arteria carotis, *Ap* = Arteria pulmonalis, *Vp* = Vena pulmonalis, *Ad* = Aorta dorsalis, *L* = Lunge

sich mit dem aus der Nabelvene kommenden, frisch aufbereiteten Blut. Letztlich ermöglichen also der Ductus arteriosus eine Umgehung der Lunge und das Foramen ovale eine direkte Blutversorgung des Kopfes und der vorderen Extremitäten. Da die embryonalen Lungenvenen dem Herz kaum Blut zuführen, würde darüber hinaus ohne Perforation der

Vorhofscheidewand die linke Herzhälfte blutleer bleiben. Sobald die Lungen arbeiten, kommt es zu einer raschen Änderung der Verhältnisse. Der Ductus arteriosus verödet, und die völlige Trennung zwischen rechtem und linkem Vorhof vollzieht sich.
Wegen des relativ komplizierten Ablaufs der Herzentwicklung in Phylo- und Ontogenese sei nachfolgend das Wichtigste nochmals kurz zusammengefaßt:
Ausgehend vom Blutkreislauf der Fische mit Sinus venosus, Ventrikel, Bulbus arteriosus, Truncus arteriosus und ursprünglich 6 Arterienbogen findet über Amphibien, Reptilien und Vögel zum Säuger eine vielfältige Um- und Rückbildung der Arterienbogen statt. Weitgehend rückgebildet werden die Bogen 1 und 2 (sie haben nur noch Anteil an den Carotiden), völlig rudimentiert werden die Bogen 5. Die Bogen 3 werden Teil der Carotiden, ein Bogen 4 bildet den Aortenbogen, und die Bogen 6 können mit den Lungenarterien homologisiert werden. Bei der Herzentwicklung entstehen zwei Atrien und zwei Herzkammern, wobei der Sinus venosus in die rechte Vorkammer integriert wird. Es kommt zu einer Trennung von arteriellem und venösem Kreislauf. In der Embryonalphase wird durch Foramen ovale und Ductus arteriosus eine Atmung über die Plazenta ermöglicht.

5.5 Biologische Rhythmik

Tagesrhythmische Vorgänge sind bei einer großen Zahl von Protozoen, Algen, Pilzen, Pflanzen und Tieren beschrieben worden. Durch Experimente in von der Außenwelt abgeschirmten Versuchsräumen ließ sich zeigen, daß hierfür ein autonomer physiologischer Mechanismus verantwortlich ist, der rhythmisch arbeitet. In Analogie zu unserer mechanischen Uhr wird dieser Mechanismus als *physiologische Uhr* oder *circadiane* (lat. circa diem = ungefähr ein Tag) *Uhr* bezeichnet. Die circadiane Periodendauer ist angeboren; man kann experimentell die Befähigung zur circadianen Rhythmik nicht löschen. Sie ist auch weitgehend unabhängig von anderen Faktoren, wie Temperatur. Dabei beträgt die Periode, wie schon der Begriff circadian sagt, nicht genau 24 Std. Eine Uhr, deren Periodendauer vom 24-Std-Tag abweicht, ist aber für eine zuverlässige Zeitmessung nicht ausreichend, es sei denn, sie wird von Tag zu Tag korrigiert. Dies ist auch tatsächlich der Fall. Die circadiane Uhr wird durch tagesperiodische Außenfaktoren mit dem 24-Std-Tag synchronisiert. Dabei ist der wichtigste Zeitgeber für die meisten Organismen der tägliche Lichtzyklus.

Auch der Mensch zeigt in vielen seiner physiologischen Vorgänge eine ausgesprochene Tagesrhythmik. So liegt die Periodendauer des *Wach-Schlaf-Rhythmus* in der Regel zwischen 24,5 und 26 Std. Die Körpertemperatur und die Harnzusammensetzung zeigen periodische Schwankungen, die darauf hindeuten, daß viele Stoffwechselvorgänge tagesrhythmisch ablaufen. Bei weiten Flugreisen oder Schichtwechsel zwischen Tag- und Nachtarbeit ergeben sich Unstimmigkeiten, die sich oft erst nach Tagen nach einer vollen Synchronisation mit dem neuen Außenzyklus ausgleichen. In dieser Zeit ist die Leistungsfähigkeit gedämpft und die Sensibilität gegenüber Krankheiten möglicherweise erhöht.
In den letzten Jahren waren Versuche erfolgreich, den Zeitgeber für den circadianen Rhythmus zu lokalisieren. Es handelt sich um Neurone des suprachiasmatischen Nukleus des Hypothalamus. Diese Neurone wirken über Nervenzellen des Sympathicus-Systems auf Zellen der Epiphyse mit Hormonproduktion. In der Epiphyse wird vor allem aus Serotonin das Gewebshormon *Melantonin* gebildet. Dieses Melantonin wirkt auf andere Organe bzw. Zellen mit Hormonproduktion, wobei vor allem die Wirkung auf die Synthese von Geschlechtshormonen und von Glukocorticosteroiden herauszustellen ist. Die Melatoninsekretion zeigt eine ausgesprochen circadiane Rhythmik mit einem Maximum in der Nacht. Lichteinfall hemmt die Melatoninsekretion. Durch Hemmung der Melatoninsekretion, die wiederum die Gonadotropinsekretion hemmt mit zunehmender Tageslänge, wird die Gonadotropinsekretion für zunehmende Zeitabschnitte des Tages gesteigert und es werden Östrus und sexuelle Aktivität ausgelöst. Dieser Befund ist auch für das Verständnis der jahresperiodischen Fertilität vieler Säugetierarten von erheblicher Bedeutung.

6. Glossarium der verwendeten Fachausdrücke

Da in dem vorliegenden Text, entsprechend dem einführenden Charakter des Buches, Termini der verschiedensten biologischen und einiger medizinischer Disziplinen verwendet werden müssen, was erfahrungsgemäß leicht etwas Schwierigkeiten für Studenten der ersten Semester bereitet, soll das nachfolgende Glossarium dazu beitragen, die verwendeten Fachausdrücke zu vertiefen. Es wiederholt die im Text eingeführten Definitionen nochmals in kurzer, leicht einprägsamer Form und kann daher in mehrerlei Weise verwendet werden: Erstens direkt bei der Bearbeitung des Textes, zweitens soll es bei der geistigen Nachverarbeitung des Stoffes dazu dienen, eventuelle begriffliche Unklarheiten direkt nachschlagen zu können, ohne diese erst im Text aus dem Zusammenhang heraussuchen zu müssen. Als dritte Möglichkeit bietet sich nach dem Studium des Textes das nochmalige systematische Lernen der Fachtermini an, was sicherlich einer dauerhaften Einprägung dient.

Adrenalin
: Abkömmling des Brenzkatechins. Bildungsort: Nebennierenmark und Paraganglien des Sympathikus.

Adsorption
: Vorgang bei der Infektion einer eukaryontischen Zelle durch ein Virus; erster Kontakt eines Virus mit der Wirtszelle und Anheftung des Virus an dieser.

Aerobiose
: Leben in Gegenwart von Sauerstoff.

Aflatoxine
: Kurzwort aus Aspergillus flavus und Toxine, die Stoffwechselprodukte verschiedener Schimmelpilze.

Agar-Agar
: Getrockneter pflanzlicher Schleim aus verschiedenen Gattungen roter Meeresalgen; dient, da er sich gelartig in Wasser löst, z. B. zur Bereitung von Bakteriennährböden, als Arzneimittelträger, als Abführ- und Füllmittel bei Darmbeschwerden.

Akrosom
: Kappenartige Struktur, die den vorderen Teil des Spermienkopfes umkleidet und beim Eindringen des Spermiums in die Oozyte eine große Rolle spielt.

akrozentrisch
: Chromosomen, bei denen das Zentromer sehr nah am einen Ende liegt, so daß der eine Chromosomenarm klein, der andere sehr viel länger ist.

Aktin
: Bestandteil des Muskeleiweißes, kommt als globuläres monomeres und dimeres G-Aktin und als fibrilläres polymeres F-Aktin vor. F-Aktin ist Bestandteil des Grundgerüsts der Muskelfibrillen. G-Aktin enthält 1 Mol ATP pro monomere

	Einheit; durch Aufspaltung in ADP entsteht F-Aktin-ADP, das durch Dialyse in G-Aktin-ADP übergeht und mit ATP wieder zu F-Aktin-ADP zu polymerisieren vermag. F-Aktin bildet mit Myosin die reversible Komplexverbindung Aktomyosin.
Albinismus	Rezessiv erbliche Stoffwechselstörung, bedingt durch einen Block im Phenylalanin-Tyrosin-Stoffwechsel.
Alkaptonurie	Rezessiv erbliche Stoffwechselstörung, bedingt durch einen genetischen Block, der den Abbau der Homogentisinsäure verhindert (ohne schwere Folgen für die Träger).
Alkylierende Agentien	Substanzen, die als Zytostatika bei der Chemotherapie von Tumoren Verwendung finden. Die zytostatische Wirkung beruht auf einer Alkylierung der DNA, was zu Genmutationen, Chromosomenbrüchen oder Vernetzungen der DNA führen kann.
Allele	Alternative Formen von Genen, die denselben Locus im Chromosom einnehmen. Die verschiedenen Allele unterscheiden sich voneinander durch eine oder mehrere mutative Veränderungen. Allele sind also Mutanten eines Gens.
Alloenzyme	Enzymproteine, die sehr ähnliche bzw. identische Enzymaktivitäten am Substrat ausüben, in ihrem Molekülaufbau jedoch mehr oder weniger verschieden sind. Alloenzyme entstehen durch Mutationen eines Genlocus, sind also Enzymvarianten, die auf verschiedenen Allelen desselben Genortes basieren.
α-Amanitin	Pilzgift des grünen Knollenblätterpilzes, das die RNA-Polymerase hemmt.
Amitose	Bildung von Tochterzellen physiologischer oder pathologischer Natur durch Durchschnürung des Zellkerns ohne Auflösung der Kernhülle und ohne Ausbildung einer Teilungsspindel.
Amöben	Ordnung der Rhizopoden (einer Klasse der Protozoa). Zu den Amöben gehören auch parasitische Arten des Menschen, z. B. Entamoeba.
Anaerobiose	Leben in Abwesenheit von Sauerstoff. Die lebensnotwendige Energie wird nicht durch Atmung, sondern vorwiegend durch Gärungsprozesse gewonnen. Außer einigen niedrigen Pilzen, z. B. Hefen, sind hierzu vor allem bestimmte Bakterien befähigt.
Antibiotikum	Natürliches Stoffwechselprodukt aus Bakterien, Aktinomyceten, Flechten, Algen, Pilzen und höheren Pflanzen, das Mikroorganismen abtötet oder deren Wachstum hemmt.

Anticodon	Spezifisches Nukleotidtriplet der *t*-RNA, komplementär zum Nukleotidtriplet der *m*-RNA, das als Codon bezeichnet wird.
Antigen	Jede Substanz, die einen Organismus zur Bildung von Antikörpern anregt. Dies sind Fremdeiweißkörper, Bakterien und ihre Toxine, Viren, Blutkörperchen und tierische und pflanzliche Gifte. Die Bedeutung von Antigen hat keinerlei Zusammenhang mit der Bedeutung von Gen.
Antikörper	Reaktionsprodukt eines Organismus, nach parenteraler Zufuhr eines Antigens entstehend und mit diesem in irgendeiner spezifischen Form reagierend; Antikörper sind Proteine.
Antimetabolite	Chemische Verbindungen, die einen lebenswichtigen Stoffwechselprozeß blockieren. Die Konkurrenz der Antimetabolite mit den Metaboliten führt zu einem Defizit der Metaboliten.
Aorta descendens	Der längste, in Fortsetzung des Aortenbogens links vor der Wirbelsäule abwärts ziehende Teil der Hauptkörperschlagader.
Aorta ventralis	→Truncus arteriosus.
Art	Systematische Einheit: Definiert als natürliche, kontinuierliche Fortpflanzungsgemeinschaft oder als die Gesamtheit der Individuen, die in allen wesentlichen Merkmalen untereinander und mit ihren Nachkommen übereinstimmen.
Arteria pulmonalis	Lungenarterie.
Aspermie	Fehlen von Spermien und aller Zellen der Spermatogenese im Ejakulat.
Atopie	Bereitschaft, gegen Substanzen aus der natürlichen Umwelt wie Gräserpollen, Hausstaub, Sporen u. a. Überempfindlichkeit durch Antikörper vermittelt zu entwickeln.
Atrioventrikularknoten	Knotenartige Bildung spezifischer Muskelfasern am Übergang des rechten Vorhofes zur Herzscheidewand. Erregung vom Sinusknoten her über die Vorhofmuskulatur. Bei Ausfall des Sinusknotens wird der A. zum Herzschrittmacher.
Atrium	Herzvorhof.
Atrophie	Abnahme der Größe eines Organs oder Gewebes durch Verkleinerung von Zellen oder Verminderung der Zellzahl.
Autophagolysosom	Lysosom, das zelleigenes Material verdaut.

Autosomen	Alle Chromosomen eines Chromosomensatzes mit Ausnahme der Geschlechtschromosomen.
Autotrophie	Ernährungsweise von Pflanzen, die ohne Zufuhr organischer Verbindungen aus anorganischen Substanzen mit Hilfe der Sonnenenergie körpereigene organische Verbindungen bilden.
Bakterienkapsel	Polysaccharid- oder Polypeptid-Ummantelung, die die Virulenz erhöht.
Bakterien-Klon	Bakterienkolonie, die von einem einzigen Bakterium abstammt. Alle Bakterien eines Klons sind (von spontanen Mutationen abgesehen) erbgleich.
Bakteriensporen	Resistente Dauerformen, bestehend aus DNA und wenig Zytoplasma in einer festen Wand. Endosporen.
Bakteriophage	Virus, das Bakterien angreift.
Bakterizidie	Bakterientötung.
Basalkörper	Organell, das Geißeln und Zilien in Zytoplasma verankert.
Bifidus Faktor	Eine, vorwiegend in Frauenmilch, aber nicht in Kuhmilch enthaltene, für das Wachstum von Lactobacillus bifidus-Stämmen im Darm des Brustkindes unentbehrliche Stoffgruppe.
Biotop	Natürlicher, abgrenzbarer Lebensraum einer darauf abgestimmten Lebensgemeinschaft (Biozönose).
Biozönose	Lebensgemeinschaft von Pflanzen und Tieren oder von Pflanzen- und Tiergemeinschaften, die durch gegenseitige Abhängigkeit und Beeinflussung in Wechselbeziehung stehen.
Bivalente	Gepaarte homologe Chromosomen während der ersten meiotischen Teilung.
Blastem	Indifferentes Bildungsgewebe, aus dem in der Embryonalentwicklung oder bei Regenerationsvorgängen die differenzierten Gewebe hervorgehen.
Cap	Nach der Transkription modifiziertes 5'-Ende von eukaryontischen m-RNA's.
Capsid	Die aus identischen proteinhaltigen Struktureinheiten (Capsomeren) zusammengefaßte Proteinkomponente des Virions.

Carnivor	Fleischfressendes Tier.
Carotis	Kopfschlagader.
Carrier	Träger, die durch aktiven Transport gegen ein Konzentrationsgefälle Stoffe durch Membranen transportieren.
cDNA	copy DNA.
Chemotaxis	Gerichtete Bewegung, die durch chemische Reizung ausgelöst wird.
Chemotherapeutika	Wirkstoffe unterschiedlicher Struktur, die pathogene Keime am Wachstum hemmen oder abtöten.
Chiasma	Ursache von crossing over, die bei der Trennung von Nicht-Schwesterchromatiden zytologisch sichtbar wird.
Chlamydien	Zu den Bakterien gehörende, nicht bewegliche, gram-negative, obligat intrazelluläre Parasiten.
Chromatide	Eine der beiden sichtbar getrennten longitudinalen Untereinheiten aller reduplizierten Chromosomen, die zwischen der frühen Prophase und der Metaphase der Mitose und zwischen dem Diplotän und der Metaphase II der Meiose sichtbar werden. Sie sind die longitudinalen Untereinheiten, die während der Anaphase der Mitose und der Anaphase II der Meiose getrennt werden.
Chromatin	Substanz mit charakteristischen Färbeeigenschaften, die im Interphasekern zu finden ist und das genetische Material der Zelle enthält. Man nimmt an, daß es sich um die Interphaseform der Chromosomen handelt.
Chromosom	Bindungsstruktur, bestehend aus einer linearen Anordnung von Genen.
Chromosomen-aberration	Veränderung der Chromosomenstruktur oder -zahl. – numerisch: Veränderung der Chromosomenzahl. – strukturell: Veränderung der Chromsomenstruktur.
circadian	Lat. circa diem = ungefähr ein Tag, circadiane Uhr = physiologische Uhr; wird durch tagesperiodische Außenfaktoren mit dem 24-Std-Tag synchronisiert.
coated vesicles	Membranumschlossene Vesikel, die durch Pinozytose aufgenommen wurden und im Elektronenmikroskop wie ummantelt aussehen.
Codon	Nucleotidtriplet, das eine Aminosäure codiert.

Colchicin — Synthetisches pflanzliches Produkt, mit dem es für Chromosomenanalysen möglich ist, die Zellen in den für die Analyse günstigen Metaphasen zu arretieren.

Corpus luteum — Gelbkörper, entsteht im Ovar nach der Ovulation aus dem gesprungen Follikel. Bildungsort von Östrogenen und Progesteron.

Cri-du-chat-Syndrom — Deletion eines kurzen Arms des Chromosoms 5 beim Menschen (Katzenschrei-Syndrom).

Crossing over — Vorgang, der zur genetischen Rekombination führt; man versteht darunter den reziproken Austausch von Chromosomensegmenten an sich entsprechenden Positionen von homologen Chromosomenpaaren durch symmetrische Bruchereignisse und kreuzweise Reunion.

Deletion — Strukturelle Chromosomenaberration: Verlust eines Teils eines Chromosoms.

Desmosom — Knopfartige Haftschale, bestehend aus jeweils benachbarten Zellen angehörenden Hälften, die durch Kittsubstanz verbunden sind.

Desoxyribonukleinsäure (DNA) — Träger der genetischen Information.

Destruent — Organismus, der organische Rückstände zu einfachen, anorganischen Verbindungen abbaut.

Diastole — Erschlaffungsphase des Herzmuskels.

Diffusion — Gegenseitige Durchdringung von Gasen, Flüssigkeiten oder Lösungen

Diktyosom — Strukturelle Einheit des Golgi-Apparates.

Dipeptid — Zusammenschluß zweier Aminosäuren (durch Peptidbindung).

DNA-Polymerase — Enzym, das die Bildung von 3'-5'-Phosphodiesterbindungen der DNA katalysiert.

Dominanz — Im strengen Sprachgebrauch bezeichnet man ein Allel als dominant, wenn beim Heterozygoten neben seiner Wirkung die Wirkung des anderen Allels nicht erkennbar ist. In der Humangenetik ist es üblich, von Dominanz zu sprechen, wenn ein Gen bereits im heterozygoten Zustand eine deutlich erkennbare Wirkung hat, ob diese mit der des homozygoten Zustandes (der auch oft unbekannt ist) gleich ist oder nicht.

Drumstick	Chromatinkörperchen, das dem inaktivierten X-Chromosom entspricht und an den segmentkernigen Leukozyten weiblicher Personen nachweisbar ist.
Ductus Botalli	Gefäßverbindung von der Lungenarterie zur Aorta.
Duplikation	Strukturelle Chromosomenaberration: zweimaliges Auftreten ein und desselben Chromosomensegments im haploiden Chromosomensatz.
Edwards-Syndrom	Trisomie des Chromosoms Nr. 18. Träger besitzen eine Reihe äußerer und innerer Mißbildungen und sehr geringe Lebenserwartung.
Eklipse	Stadium während der Virusvermehrung, in dem die Virussyntheseprozesse stattfinden und in dem das Virus in der Zelle nicht nachweisbar ist.
Elektrophorese	Bewegung geladener Moleküle in einem elektrischen Feld, die zur Auftrennung von Molekülklassen benutzt wird.
Elementarfibrille	Fibrille von etwa 100 Å Dicke, eine DNA-Doppelhelix enthaltend, die mit Histonen umkleidet ist. Die Elementarfibrille wird als die strukturelle Grundeinheit der Chromosomen angesehen.
Elementarkörperchen	Enzymkomplex der Atmungskette im Mitochondrium.
Elementarmembran	Bauelement der meisten Zellstrukturen, aufgebaut aus einer bimolekularen Lipidlage und Proteinen.
Endomitose	Chromosomenvermehrung bei intakt bleibender Kernmembran ohne Ausbildung einer Spindel.
Endonuklease	Enzym, das Nukleinsäuren in Bruchstücke spaltet.
Endoplasmatisches Retikulum	Aus Elementarmembranen aufgebautes Zellabyrinth im Zytoplasma. rauh: mit Ribosomenbesatz. glatt: ohne Ribosomenbesatz.
Endospore	→ Bakteriensporen.
Endozytose	Transport von festen (Phagozytose) oder gelösten (Pinozytose) Stoffen in die Zelle.
Entdifferenzierung	Übergang von Zellen von einem differenzierten Zustand mit spezifischer Genaktivität in einen undifferenzierten Zustand.

Enzym	Protein, das chemische Reaktionen im lebenden Organismus ermöglicht oder kontrolliert, wobei es unverändert aus der Reaktion hervorgeht (Biokatalysator).
Epiphyse	Zirbeldrüse, an der Gehirnbasis gelegene Drüse.
Episom	Genetisches Element (DNA-Ring), das als Teil des Chromosoms oder unabhängig davon in Bakterien auftritt.
Erbgang autosomal	Vererbungsmodus von Genen, die auf den Autosomen lokalisiert sind.
Erbgang autosomal-dominant	Vererbungsmodus von dominant wirkenden Genen, die auf den Autosomen lokalisiert sind.
Erbgang autosomal-rezessiv	Vererbungsmodus von rezessiv wirkenden Genen, die auf den Autosomen lokalisiert sind.
Erbgang geschlechtsgebunden	Vererbungsmodus von Genen, die auf den Gonosomen lokalisiert sind.
Erbgang intermediär	Vererbungsmodus von allelen Genen, bei denen im heterozygoten Zustand beide Genprodukte unabhängig nebeneinander vorkommen und sich beide phänotypisch manifestieren. Der heterozygote Phänotyp nimmt eine Mittelstellung zwischen den beiden homozygoten Formen ein.
Erbgang kodominant	Vererbungsmodus von allelen Genen, bei denen im heterozygoten Zustand beide Genprodukte unabhängig voneinander vorkommen und sich beide phänotypisch manifestieren.
Erbgang multifaktoriell	Genetische Determinierung eines Phänotyps nicht durch ein einziges Gen, sondern durch das Zusammenwirken vieler Gene (Beispiel: Körpergröße, Physiognomie, Irisstruktur, Pigmente).
Erbgang X-chromosomal-dominant	Vererbungsmodus von dominant wirkenden auf dem X-Chromosom gelegenen Genen.
Erbgang X-chromosomal-rezessiv	Vererbungsmodus von rezessiv wirkenden auf dem X-Chromosom gelegenen Genen.
Erythrozyt	Rotes, bei Säugetieren kernloses Blutkörperchen. Beim Menschen scheibenförmige Zelle mit einer Eindellung an der Ober- und Unterseite.
Euchromatin	Chromatin des Interphasekerns, das in entspiralisierter Form vorliegt und als aktives Genmaterial angesehen wird.
Eukaryonten	Alle Organismen mit Ausnahme der Bakterien und Blaualgen.

Eutrophie	Nährstoffreichtum, Nährstoffüberschuß. Bei Gewässern Überdüngung.
Euzyte	Zelltyp aller Lebewesen mit Ausnahme von Bakterien und Blaualgen, deren einfacheren Zelltyp man als → Protozyte bezeichnet.
Exon	Kodierender Teil der DNA bzw. m-RNA.
Exonuklease	Nukleinsäuren abbauendes Enzym.
Exozytose	Abgabe von geformten Bestandteilen in das umgebende Medium einer Zelle.
Familie	Systematische Einheit. Gattungen mit gemeinsamen Merkmalen bilden eine Familie.
F-Body	Die langen Arme des Y-Chromosoms, die, mit fluoreszierenden Kernfarbstoffen gefärbt, sich durch ein intensives Leuchten auszeichnen.
F-Faktor	Zusatzchromosom bei Bakterien, dessen An- oder Abwesenheit das „Geschlecht" bestimmt und bei der Konjugation die Voraussetzung für die Übertragung genetischen Materials von der Spender- in die Empfängerzelle schafft.
Fibroblasten	Vorstufe der Fibrozyten, die wahrscheinlich an der Bildung der Bindegewebsfasern beteiligt sind.
first messenger	Hormonmoleküle, die an Rezeptoren binden und den Zellstoffwechsel beeinflussen.
Flagellin	Protein der Bakteriengeißel.
Flemming-Körper	Schmale, acidophile Brücke als letzte Verbindung zwischen zwei Zellen bei der Zytokinese.
Fluid-mosaic-Modell	Modell zum molekularen Aufbau der Zellmembran.
Foramen ovale	Sekundäre Perforation der Scheidewand zwischen den beiden Vorhöfen des Herzens.
frame shift-Mutation	Mutation, die zu einem Leserasterwechsel führt durch Deletion oder Insertion eines oder zweier Nukleotide.
Fremdstoff-Riesenzellen	Vielkernige Riesenzellen, die an meist körperfremde, gelegentlich auch abgewandelte körpereigene Substanzen angelagert sind und diese z. T. in sich aufnehmen.
gap junction	Zellkontakt durch lokale Verengung des Interzellularraumes zwischen benachbarten Zellen.

Gattung	Systematische Einheit: Zusammenfassung mehrerer nahe verwandter Arten zu einer Gruppierungseinheit.
Geißeln	Vorkommen bei Pro- und Eukaryonten, jedoch von verschiedenem Aufbau. Bei Prokaryonten aus Flagellin, bei Eukaryonten aus Mikrotubuli.
Gel	Plasmazustand.
Gen	Ein DNA-Abschnitt, der für ein funktionelles Produkt, meist für eine Polypeptidkette, kodiert.
genetic engineering	Genetische Manipulation, durch die ein Organismus mit einer neuen Kombination von Erbeigenschaften entsteht.
genetischer Code	Koordinationsprinzip, nach dem die genetische Information in der DNA niedergelegt ist.
Genmutation	Mutation, die im submikroskopischen Bereich liegt. In der engsten Begriffsfassung wird unter Genmutation eine mutative Veränderung innerhalb der Grenzen eines einzigen Gens verstanden. Als Ergebnis von solchen Genmutationen entstehen alternative Formen von Genen, die sog. Allele.
Genom	Basischromosomensatz (monoploid) eines Organismus, bestehend aus einer spezies-spezifischen Anzahl von Bindungsgruppen, die die komplette Summe der Gene tragen.
Genotyp	Gesamtheit aller Erbanlagen eines Organismus.
Geschlechtschromatin oder Sex-Chromatin	Ein, in pathologischen Fällen mehr als ein, plankonvexes sphärisches oder pyramidales und feulgenpositives intranukleäres Körperchen, gewöhnlich an der Peripherie des Interphasekerns gelegen (Barr-Körperchen). Es repräsentiert eines der beiden X-Chromosomen der Frau in inaktiver Form. Sind im pathologischen Fall mehr als zwei Gonosomen vorhanden, so findet man für jedes weitere X-Chromosom ein Barr-Körperchen.
Gewebe	Funktionsverband gleichartiger, differenzierter Zellen.
Glanzstreifen	Kontaktstellen mit besonders geringem elektrischen Widerstand, die eine schnelle Übertragung der Erregung von Zelle zu Zelle im Herzmuskel erlauben.
Glykogenose II	Syndrom, das auf einem Defekt der lysosomalen 1,4-Glykosidase beruht.
Glykokalix	Zellüberzug aus Polysacchariden, dessen Beschaffenheit genetisch kontrolliert ist. Die G. ist art- und immunospezifisch und u. a. verantwortlich für die Zellmotilität, den Stoffaustausch, die Zellerkennung u. v. m.

Golgi-Apparat	Zisternenstapel, der hauptsächlich dem Sekrettransport, der Lysosomenproduktion, der Ergänzung der Glykokalix und der Aufrechterhaltung des Membranflusses dient.
Golgi-Zisterne	Geschlossenes Membranpaar aus dem Diktyosom.
Gonosomen	Geschlechtschromosomen (im Gegensatz zu den Autosomen).
Gram-Färbung	Färbemethode bei Bakterien, die taxonomische Bedeutung besitzt und auch mit bestimmten Eigenschaften der Bakterien korreliert ist.
Hämatopoese	Blutbildung.
Hämoglobin	Blutfarbstoff der Erythrozyten, bestehend aus vier Untereinheiten mit je einer Peptidkette und einem Häm; jeweils zwei Peptidketten sind identisch. Funktion: Hämoglobin überträgt im Organismus den Sauerstoff, indem es in der Lunge ein Molekül O_2 je Hämeinheit aufnimmt und im Gewebe wieder abgibt.
Hämophilie	Bluterkrankheit.
Haptoglobin	Zuckerhaltiges Plasmaprotein, das Hämoglobin binden kann. Haptoglobine besitzen eine Bedeutung für Abstammungsgutachten.
Hefen	Sproßpilze. Die für Hefen typische Art der asexuellen Vermehrung ist die Zellsprossung.
Hemizygotie	Vererbungsmodus von Genen, die nur einmal im Genotyp vorhanden sind (üblicherweise gebraucht bei Genen, die auf dem einzigen X-Chromosom des Mannes lokalisiert sind).
Herbivor	Pflanzenfressendes Tier.
Heterochromatin	Chromatin des Interphasekerns, das in spiralisierter Form vorliegt und als inaktives Genmaterial betrachtet wird.
Heterophagolysosom	Lysosom, das zellfremdes Material verdaut.
Heterotrophie	Ernährungsweise, die auf organische Nahrung angewiesen ist.
Heterozygotentest	Test, der mit biochemischen Methoden erlaubt, heterozygote Träger eines rezessiven Erbleidens festzustellen (Beispiel: Bluterkrankheit).
Heterozygotie	Bei eukaryonten (diploiden) Organismen das Vorhandensein von verschiedenen Allelen an sich entsprechenden genetischen Loci in homologen Chromosomensegmenten.

Histone	Heterogene Gruppe von Proteinen, reich an basischen Aminosäuren. Sie werden im Komplex mit chromosomaler DNA gefunden.
Homozygotie	Bei eukaryonten (diploiden) Organismen des Vorhandensein von identischen Allelen an sich entsprechenden Loci in homologen Chromosomensegmenten.
Hormon	In einem Körperorgan produzierter chemischer Wirkstoff, der RNA-Synthese oder Stoffwechsel in anderen Organen oder Geweben stimuliert.
Hyperplasie	Zunahme der Größe eines Organs oder Gewebes durch Zellvermehrung.
hyperploid	Zellen oder Individuen mit einem oder mehr zusätzlichen Chromosomen oder Chromosomensegmenten.
Hypertrophie	Zunahme der Größe eines Organs oder Gewebes durch Vergrößerung der Zellen.
Hyphen	Zellfäden von Pilzen, bestehend aus Zellwand und Zytoplasma mit dessen Einschlüssen. Hyphen können querwandlos oder durch Querwände zellig gegliedert sein.
hypoploid	Zellen oder Individuen, denen eines oder mehrere Chromosomen oder Chromosomensegmente fehlen.
Hypothalamus	Übergeordnetes vegetatives Regulationszentrum und wichtiger Teil des neuroendokrinen Systems.
Immunglobuline	Antikörper, die Antigene erkennen und binden und den körpereigenen Abwehrmechanismus aktivieren. Da die Proteine mit Antikörperaktivität im Blut des Menschen in der γ-Globulinfraktion nachweisbar sind, werden sie als Immunoglobuline bezeichnet. Man unterscheidet zwischen IgG, IgA, IgM, IgD und IgE.
Induktion	Bei Zellen: gegenseitige Steuerung in Richtung einer bestimmten Differenzierung.
Insulin	Lebenswichtiges Hormon der β-Zellen der Langerhans-Inseln des Pankreas. Das Insulinmolekül besteht aus zwei Ketten, einer A-Kette mit 21 Aminosäuren und einer B-Kette mit 30 Aminosäuren.
Intercristae-Raum	Raum zwischen den beiden Elementarmembranen eines Mitochondriums.

Interferon	Protein mit einem Molekulargewicht von 15000–20000, das die Vermehrung von Viren hemmt.
intermediär	Gene verhalten sich intermediär, wenn ein heterozygotes Allelpaar eine Mittelstellung einnimmt, verglichen mit den Phänotypen, die durch die entsprechenden homozygoten Allelkombinationen induziert werden.
intermediäre Filamente	Bestandteile des Zellzytoskeletts bestehend aus fibrillären Proteinuntereinheiten.
Interphase	Phase einer Zelle zwischen zwei Mitosen. Eigentliche Aktivitätsphase im Zellzyklus, in der alle Synthesen stattfinden, die für die folgende Mitose benötigt werden. Die Interphase wird unterteilt in G_1-, S- und G_2-Phase.
Intron	Nichtkodierender Teil der DNA bzw. m-RNA, der durch splicing beseitigt wird.
Inversion	Strukturelle Chromosomenaberration: Drehung eines Chromosomenstückes innerhalb eines Chromosoms um 180°.
Ionenpore	Mechanismus zur Aufnahme von Ionen durch die Zellmembran.
Isochromosom	Chromosom, dessen Arme morphologisch gleich sind und die identische genetische Information enthalten, wobei die Reihenfolge der Genorte spiegelbildlich symmetrisch ist.
Isoenzyme	Enzymproteine, die sehr ähnliche bzw. identische Enzymaktivitäten am Substrat ausüben, in ihrem Molekülaufbau jedoch mehr oder weniger verschieden sind. Isoenzyme entstehen durch Genduplikation.
Isolation	Starke Einschränkung oder völlige Unterbrechung des Genaustausches zwischen Gruppen einer Fortpflanzungsgemeinschaft.
Karyolymphe	Kernsaft, der die Chromosomen und Nukleolen umgibt.
Karyon	Zellkern oder Nukleus.
Karyoplasma	Protoplasmatische Substanz im Kernraum.
Karyotyp	Chromosomensatz eines Individuums, definiert sowohl durch Zahl als auch durch Morphologie der Chromosomen, wie sie in der mitotischen Metaphase mikroskopisch sichtbar sind
Kernkörperchen	Bestandteil des Zellkerns, bestehend aus entstehenden Ribosomen und *r*-RNA, auch Nukleolus genannt.

Kern-Plasma-Relation	Relation zwischen Kernvolumen und Zytoplasmamenge einer Zelle.
Kinetosom	Basalkörper.
Klasse	Systematische Einheit: Klasse steht zwischen Stamm und Ordnung.
Klinefelter-Syndrom	Trisomie der Geschlechtschromosomen vom Typ XXY.
Klon	Population von Zellen oder Organismen, die einer einzigen Zelle abstammen.
Kodominanz	Gene verhalten sich kodominant, wenn bei einem heterozygoten Allelpaar beide Genprodukte unabhängig voneinander vorkommen und sich beide phänotypisch manifestieren.
Kokken	Mehr oder weniger kugelförmige, unbewegliche, nicht sporenbildende Bakterien, gram-positiv oder gram-negativ.
Kollagen	Zu den Gerüstproteinen gehörige Proteine, die hauptsächlich aus Monoaminosäuren bestehen. Vorkommen als kollagene Fasern in Bindegewebe, Sehnen, Faszien und Bändern, ferner in Knorpeln oder Epidermis; auch das Ossein des Knochens und das Dentin gehört zu den Kollagenen.
Kommensalismus	Tischgenossenschaft; das Zusammenleben zweier Organismen, bei dem sich der eine, meist kleinere Organismus vom Nahrungsüberschuß des anderen miternährt.
Konduktorin	Heterozygote Überträgerin eines rezessiven Erbleidens. (Üblicherweise gebraucht bei X-chromosomal rezessiver Vererbung; Beispiel: Bluterkrankheit, Konduktorin gesund, hemizygote Söhne krank).
Konjugation	Parasexuelle Form der Übertragung von genetischer Information durch zellulären Kontakt zwischen einer Spender- und einer Empfängerzelle. In der Empfängerzelle kann dann Rekombination mit dem Chromosomenabschnitt, der homolog zu dem übertragenen Stück ist, stattfinden.
Konsument	Organismus, der von Produzenten entweder als Pflanzenfresser direkt oder indirekt als Fleischfresser lebt (Primär- und Sekundärkonsument).
lac-Operon	Gene mit der Information für die Laktose verwertenden Enzyme.
Lag-Phase	Beim Wachstum einer Bakterienkultur Bezeichnung der Anlaufphase, in der relativ wenige Teilungen stattfinden.

L-Formen	Den Mykoplasmen ähnliche, weitgehend zellwandlose Bakterienformen, die sich durch Penicillin induzieren lassen.
Ligase	Enzym, das zwei DNA-Ketten kovalent verknüpft.
Lipofuscin	Lipide von Membranresten, die durch Lysosomen nicht abgebaut werden können. Die Restkörperchen haben braune Farbe (Alterspigment). Häufiges Vorkommen in Leber-, Herzmuskel- und Nervenzellen.
Locus	Genetisch: Genort.
Log-Phase	Beim Wachstum einer Bakterienkultur Bezeichnung der Phase des logarithmischen Wachstums.
Lysosom	Zellorganell, das intrazellulären Verdauungsvorgängen dient.
Lysozym	Bakterizides Enzym.
Makrophage	Amöboid bewegliche Zellen, die ins Blut übergehen können, z. B. bei entzündlichen Prozessen, und sich am Abwehrkampf beteiligen.
Mastzellen	Zellen im Bindegewebe, die den basophilen Granulozyten des Blutes entsprechen und Heparin, Histamin und Serotonin enthalten.
Matrix	Innenraum von Mitochondrien, durch zwei Elementarmembranen umschlossen.
Megakaryozyten	Knochenmarksriesenzellen 30–100 μ Durchmesser mit anfänglich basophilem und später feingranuliertem, azurophilem Plasma, rund- bis polymorphkernig
Meiose	Gesamtheit der Vorgänge, die den diploiden Chromosomensatz der somatischen Zellen zum haploiden Satz der reifen Keimzellen reduzieren.
Melantonin	Gewebshormon, das in der Epiphyse vor allem aus Seretonin gebildet wird. Beeinflußt die Synthese von Geschlechtshormon und von Glukocorticosteroiden.
Mesosom	Einfaltung der Zellmembran bei Bakterien, die sich differenzieren kann und in der Enzyme lokalisiert sind, die man bei höheren Zellen in den Mitochondrien findet.
Metaplasie	Umwandlung einer Gewebeart in eine andere, durch Umwandlung differenzierter Zelltypen, normalerweise durch inadäquate Reizung.

metazentrisch	Chromosomen, bei denen das Zentromer in einer ungefähr mittleren Position liegt, so daß beide Chromosomenarme etwa gleich lang sind.
Microbody	Zellorganell, das Enzyme zur Wasserstoffperoxidbildung und -spaltung enthält.
Mikroaerophilie	Bezeichnung bei Mikroorganismen, die ihr Wachstumsoptimum bei reduziertem O_2- und vermehrtem CO_2-Gehalt besitzen.
Mikrofilamente	Aktinfilamente.
Mikrotubuli	Röhrenförmige Zellstrukturen, die aus gleichförmigen Proteinuntereinheiten zusammengesetzt sind, die sich in Längsfibrillen in 13er Zahl anordnen.
Mikrovilli	Bildungen, die die Zelloberfläche um ein Vielfaches vergrößern. Die Oberflächenvergrößerung steht in Beziehung zum Stoffaustausch.
Mitochondrium	Zellorganell von relativ kompliziertem Aufbau, in dem wichtige Stoffwechselprozesse ablaufen.
Mitose	Kernteilung, die zur Produktion von Tochterkernen führt, die identische Chromosomenzahlen enthalten und genetisch unter sich und zum Elternkern, von dem sie abstammen, identisch sind.
MN-System	Blutgruppensystem, das bei Fällen strittiger Vaterschaft eine Rolle spielt.
Mongolismus	Trisomie des Chromosoms Nr. 21 beim Menschen; als Folge: Schwachsinn mit charakteristischen multiplen Abartungen.
Monosomie	Das Fehlen von einem oder mehreren Chromosomen in einem sonst diploiden Chromosomensatz (z. B. $2n-1$). Entstehung durch meiotisches oder mitotisches Non-disjunction.
Mosaik	Die Anwesenheit von Zellen innerhalb eines Individuums, die sich durch ihre genetische Herkunft, ihre Chromosomenstruktur oder ihre Chromosomenzahl unterscheiden. Als Spezialfall kann ein genetisches Mosaik durch Heterozygotie von Allelen des X-Chromosoms im weiblichen Chromosomensatz entstehen.
Mukopolysaccharidosen	Syndromkomplex, der auf Defekten von lysosomalen Enzymen beruht, die Mukopolysaccharide abbauen.
multiple Allelie	Existieren mehr als zwei Allele eines bestimmten Gens, so spricht man von multiplen Allelen, bzw. von multipler Allelie.

Murein-Sacculus	Stützskelett der Zellwand bei Bakterien.
Mutagene	Mutationserzeugende Stoffe; dazu gehören bestimmte Chemikalien (auch aus der Gruppe der Pharmaka) und ionisierende Strahlen.
Mutagenitäts-untersuchungen	Experimentelle Untersuchungen zum Nachweis einer möglichen genetischen Gefährdung des Menschen durch vorwiegend Chemikalien und ionisierende Strahlen.
Mutation	Jede erkennbare und erbliche Veränderung im genetischen Material, die auf die Tochterzellen vererbt wird.
Mutterkorn	Pilzkörper von Claviceps purpurea, der meist Roggen befällt.
Mycel	Gesamtheit der Hyphenmasse eines Pilzthallus.
Mykobakterien	Säurefeste Bakterien aus der Gruppe der myzelbildenden Eubakterien.
Mykoplasmen	Bakterienähnliche Mikroorganismen, die keine Zellwand besitzen und von quallenartiger Plastizität sind.
Mykotoxin	Von Pilzen erzeugte Giftstoffe.
Myoglobin	Roter Farbstoff der Muskulatur, ähnlich dem Hämoglobin. Er besitzt im Gegensatz zu diesem jedoch nur eine Peptidkette und eine Hämgruppe. Funktion: O_2-Speicher für den Muskel.
Myosin	Bestandteil des Muskeleiweißes; fibrilläres Protein mit α-Helix-Struktur.
Nahrungskette	Unterschiedliche Organismen, die durch eine Nahrungsbeziehung miteinander verbunden sind, bilden eine Nahrungskette.
Na^+-K^+-Pumpe	Mechanismus, der gegen den Konzentrationsgradienten Na^+ aus und K^+ in die Zelle befördert.
N-glykosidische Bindung	Durch formale Wasserabspaltung an der Hydroxylgruppe am C-Atom 1′ einer Pentose (Ribose bzw. Desoxyribose) und einer NH-Gruppe einer Base kommt es zu einer N-glykosidischen C-N-Bindung.
Neumutation	Mutation, die bei einem Träger erstmals auftritt und eine Generation vorher noch nicht vorhanden war.
Neurofibromatose	Dominant erbliche Krankheit, die mit Anomalien der Gewebestruktur und der Organform einhergeht.

Non-disjunction	Irreguläre Verteilung von Schwester-Chromatiden (mitotisch) oder homologen Chromosomen (meiotisch) zu den Zellpolen. Folge: Hyper- und Hypoploidien.
Noradrenalin	Überträgersubstanz, die an den Enden der adrenergischen Nerven freigesetzt wird. Wird im Nebennierenmark und im ganzen sympathischen Nervensystem gebildet. Unterscheidet sich chemisch von Adrenalin durch Fehlen einer Methylgruppe an der Aminogruppe, physiologisch durch z. T. gegensätzliche, z. T. schwächere Wirkungen.
Nuklease	Die Phosphodiesterbindung von DNA oder RNA spaltendes Enzym.
Nukleinsäure	Polymer von Nukleotiden, zusammengesetzt aus entweder Desoxyribonukleotiden (bei DNA) oder Ribonukleotiden (bei RNA).
Nukleocapsid	Einheit von Nukleinsäure und Capsid beim Virion.
Nukleolus	Kernkörperchen, das aus entstehenden Ribosomen und r-RNA besteht.
Nukleolus-Organisator-Region	Chromosomenregion, die Gene für r-RNA enthält. Beim Menschen findet man auf den Chromosomen 13, 14, 15, 21 und 22 solche Regionen.
Nukleosid	Bindung von spezifischer stickstoffhaltiger Base + Pentose.
Nukleotid	Bindung von spezifischer stickstoffhaltiger Base + Pentose + Orthophosphatgruppe.
Nukleus	Zellkern oder Karyon.
Ontogenese	Gesamtheit aller Formbildungsprozesse von der Zygote über den fortpflanzungsfähigen Organismus bis zum natürlichen Tod.
Operatorgen	Gen, das die Aktivität der funktionell zu ihm gehörenden Strukturgene steuert.
Operon	Operatorgen mit seinen funktionell zusammengehörigen Strukturgenen.
Ordnung	Systematische Einheit. Ordnung steht zwischen Familie und Klasse.
Organell	Jede Struktur von charakteristischer Morphologie und Funktion innerhalb des Zytoplasmas der Zelle.

Osmose	Einseitige Diffusion durch eine semipermeable Membran, wobei dieser entweder zwei verschiedene Flüssigkeiten oder eine Lösung und ihr Lösungsmittel oder zwei gleichartige verschieden konzentrierte Lösungen angrenzen müssen.
Osteoclasten	Bis etwa 100 Zellkerne aufweisende Knochenzerstörungszellen, die während des Knochenaufbaus gleichzeitig für den Abbau der Knochensubstanz sorgen, also Knochenumbauvorgängen dienen.
Ovulation	Follikelsprung: Freigabe des befruchtungsreifen Eies, etwa alle 28 Tage bei einer geschlechtsreifen Frau.
paranemisch	Verworfene Wicklung der DNA-Stränge in der Doppelhelix (→plectonemisch).
parasexuell	Bei Mikroorganismen, die nichtmeiotische Rekombination des genetischen Materals erlauben.
Parasitismus	Schmarotzertum.
partielle Endomitose	Chromosomenvermehrung, die nur auf einige Chromosomen des Genoms der Zelle beschränkt ist bei intakt bleibender Kernmembran und ohne Ausbildung einer Spindel.
Patau-Syndrom	Trisomie des Chromosoms Nr. 13. Träger besitzen eine Reihe äußerer und innerer Mißbildungen und sehr geringe Lebenserwartung.
Penetranz	Anteil (in %) mit der ein (dominantes oder homozygot rezessives) Gen oder eine Genkombination sich im Phänotyp des Trägers manifestiert.
Penetration	Vorgang bei der Infektion einer eukaryonten Zelle durch ein Virus; aktives Eindringen des Virus in die Zelle oder passives Aufnehmen des Virus durch die Zelle.
Penicillinase	Penicillin zerstörendes Enzym oder Enzymgemisch, das von vielen Bakterien gebildet wird.
Peptidbindung	Reaktion zwischen Carboxylgruppe und Aminogruppe zweier Aminosäuren unter Wasserabspaltung; entscheidende Bindung beim Aufbau von Polypeptidketten.
perinukleärer Spalt	Raum zwischen den beiden Elementarmembranen, die Zytoplasma von Karyoplasma trennen.
Peroxisom	→ Microbody.
Phagozytose	Aufnahmemechanismus der Zelle von festen Partikeln.

Phenylketonurie	Rezessiv erbliche Stoffwechselstörung, bedingt durch einen genetischen Block, durch den Phenylalanin nicht in Tyrosin umgewandelt werden kann. Die Stoffwechselstörung führt im Säuglings- und Kleinkindalter zu schweren irreversiblen Gehirnschädigungen und zu Schwachsinn.
Philadelphia-Chromosom	Kleines akrozentrisches Chromosom, das sich in einer größeren Zahl von Fällen myeloischer Leukämie findet.
Phragmoplast	Tonnenförmige Struktur, aus der sich nach der Mitose die neue, die Tochterzellen trennende Querwand bildet.
Phylogenese	Stammesentwicklung. Die Umwandlung der Organismen in der Aufeinanderfolge der Generationen.
Phytohämagglutinin	Pflanzlicher mitoseanregender Stoff.
Pilzsporen	Fortpflanzungszellen von Pilzen.
Pinozytose	Aufnahmemechanismus der Zellen von echt oder kolloidal gelösten Substanzen.
Plasmid	Extrachromosomale DNA in Bakterien, die sich autonom repliziert.
plektonemisch	Wicklung der DNA-Stränge in der Doppelhelix.
Polkörper	In der Oogenese die kleineren Zellen, die während der Meiose hervorgehen und sich nicht zu einer funktionsfähigen Eizelle entwickeln.
Polymorphismus	Das gleichzeitige Vorkommen von zwei oder mehr Genotypen am gleichen Locus innerhalb einer Population oder von chromosomalen Struktur-Varianten an homologen Chromosomen.
Polypeptidkette	Größere Anzahl von Aminosäuren, durch die Peptidbindung zu einer Kette verknüpft.
Polyploidie	Der Besitz von drei (triploid), vier (tetraploid), fünf (pentaploid) oder mehr kompletten Chromosomensätzen anstelle von zwei (wie bei Diplonten) in einer Zelle oder in jeder Zelle eines Individuums.
Polysom	Multiribosomale Struktur, repräsentiert durch eine lineare Anordnung von Ribosomen, zusammengehalten durch *m*-RNA.
Polyspermie	Eindringen von mehr als einem Spermium in eine Eizelle, gleichgültig ob das überzählige Spermium effektiv oder ineffektiv bei der Befruchtung ist.

Population	In der ökologischen Definition alle Mitglieder einer Art, die in einer Biozönose wohnhaft sind.
Pribnow-Box	Promotorregion, die eine Sequenz von 6 Nukleotiden beinhaltet, die bei allen untersuchten Promotoren ähnlich sind.
Primer	Nukleinsäuresequenz (Komplementär), die als Start für die Polymerisation dient.
Processing	Zurechtschneiden des primären Genprodukts zum aktiven Genprodukt.
Produzent	Organismus, der durch Photo- oder Chemosynthese aus anorganischem Material energiereiche, organische Substanzen aufbaut.
Prokaryonten	Bakterien und Blaualgen werden ihrem einfachen Zellaufbau entsprechend als Prokaryonten zusammengefaßt und allen anderen Organismen, den Eukaryonten, gegenübergestellt.
Proliferation	Wucherung, lat. proles ferre = Nachkommenschaft bringen.
Promotor	Die DNA-Region, an der die RNA-Polymerase mit der Transkription beginnt.
Pronukleusstadium	Stadium nach dem Eindringen des Spermiums in die Oozyte und vor dem Verschmelzen der weiblichen und männlichen Kerne zur Zygote. Die haploiden Chromosomensätze der Oozyte und des Spermiums sind beide noch von einer Kernmembran umgeben.
Prophage	Inaktive, nicht infektiöse Form des Bakteriophagen in der Wirtszelle.
prosthetische Gruppe	Bezeichnung für an Eiweißstoffe gebundene nicht eiweißartige Gruppe, z. B. bei Enzymen.
Protisten	Mikroorganismen.
Protoplasma	Zellulär gegliederte lebende Materie.
Protoplast	Die lebende Einheit, die eine Zelle repräsentiert und aus membrangebundenem Zytoplasma und Zellkern besteht.
Protozyte	Zelltyp von Bakterien und Blaualgen, einfacher gebaut als → Euzyte.
Provirus	Bestimmte Viren können in höhere Zellen integriert werden, wobei ihre DNA in die Chromosomen der Wirtszelle eingebaut und auf die Tochterzellen weitergegeben werden kann. Eine solche integrierte DNA bezeichnet man als Provirus.

Pseudodominanz	Spezialfall rezessiver Vererbung. Bei Kindern zwischen einem homozygoten Genträger und einem heterozygoten Genträger ist der Erwartungswert, Merkmalsträger zu sein, 50%.
Pseudogen	Gen, das nicht transkribiert wird, z. B. wegen einer Mutation in der Promotorregion.
Pseudopodien	Zeitweise vorhandene füßchenartige Zytoplasmafortsätze von Zellen, die besonders bei der Fortbewegung (Amöbe) gebildet werden.
R-Faktor	Episom, dessen Gene einem Trägerbakterium eine Resistenz gegen Pharmaka (meist Antibiotika) verleihen.
Redundanz	Das mehrfache Vorhandensein gleicher Informationsteile in genetischem Material.
Regeneration	Wiederherstellung, Heilung.
repetitive DNA	Weitgehend identische Sequenzen, die in der DNA wiederholt vorkommen.
Replikation	Ablesung und Aufspeicherung von genetischer Information auf einen neuen Informationsträger durch Kopie einer vorher existierenden Einheit derselben Art. Biologische Systeme hierfür sind Nukleinsäuren.
Replikon	Abschnitt eines DNA-Moleküls, innerhalb dessen die DNA-Synthese als Einheit durchgeführt wird.
Restriktionsenzym	Sequenzspezifische Nuklease, die in der Lage ist, unmodifizierte Doppelstrang-DNA zu schneiden.
Retardationsphase	Phase des Wachstums einer Bakterienkultur: Es handelt sich um den Teil der Wachstumskurve zwischen Ende des exponentiellen Wachstums und stationärer Phase, also um den Übergang zur stationären Phase, die durch stark abnehmende Teilungsraten gekennzeichnet ist.
Retinoblastom	Bösartiges Netzhautgeschwulst im Kindesalter und selten im Jugendalter, häufig Knochenmetastasen. Ursache meist unbekannt; ein Teil der Fälle zeigt jedoch autosomal-dominanten Erbgang.
reverse Transkriptase	(RNA-directed DNA-polymerase) Enzym von RNA-Tumorviren, das erlaubt, das Genom des Virus in das Genom einer höheren Zelle zu integrieren, indem eine doppelsträngige DNA-Kopie der Virus-RNA produziert wird.

Viroid	Nackte infektiöse RNA.
Virulenz	Giftigkeit, Infektionskraft und Vermehrungsfähigkeit.
white-Serie	Bekanntes Beispiel für multiple Allelie bei Drosophila melanogaster.
Xeroderma pigmentosum	Rezessive erbliche Krankheit, bei der es durch Sonneneinwirkung zu Hautentzündungen und in deren Folge zu dunkelbraunen Pigmentflecken und weißen atrophischen fleckenförmigen Herden kommt. Im späteren Stadium entstehen warzenartige Gebilde, die in Spinaliome oder Sarkome übergehen.
Zellfusion	Bildung mehrkerniger Zellkomplexe durch Auflösung von Zellmembranen, z. B. Fusion von Myoblasten zur Bildung der quergestreiften Muskulatur.
Zellteilung, differentiell	Teilung einer Zelle in zwei ungleiche Tochterzellen.
Zentriol	Zellorganell, aus einem Hohlzylinder bestehend, der aus 9 Triplets von Mikrotubuli zusammengesetzt ist.
zentrische Fusion	Reziproke Translokation, bei der die langen Arme von zwei akrozentrischen Chromosomen verschmelzen und ein metazentrisches formen (Robertsonsche Translokation).
Zentromer	Spindelfaseransatzstelle des Chromosoms während Mitose und Meiose.
Zilien	Fadenförmige Organellen in großer Zahl, die entweder der Bewegung von Einzelzellen oder dem Transport von Inhaltsstoffen in Körperräumen dienen. Zilien sind aus Mikrotubuli aufgebaut.
Zona pellucida	Proteinschicht, die die Oozyte schützend umgibt und nach Eindringen des Spermiums durch Permeabilitätsänderung Polyspermie verhindert.
Zonula adhaerens	Zellkontakt, bei dem die auseinandergerückten Membranen durch einen 150–200 Å breiten Interzellularraum voneinander getrennt sind.
Zonula occludens	→ tight junction.
Zygote	Bei eukaryonten Organismen mit sexueller Fortpflanzung eine diploide Zelle, gebildet durch die Fusion von zwei haploiden Gameten während der Befruchtung und normalerweise zwei komplette Genome enthaltend.
Zytokinese	Zellteilung.

zytopathischer Effekt	Schädliche Wirkung von z. B. Viren, Medikamenten, ionisierenden Strahlen auf Gestalt, Stoffwechsel und genetische Funktion der Zelle.
Zytoplasma	Gesamtheit von Zytosol, Organellen und Einschlüssen, den Zelleib ausfüllend.
Zytoskelett	Netzwerk von Proteinfilamenten im Zytoplasma mit vielfältiger Funktion.
Zytosol	Bestandteil des Zytoplasmas, das aus Zytosol und den darin verteilten zytoplasmatischen Organellen besteht.
Zytostatika	Im weitesten Sinne alle Substanzen, die die Zelle an Wachstum und Vermehrung hindern, aber auch solche, die die Metastasierung verhüten. (Im allgemeinen Substanzen, die maligne entartete Zellen schädigen und daher für die Chemotherapie maligner Tumoren Anwendung finden.)

Sachverzeichnis

P. v. Sengbusch

Einführung in die Allgemeine Biologie

3. überarbeitete Auflage. 1985.
328 Abbildungen. XII, 527 Seiten
Broschiert DM 59,–. ISBN 3-540-13846-3

Inhaltsübersicht: Einleitung. – Organisationsebene: Zelle. – Organisationsebene: Vielzeller. – Organisationsebene: Gesellschaften. – Evolution. – Namen- und Sachverzeichnis.

Konzept und Umfang des beliebten Lehrbuches blieben gegenüber der 2. Auflage unverändert. Ergänzt wurde das Kapitel über „Gentechnologie“, während Abschnitte in den Kapiteln „Organisation genetischer Information in Eukaryonten“, „Immunsystem“ sowie „Systematik“ weitgehend neugefaßt wurden. Außerdem konnten Unklarheiten ausgeräumt und neue Entwicklungen aufgezeigt werden.

Aus den Besprechungen: „... Das Buch ist in vieler Hinsicht echt originell, sein knapper, informationsdichter Stil klar und angenehm, zumal die Darstellung gelegentlich durch historische Reminiszenzen, durch Fragen und nicht zuletzt auch durch Humor aufgelockert wird. Methodische und labortechnische Grundlagen, Fragen der Literaturauswertung, Statistik und die mathematische Behandlung biologischer Phänomene – all das ist voll inkorporiert. Die einzelnen Kapitel sind so gefaßt, daß jedes für sich gelesen werden kann. Eine gekonnte Literaturauswahl kann dem Interessierten weiterhelfen...“ *Biologie in unserer Zeit*

Springer-Verlag
Berlin
Heidelberg
New York
Tokyo